U0211529

燕赵名医学术经验荟萃

主编　付婷婷　武淑娟

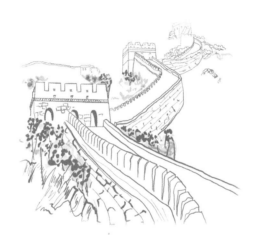

全国百佳图书出版单位
中国中医药出版社
·北 京·

图书在版编目（CIP）数据

燕赵名医学术经验荟萃 / 付婷婷, 武淑娟主编 .
北京 : 中国中医药出版社 , 2025. 3.
ISBN 978-7-5132-9281-8

Ⅰ. R249.7

中国国家版本馆 CIP 数据核字第 20253XN279 号

中国中医药出版社出版

北京经济技术开发区科创十三街 31 号院二区 8 号楼
邮政编码　100176
传真　010-64405721
河北省武强县画业有限责任公司印刷
各地新华书店经销

开本 710×1000　1/16　印张 19.75　字数 312 千字
2025 年 3 月第 1 版　2025 年 3 月第 1 次印刷
书号　ISBN 978 - 7 - 5132 - 9281 -8

定价　88.00 元
网址　www.cptcm.com

服 务 热 线　010-64405510
购 书 热 线　010-89535836
维 权 打 假　010-64405753

微信服务号　zgzyycbs
微商城网址　https://kdt.im/LIdUGr
官 方 微 博　http://e.weibo.com/cptcm
天猫旗舰店网址　https://zgzyycbs.tmall.com

如有印装质量问题请与本社出版部联系（010-64405510）

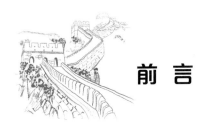

前　言

　　中国历史悠久，幅员辽阔，根植于伟大中华文明的中医药学同样源远流长，并在不同地区的发展过程中形成了一定的地域特色。京津冀地区，春秋战国时属燕赵之地。古老的燕赵文化，不仅孕育了"风萧萧兮易水寒，壮士一去兮不复还"的侠义精神，也培育了众多杰出的医家，为中医学的发展作出不可磨灭的贡献。

　　《燕赵名医学术经验荟萃》通过介绍燕赵大地上涌现出的历代名医的学术思想和临床经验，使学生对燕赵医学成就有所了解，并帮助学生系统地提升中医理论和临床水平。全书按名医所处朝代的时间顺序编写，主要包括以下医家：①春秋时期的秦越人，因医术精湛，在赵国行医时被人尊称为"扁鹊"。相传《难经》为其所作，与《黄帝内经》（以下简称《内经》）一起奠定了中医学理论体系的基础；其在脉学方面的贡献影响至今；关于针灸学的论述发展了经络腧穴理论，完善了针刺手法。②北宋医家韩祗和，曾于"邢磁二郡"（今河北省邢台、磁县一带）等地行医，所著《伤寒微旨论》是现存宋代研究仲景伤寒学说中较早且成就突出的著作，对后来的庞安时、朱肱等伤寒大家产生了深远影响。③宋金时期的河间刘完素，潜心研究《内经》长达35年，不仅开创了"玄府气液说"，还在此基础上倡导火热病机理论，创新火热辨治法，开辟了论治外感热性病的新途径，为后世温病学派的形成奠定了基础，被誉为河间学派的鼻祖。④与刘完素先后在燕赵大地崛起者，为易水县张元素，其致力研究脏腑证候的病机与治疗，在吸取前人成就的基础上，极大地推动了脏腑辨证学说的发展，为易水学派的开山宗师，此后师承授受者不乏其人，终成一大学术流派。⑤元素之徒，金真定人李杲，提出"内伤脾胃，百病由生"的论点，并创立升阳泻火、甘温除热的用药法则，为后世所称道，自成"补土"一派。⑥南宋赵县王好古，传承元素、李杲之学，重视对《伤寒论》三阴病的研究而创"内伤三阴例"，从脾、肾、肝三阳之气入手以补其虚，使张、李之学至此一变而为"阴证论"。⑦金代藁城罗天益，师从李杲并有所发挥，他从实践中总结出三焦热证、三焦寒证及三焦壅滞之证，注重调理气机，并辅以相应治法，构建了较为完备的三焦论治疾病体系，为后世研究三焦理论奠定了一定基础。⑧元代肥乡窦默，编撰针灸歌赋，普及刺灸方法，所著《标幽赋》和《通玄赋》，凡业针灸者，无不持诵。传道授业，从学者众，金针度人，薪尽火传。⑨清代唐山玉田县王清任，崇尚实践，致力于解剖学研究，所著《医林改错》，多补前人之所不及，对各种疾病常从气滞血瘀和气虚血瘀论述病机，分别采用理气逐瘀、补气活血等法，创制了多首传世名方，在临证中颇为效验。⑩清末民初盐山县张锡纯，顺应时代变革，勇于接受新知，衷中参西，融会贯通，不仅在中医理论上独树一帜，而且留得大量治病名方验案，成为后人临证之楷模。所著《医学衷中参西录》一经问世，即被南北医界纷纷誉为"至贵至宝之救命书""医书中第一可法之书""医家必读之书"，其影响遍及海内外。⑪清末御医袁鹤侪，河北雄县人，以擅治伤寒、精于脉诊著称，杂病方面以治疗胃病、结石和妇科诸疾见长。临床用药精当而有所创新，药味平淡却出奇制胜。⑫近现代名医岳美中，唐山人，学宗张仲景、李杲、叶桂三家，又博采各家学术经验之长，结合西医学知识，形成了以仲景学说为核心，以中医学为主体，以西医学知识为补充的学术思想体系。他针对中医急慢性疾病的不同特点，提出"治急性病要有胆有识，治慢性病要有方有守"的治疗原则，为临床研究和治疗两大类疾病指明了方向。同时，他倡导的"辨证与辨病相结合，辨证论治与专方专药相结合"中医治疗新模式，是基于中西医结合的临床实践，在深入研究中医发展史的基础上所提出的重要观点。这一观点至今对中医学的发展仍具有重要的指导意义。此外，近现代中医发展史上的"京城四大名医"，即萧龙友、施今墨、孔伯华、汪逢春，不仅医术高超，享誉中外，还为中医人才培养和中医教育事业作出了突出贡献。

通过燕赵名医学术经验的教学，可使学生系统学习和掌握诸位杰出医家的学术思想，并学会融会贯通，于临证之际能更灵活自如地运用先辈的经验智慧，犹如立于巨人之肩，借古鉴今，更好地发展中医药事业。

2024 年 12 月

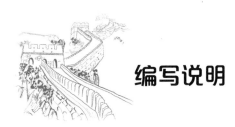

编写说明

《燕赵名医学术经验荟萃》通过梳理燕赵大地上涌现出的历代名医学术思想和临床经验，致力培养学生学习与运用知识的能力。通过学习本门课程可以使学生深切地体会到燕赵医学是在与时俱进中不断充实、发展与完善的，有其独特的理论体系及丰富的防治疾病经验，可以有效促进学生"知识、素质、能力"的综合提高。

本书是"燕赵名家学术思想及名方应用"特色课程的配套教材，该课程是中医学相关专业的一门后期综合性提高课程。在学习本门课程之前，学生已经具备了一定的中医基础知识和诊疗技能。通过《燕赵名医学术经验荟萃》的教学，不仅能为学生继承和发扬中医药学奠定坚实的基础，而且能帮助学生更好地将中医学理论知识应用于临床实践，同时引导学生沿着正确的途径继续钻研中医学，从而不断提高学生的中医理论和临床水平。

本书在编写过程中，既继承和借鉴了前辈学者的优秀研究成果，又广泛参考了既往其他同类书籍的精华，同时积极采纳了中医专家和学者的修改建议，力求更好地服务于广大师生。其特点主要体现在以下几个方面。

1. 系统贯通 本教材基于学生既有的中医基础理论，巧妙地将各位医家的学术思想与临床经验融为一体，互相参证，构建成一个全面而系统的知识体系，有利于学生完整地把握知识。本教材重视医学理论与临床实践的紧密结合，充分体现中医药学科的人文特色和"读经典，做临床"的实践理念。

2. 突出思政 本教材在每一章前面特别增设了导读部分，明确列出本章学习的主要内容和所要达成的目标，包括思政目标、知识目标和能力目标。尤其是思政目标的设立，突出了教书与育人的统一。在传授专业知识的同时，引领学生的思想，塑造正确的人生观、价值观，培养学生的家国情怀和时代担当。

3. 辅以医案 本教材除第一章外，在每一章正文之后附有经典医案。通过一个个生动的案例，使学生进一步加深对中医理论的理解，同时有效提升其在临床实践中综合运用知识的能力。

本教材由编委会成员共同编写，具体编写分工如下：前言、第一章、第二章、第三章由付婷婷编写；第四章由吴范武编写；第五章由丁培杰编写；第六章由李佳凝编写；第七章由田福玲编写；第八章由武淑娟编写；第九章由曹颖编写；第十章由曹慧娟编写；第十一章由付婷婷编写；第十二章由闫昕编写；第十三章由先小乐编写；第十四章由李继安编写；第十五章由常宏编写；第十六章由付婷婷编写。全书由付婷婷、武淑娟负责统稿审修。

华北理工大学中医学院李继安教授担任本教材主审，在教材的编写过程中，自始至终都给予极大的关注与鼎力支持，提出许多宝贵意见，并参与几轮交叉审稿工作，在此致以衷心的感谢！

教材建设是一项长期而艰巨的任务，需要不断充实提高。教材要创新，要出精品，就需要进行不断的修订与完善。在本教材的编写过程中，全体编委付出了极大努力，但难免尚有不足，希望各位同仁提出宝贵意见，以便再版时修订完善。

《燕赵名医学术经验荟萃》编委会
2025 年 1 月

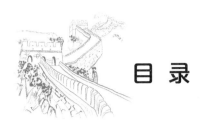

目 录

第一章

秦越人

【导读】

思政目标：学习秦越人高尚的医德和精湛的医术。

知识目标：掌握《难经》对脉学的发挥和对针灸学的主要贡献。

能力目标：在临床实践中熟练运用《难经》中的针刺手法。

第一节　生平著作

一、生平

秦越人，号扁鹊，约生于公元前5世纪。据《史记·扁鹊仓公列传》所载："扁鹊者，勃海郡郑人也，姓秦氏，名越人。少时为人舍长。舍客长桑君过，扁鹊独奇之，常谨遇之，长桑君亦知扁鹊非常人也。出入十余年，乃呼扁鹊私坐，间与语曰：'我有禁方，年老，欲传与公，公毋泄。'扁鹊曰：'敬诺。'乃出其怀中药与扁鹊：'饮是以上池之水三十日，当知物矣。'乃悉取其禁方书尽与扁鹊。忽然不见，殆非人也。扁鹊以其言饮药三十日，视见垣一方人。以此视病，尽见五脏癥结，特以诊脉为名耳。为医或在齐，或在赵。在赵者名扁鹊……扁鹊名闻天下。过邯郸，闻贵妇人，即为带下医；过洛阳，闻周人爱老人，即为耳目痹医；来入咸阳，闻秦人爱小儿，即为小儿医，随俗为变。秦太医令李醯自知伎不如扁鹊也，使人刺杀之。"

据此可见，秦越人师承于长桑君，尤擅脉诊，精通内、外、妇、儿临床各科，行医轨迹遍布河北、河南、山东、陕西等地，因医术高超而闻名天下，也因此引起秦太医令李醯的妒忌，被其暗杀。综合其他史料记载，秦越人将自己的医术传授给子阳、子豹、子容、子明、子越、子游、阳仪等人。

二、著作

《黄帝八十一难经》简称《难经》或《八十一难》。书名最早见于东汉张仲景的《伤寒杂病论·自序》，书中提道："撰用《素问》《九卷》《八十一难》。"据载为秦越人所作，如《旧唐书·经籍志》著录："《黄帝八十一难经》一卷。秦越人撰。"另唐代杨玄操在《难经集注·序》中亦云："《黄帝八十一难经》者，斯乃勃海秦越人之所作也。"

"难"有"问难和释难"之意，《难经》以问答形式阐释《内经》精义，

"举黄帝岐伯之要旨而推明之"，讨论了81个理趣深远的医学问题，故称"八十一难"，主要内容包括脉诊、经络、脏腑、疾病、腧穴及针法。其中，一至二十二难为脉学，二十三至二十九难为经络，三十至四十七难为脏腑，四十八至六十一难为疾病，六十二至六十八难为腧穴，六十九至八十一难为针法。

《难经》在脉诊部分，首创"独取寸口"的诊脉法，认为"寸口者，脉之大要会"；确立了手腕（寸口）寸、关、尺三部，每部又分浮、中、沉为九候的"三部九候"诊脉法。在经络部分，系统地论述了奇经八脉的循行、功能、病证，弥补了《内经》在这方面的不足。在脏腑部分，开后世命门学说之先河。《难经·三十六难》曰："肾两者，非皆肾也。其左者为肾，右者为命门。命门者，诸神精之所舍，原气之所系也，男子以藏精，女子以系胞。"在疾病部分，把伤寒分为中风、伤寒、湿温、热病、温病五种；提出积聚分属脏腑，认为五脏生积，六腑生聚。在针灸治疗部分，提出了"虚者补其母，实者泻其子"的原则。

总之，《难经》在中医基本理论和临床方面丰富了中医学的内容。正如徐灵胎在《医学源流论》中所言："内中有自出机杼，发挥妙道，未尝见于《内经》，而实能显《内经》之奥义，补《内经》之所未发。此盖别有师承，足与《内经》并垂千古。"

第二节　秦越人的学术思想及临床经验

一、《难经》对脉学的贡献

（一）切脉独取寸口，新释三部九候

《难经》中对脉法的发挥最为突出，为后世医家所宗。首先确定了切脉"独取寸口，以决五脏六腑死生吉凶之法"，同时提出了其理论依据，"寸口者，

脉之大要会，手太阴之动脉也……荣卫行阳二十五度，行阴亦二十五度，为一周也，故五十度复会于手太阴；寸口者，五脏六腑之所终始，故法取于寸口也"。《素问·五脏别论》则谓："气口何以独为五脏主……是以五脏六腑之气味，皆出于胃，变见于气口。"两相比较，《难经》所论极是，从而使"切脉独取寸口"成为中医学重要的疾病诊断方法。

《难经·二难》进而明确了诊寸口脉的方法是分寸、关、尺三部，其云："脉有尺寸，何谓也？然：尺寸者，脉之大要会也。从关至尺是尺内，阴之所治也。从关至鱼际是寸内，阳之所治也。"《内经》切脉虽亦分三部，但指全身遍诊法，分为头、手、足三部，而非寸、关、尺。其中虽有诊寸口者，但并未分成寸、关、尺三个部分来加以诊察。所论尺脉并非与寸相对而言，而是指尺肤诊。全书尚未言及关脉。显然《难经》系"切脉独取寸口，并分寸、关、尺三部"的首倡者，自此"三部者，寸关尺也；九候者，浮中沉也"成为中医诊脉的基本程式。

《难经·十八难》曰："脉有三部，部有四经。手有太阴、阳明，足有太阳、少阴，为上下部，何谓也？然，手太阴、阳明金也，足少阴、太阳水也，金生水，水流下行而不能上，故在下部也。足厥阴、少阳木也，生手太阳、少阴火，火炎上行而不能下，故为上部。手心主、少阳火，生足太阴、阳明土，土主中宫，故在中部也。此皆五行子母更生养者也。"此段经文以五行相生之说为依据，指出了经脉脏腑的寸、关、尺三部归属，即手少阴经属心，手太阳经属小肠，在寸部；足太阴经属脾，足阳明经属胃，在关部；足少阴经属肾，足太阳经属膀胱，在尺部。此六个脏腑的部位，已隐然可定。

（二）阐述平脉之状

1. 男女平脉差异

男女阴阳属性有别，气血有异，故男女在脉象上也存在一定的差异，但这在《内经》中并未见相应的记载。《难经·十九难》中明确提出："男子生于寅，寅为木，阳也；女子生于申，申为金，阴也。故男脉在关上，女脉在关下。是以男子尺脉恒弱，女子尺脉恒盛，是其常也。"《类证活人书·卷之二·问三部之位》进一步阐释："男子阳有余，脉在上，尺脉必弱；女子阴有余，脉在下，寸脉必微。"故《难经》填补了前世对于男女平脉理论的空白，认为男女平脉存在差异，表现为生理状态下男子寸脉强而尺脉弱，女子尺脉盛而寸脉微。

2. 五脏平脉差异

《难经》还探讨了五脏平脉搏动的深浅，《难经·三难》中说："关之前者，阳之动也，脉当见九分而浮。过者，法曰太过；减者，法曰不及……关之后者，阴之动也，脉当见一寸而沉。过者，法曰太过；减者，法曰不及。"可见，寸之平脉当浮，尺之平脉当沉，寸、尺若过长，可视作病理性脉象。而《难经·四难》则具体论述道："浮者阳也，沉者阴也，故曰阴阳也。心肺俱浮，何以别之？然，浮而大散者，心也；浮而短涩者，肺也。肾肝俱沉，何以别之？然，牢而长者，肝也；按之濡，举指来实者，肾也。脾者中州，故其脉在中。是阴阳之法也。"这两段原文指出，人之平脉在脉位和形态上都存在差别。心、肺居于上焦属阳，心、肺之平脉见于寸而俱浮，心为阳中之阳，心脉散大外趋；肺为阳中之阴，肺脉短涩。肾、肝居于下焦属阴，肾、肝之平脉见于尺而俱沉，肝为阴中之阳，肝脉牢长；肾为阴中之阴，肾脉按有濡象，举指搏强。脾居于中焦，属半阴半阳，脾之平脉见于关而在浮沉之间。

（三）切脉指按，以菽法权轻重

对于衡量浮、中、沉三种指力的轻重，《难经·五难》指出："初持脉如三菽之重，与皮毛相得者，肺部也。如六菽之重，与血脉相得者，心部也。如九菽之重，与肌肉相得者，脾部也。如十二菽之重，与筋平者，肝部也。按之至骨，举指来实者，肾部也。故曰轻重也。"此言切脉时的举按之法。菽者，小豆也，谓切脉时指按之力以小豆的重量来衡量，从而提示人们切脉时指按之力要轻重合宜，不宜过重。

（四）脉象归类，别以阴阳

《难经·四难》提出："脉有阴阳之法。"从阴阳角度，以脉位的浮沉及尺寸确定脉位分辨脉之阴阳。《难经》阴阳脉法对后世诊脉方法具有示范意义，启迪后世"举、按、寻"诊法，临床可据阴阳脉法总察机体阴阳之盛衰，分候五脏之虚实，推断疾病之逆顺。

1. 浮沉阴阳脉法

《难经》浮沉阴阳脉法，是指在诊寸口脉时，通过指法的浮取与沉取，以区分脉之阴阳。诊察五脏脉象的诊脉方法，主要体现在浮沉辨脉位，长短辨脉体，滑涩辨脉势，从而分其阴阳。《难经·四难》曰："脉有一阴一阳，一阴二阳，一阴三阳；有一阳一阴，一阳二阴，一阳三阴。如此之言，寸口有六脉俱动耶？然，此言者，非六脉俱动也，谓浮、沉、长、短、滑、涩也。浮者阳也，滑者阳也，长者阳也；沉者阴也，短者阴也，涩者阴也。所谓一阴一阳者，谓脉来沉而滑也；一阴二阳者，谓脉来沉滑而长也；一阴三阳者，谓脉来浮滑而长，时一沉也。所谓一阳一阴者，谓脉来浮而涩也；一阳二阴者，谓脉来长而沉涩也；一阳三阴者，谓脉来沉涩而短，时一浮也。各以其经所在，名病逆顺也。"《难经》执简驭繁，将临床常见脉象分为阴阳两大类，其中以浮、长、滑为阳，以沉、短、涩为阴。

2. 五脏阴阳脉法

《难经》不仅言及浮沉脉位的阴阳分部，而且具体阐发了脉之阴阳浮沉与五脏的关系，其云："脉有阴阳之法，何谓也？然，呼出心与肺，吸入肾与肝，呼吸之间，脾受谷气也，其脉在中。浮者阳也，沉者阴也，故曰阴阳也。"首先提出以脉的浮沉分阴阳，究其原理，盖脉息与气息密切相关，故而脉气随呼吸气息的出入而有上浮下沉。心、肺居上则属阳，主气之宣发呼出；肝、肾居下则属阴，主气之吸入下降；而脾居中间，起上下枢转作用。

3. 尺寸阴阳脉法

尺寸阴阳脉法是指以尺寸脉分阴阳，即从尺寸脉象辨析疾病阴阳病机的诊脉方法。尺寸阴阳脉法是以寸、关、尺之关为分界，以关前即寸部所治为阳，关后即尺部所治为阴，确定阴阳脉位。此法为后世脉法所继承和发挥，从而成为诊脉察病的要领之一。

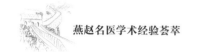

（五）提出六时旺脉理论

《难经·十五难》中不仅引用了《内经》关于四时平脉"春脉弦，夏脉钩，秋脉毛，冬脉石"的经典论述，而且基于《素问·六节藏象论》"天以六六之节，以成一岁"的观点，将一年以冬至为起始，分为六个时段，提出六时各有旺脉。《难经·七难》云："冬至之后，得甲子少阳王，复得甲子阳明王，复得甲子太阳王，复得甲子太阴王，复得甲子少阴王，复得甲子厥阴王。"又曰："经言少阳之至，乍大乍小，乍短乍长；阳明之至，浮大而短；太阳之至，洪大而长；少阴之至，紧大而长；太阴之至，紧细而长；厥阴之至，沉短而敦。"一年中阴阳二气随时令变化而变化，脉象亦随之而变。

二、《难经》对针灸学的贡献

（一）发展经络理论

1. 补充十二正经理论

《难经》是在继承《内经》中有关经络学说十二经脉理论的基础上，撷其要点，对经脉的长度、流注次序的运行规律、手足三阴三阳经气绝的症状和预后诊断作了论述，使之更加简明扼要，条理愈趋清晰。《难经·二十五难》还提出"有十二经，五脏六腑十一耳，其一经者，何等经也"的问题，认为手少阳三焦经与心主相表里，"俱有名而无形"，故有十二经。

2. 详论奇经八脉理论

（1）首次提出"奇经八脉"之名：《难经》首次提出了"奇经八脉"这一总名称，并作了集中阐述。奇经八脉的内容最早散见于《内经》各篇，如《素问·骨空论》《灵枢·脉度》等多篇，记述简要，不够全面和系统，并未冠以"奇经八脉"的名称。《难经》明确提出了"奇经八脉"的说法，特别是"奇经八脉"的名称，与十二正经的关系，起于何处、止于何处及病候等，均作了较详细的论述。《难经》根据《内经》的原意，明确提出了人体在十二正经之外，尚有八条"奇经"。所谓"奇经"，是不同于正经的意思，是十二正经以外的经脉。这八条奇经不受十二经所约束，无表里配合关系，更没有与相关脏腑的络属关系，也没有像正经那样用阴阳五行学说系统化。《难经·二十七难》具体列举了奇经八脉的名称："有阳维，有阴维，有阳跷，有阴跷，有冲，有督，有任，有带之脉，凡此八脉者，皆不拘于经，故曰奇经八脉。"提出奇经八脉"不拘于十二经"的独立理论体系。

（2）详述"奇经八脉"之循行：《难经·二十八难》对奇经八脉起止循行路线较之《内经》既详且尽，有明显进步，为后世进一步确立奇经八脉理论奠定了基础。其中有关任、督、冲三脉的循行分布论述，较《内经》有显著进步。如《素问·骨空论》论述督脉的循行分布，一无严格阴阳部位区别，既行于后正中线，又行于前正中线；二无明确的起止点，既起于小腹，又起于目内眦，以致循行走向既从下向上、从后向前，又从上向下、从前向后。对任脉、冲脉的循行分布的论述也有此弊。《内经》的"逆顺肥瘦""本输""五音五味"及"上古天真论""举痛论"等篇虽有过对冲脉的论述，但对它的起点则有"起关元""起肾下""起胸中"之不同。《难经·二十八难》则明确指出：督脉分布于人体的后正中线，"起于下极之俞（长强），并于脊里，上至风府，入属于脑"；任脉分布于人体的前正中线，"起于中极之下，以上毛际，循腹里，上关元，至咽喉"；冲脉并足阳明经夹脐上行，"起于气冲，并足阳明之经，夹脐上行，至胸中而散也"。不仅简化了繁杂的循行，而且重要的是，更加符合它们循行分布的本来面貌，使之与阴阳学说的概念相吻合。

其次，补充了"带脉者，起于季胁，回身一周。阳跷脉者，起于跟中，循外踝上行，入风池；阴跷脉者，亦起于跟中，循内踝上行，至咽喉，交贯冲脉；阳维、阴维者，维络于身，溢蓄不能环流灌溉诸经者也；故阳维起于诸阳会也，阴维起于诸阴交也"。

（3）阐释"奇经八脉"的生理功能：对于奇经八脉的生理功能，《难经》认为其有别于正经，它既没有手经和足经之分，也没有经脉的对称，更没有属络脏腑，它是正经以外的人体气血运行过程中的一个预备路径。《难经·二十八难》曰："比于圣人图设沟渠，沟渠满溢，流于深湖，故圣人不能拘通也。而人脉隆盛，入于八脉而不环周，故十二经亦不能拘之。"人体十二经气血满溢时，则会归藏于奇经之中，犹如降水较多时水流就会循沟渠储藏至湖泊中一样。同样，当人体需要气血时，奇经八脉就会将所存气血外输于十二经脉而充养周身。奇经八脉通过蓄储和外泄对十二经气血进行调节。气血在八脉中循行也不是如环无端的循行，而是自成体系的，具有相对独立的功能。

《难经会通》云："任之为言，妊也，统诸阴脉，行于腹里，为人生养之本也。"任脉之名，突出了任脉具有任养胞胎的功能。督脉，督即察看、督促之意，强调了督脉对人体诸阳经的总督、统领作用。冲脉是奇经中分布最广的一条经脉，并足少阴、阳明之脉，渗三阴，灌诸阳，联络于任、督二脉，故有"血海""十二经脉之海"之称。《难经会通》曰："带之为言束也。总束诸脉，使不妄行，如人束带而前垂，故名"。带脉之名，指其具有约束纵行经脉的作用。阳跷脉、阴跷脉皆起于跟中，跷脉之名反映了跷脉与下肢运动有关。"阳维、阴维者，维络于身，溢蓄不能环流灌溉诸经者也。"维者，维持之义，此脉为诸脉之纲维，故曰维脉。维脉之名，说明其在人身主要行使对阳经和阴经的联络、调节作用。

（4）总结"奇经八脉"的病证特点：《难经》对奇经八脉的病候进行了纲领性的总结。《难经·二十九难》曰："奇经之为病何如？然，阳维维于阳，阴维维于阴，阴阳不能自相维，则怅然失志，溶溶不能自收持。阳维为病苦寒热，阴维为病苦心痛。"维脉失常会出现寒热、心痛、神疲肢倦、抑郁、目眩、全身酸楚疼痛、胸腹疼痛等症状。"阴跷为病，阳缓而阴急。阳跷为病，阴缓而阳急。"跷脉失常后会出现肌肉筋脉痉挛拘急或弛缓痿废的病证。"冲之为病，逆气而里急。"冲脉受邪后常致经气厥逆上冲，出现腹部胀满、拘急疼痛、气向上攻冲等症。"督之为病，脊强而厥。"当邪中督脉时，常因经气阻滞表现出头痛、神昏、项强、腰脊强直疼痛、俯仰辗转困难等症。久病精气亏虚会出现脑髓亏虚、头晕目眩、腰脊酸软等。"任之为病，其内苦结。男子为七疝，女子为瘕聚。"《难经经释》云："结，坚结凝滞也。任脉起胞门行腹，故为内结。"任脉病位主要涉及胸部、腹部、泌尿生殖、咽喉等处，症状主要有疝气、带下、瘕聚、月经不调、不孕不育、产后疾病、睾丸肿痛、咽喉疼痛、肺部疾病、胃脘痛、肛肠病证、虚损等。"带之为病，腹满，腰溶溶若坐水中。"带脉经气不利时会出现腹部胀满、腰部疼痛的症状。《脉经·平奇经八脉病》曰："左右绕脐腹，腰脊痛，冲阴股也。"《难经》的奇经八脉理论较《黄帝内经》更加全面而具体，自此中医的经络学说才开始形成完整的理论。

（二）阐释特定穴理论

1. 首载八会穴概念和作用

八会穴的理论在《内经》中没有记载，是《难经》首先提出来的。《难经·四十五难》中指出："腑会太仓，脏会季胁，筋会阳陵泉，髓会绝骨，血会膈俞，骨会大杼，脉会太渊，气会三焦外一筋直两乳内也。热病在内，取其会之气穴也。"八会穴与其所属的八种脏腑组织的生理功能有着密切关系。当八种脏腑组织出现病变时，均可反映到相应的会穴。因此可以通过望诊、切诊八会穴协助诊断疾病，并可应用八会穴治疗相关的脏腑组织疾病。这八个穴位不仅能治疗热病，其治疗范围也是很广泛的。例如，太仓（中脘）可治胃肠疾病，季胁（章门）可治肝脾疾病，太渊能治血脉疾病，膻中主气病喘息诸疾，阳陵泉主治筋病，绝骨善治髓病，膈俞主治血病，大杼主治骨病。凡脏、腑、气、血、筋、骨、髓、脉之病，则取各自会穴，扩大了其主治范围。

2. 丰富原穴内涵和理论

《灵枢·九针十二原》和《灵枢·本输》中首先记载了原穴的名称和主治作用，如《灵枢·九针十二原》指出，"凡此十二原者，主治五脏六腑之有疾者也。"但缺手少阴心经原穴的名称及位置。《难经》补《内经》之不足，对原穴作了进一步阐发。《难经·六十六难》指出，"少阴之原出于兑骨"，兑骨即掌后锐骨，神门穴在此，完善了《灵枢》对原穴的论述。《难经·六十二难》指出："腑者阳也，三焦行于诸阳，故置一俞，名曰原。腑有六者，亦与三焦共一气也。"说明了五脏"以输代原"，六腑经脉专设原穴的道理，腑独有六，乃因六腑属阳，三焦之气常运行在阳经之间，因而六腑设有原穴。

《难经》强调原穴与元气、三焦的关系，从而论述了原穴的功能。如《难经·六十六难》中说："五脏俞者，三焦之所行，气之所留止也。三焦所行之俞为原者，何也？然：脐下肾间动气者，人之生命也，十二经之根本也，故名曰原。三焦者，原气之别使也，主通行三气，经历于五脏六腑。原者，三焦之尊号也，故所止辄为原。五脏六腑之有病者，皆取其原也。"原穴之所以重要，是由于原穴为三焦之气所运行和留止之处。三焦为元气之别使，元气是脐下肾间动气，它是人体维持生命的动力，也是十二经脉的根本。三焦通行元气以达周身五脏六腑，促进脏腑功能的发挥，所以刺激原穴可以激发脏腑的功能，以达到治疗疾病的目的。

《难经》关于原穴是元气通过和留止部位之说，与《灵枢·九针十二原》所述"十二原者，五脏之所以禀三百六十五节气味也"，把原穴作为脏腑收受、输送精气的地方之概念不尽相同，当是原穴性质的另一方面。此理论对丰富原穴的理论，扩大原穴的临床应用，都有积极意义。

3. 补充俞募穴理论及应用

《难经·六十七难》指出："五脏募皆在阴，而俞皆在阳者，何谓也？然：阴病行阳，阳病行阴。故令募在阴，俞在阳。""阴病行阳，阳病行阴"的理论揭示了脏腑俞募的关系。在生理上，经气可以由阴行阳，由阳行阴，阴阳互通，维持相对平衡；在病理上，属阴的五脏疾病可出行于阳分，属阳的六腑疾病可入行于阴分；在治疗上，阴病可以针刺背俞，阳病可以针刺腹募。俞募穴是脏腑经脉之气聚结和转输的枢纽，也是内脏与体表病邪出入的孔道。《难经》提出"阴病行阳，阳病行阴"理论，不仅高度概括了它们的生理、病理特性，也发挥了《内经》"从阴引阳，从阳引阴"的理论。后人据此意旨，制定了脏病取背俞、腑病取腹募的治疗方法，丰富了俞募穴理论。王叔和受《难经》启发，在《脉经》卷三、卷六列举了背俞穴与腹募穴配用的处方。《图注八十一难经辨真》云"阴病行阳，当从阳引阴，其治在俞；阳病行阴，当从阴引阳，其治在募"，也是此意。

4. 完善五输穴属性和主治

《灵枢·本输》提到，肺出于少商，为井木；膀胱出于至阴，为井金，其余则未明示五行配属。《难经》则全面论述了五输穴的穴位、属性、意义和主治疾病等，补《内经》所不备，完善了五输穴理论。《难经·六十四难》中说："阴井木，阳井金；阴荥火，阳荥水；阴俞土，阳俞木；阴经金，阳经火；阴合水，阳合土。"为何是"阴井木，阳井金"？《难经·六十四难》中说："阴井乙木，阳井庚金。阳井庚，庚者，乙之刚也；阴井乙，乙者，庚之柔也。乙为木，故言阴井木也；庚为金，故言阳井金也。余皆仿此。"

五输穴主治病证的系统阐述见于《难经·六十八难》，提出"井主心下满，荥主身热，俞主体重节痛，经主喘咳寒热，合主逆气而泄"。后世医家对此进行了注释，如《难经本义》曰："井主心下满，肝木病也。足厥阴之支，从肝别贯膈，上注肺，故井主心下满。荥主身热，心火病也。俞主体重节痛，脾土病也。经主喘咳寒热，肺金病也。合主逆气而泄，肾水病也。"从经文中可以看出，《难经》把五输穴的主治与经脉所过、主治所及的理论联系在一起。

在治疗上，《难经·七十四难》基于五脏应四时阴阳，以及五脏与五输穴的五行配属关系，提出了"春刺井者，邪在肝；夏刺荥者，邪在心；季夏刺俞者，邪在脾；秋刺经者，邪在肺；冬刺合者，邪在肾"的四时五脏配穴法，为后世临床多取肘膝以下腧穴奠定了基础。

（三）论述针法理论

1. 补泻配穴法

（1）补母泻子法：《难经·六十四难》按照五行相生关系，每条经各有"母穴"和"子穴"，"母能令子虚，子能令母实"，在《难经·六十九难》中提出了"虚者补其母，实者泻其子"的补泻法，即"迎而夺之者，泻其子也；随而济之者，补其母也"。假令心病，泻手心主俞，是谓迎而夺之者也；补手心主井，是谓随而济之者也。泻可取心包（火）经的俞（土）穴大陵，补可取心包（火）经的井（木）穴中冲，这是"本经补母泻子法"。肺虚可用脾（土）经穴位，补脾经俞（土）穴太白，肺实可用肾（水）经穴位，泻肾经合（水）穴阴谷，这是"子母经补母泻子法"。

此外，还有"同名经补母泻子法"，即某经有病，可取与之同名的经脉腧穴来治疗。如心阴不足所致的心悸、失眠，取同为少阴之肾经穴；心属火，木为火之母，取肾经属木穴涌泉可补之以补心阴。又如足厥阴肝经之实证，取同名经手厥阴心包经的腧穴；肝属木，火为木之子，取心包经火穴劳宫可泻之以泻肝火。

（2）刺荥泻井法：井穴位于指（趾）端，肌肉浅薄，难以实施补泻手法，故《难经》提出了刺荥泻井法，即当取井穴施泻法时，可以取荥穴代替，主要适用于慢性病的实证。《难经·七十三难》曰："诸井者，肌肉浅薄，气少，不足使也，刺之奈何？然：诸井者，木也；荥者，火也。火者木之子，当刺井者，以荥泻之。"这实际是一种取穴的方法，即须泻井时，采用"实则泻其子"的方法，取荥穴以泻之。《难经经释》云："诸井，皆在手足指末上。故云：肌肉浅薄，气藏于肌肉之内，肌肉少则气亦微。不足使，谓补泻不能相应也。"

（3）泻南补北法：《难经·七十五难》说："经言东方实，西方虚，泻南方，补北方，何谓也……东方肝也，则知肝实；西方肺也，则知肺虚。泻南方火，补北方水。南方火，火者木之子也；北方水，水者木之母也。水胜火。子能令母实，母能令子虚，故泻火补水，欲令金不得平木也。"此治肝实肺虚，不用泻火补土，而是泻火补水，其用意在于"子能令母实，母能令子虚"。正如《难经本义》所说："泻南方火者，夺子之气，使食母之有余；补北方水者，益子之气，使不食于母也……此越人之妙，一举而两得之者也。且泻火，一则以夺木之气，一则以去金之克。补水，一则益金之气，一则以制火之光。若补土，则一于助金而已，不可施于两用，此所以不补土而补水也。"

（4）提插捻转补泻法：《难经·七十八难》指出："补泻之法，非必呼吸出内针也……其气之来，如动脉之状，顺针而刺之，得气，因推而内之，是谓补；动而伸之，是谓泻。不得气，乃与男外女内；不得气，是为十死不治也。"就是说，施行补泻手法时，不一定施行呼吸和进针、出针的某些方法。在进针得气后，将针推内的是补法，将针动提的是泻法。男外女内的"外""内"指浅刺、深刺的提插法。《难经本义》曰："若停针候气，久而不至，乃与男子则浅其针而候之卫气之分，女子则深其针而候之荥气之分。"此种补法重插、泻法重提的原则，是提插补泻的基础，后人紧按慢提为补、紧提慢按为泻的方法，就是以此为根据的。

2. 针刺法

（1）针刺强调压手的作用：针刺操作必须双手施术，这是在《内经》中已经确定了的原则。然而《难经》特别强调左手（压手）的作用，指出"知为针者，信其左；不知为针者，信其右"。关于左手施术，不是无关紧要，而是相当重要。因而《难经》明确提出"当刺之时，必先以左手压按所针荣俞之处"，即进针前轻按穴位周围组织和穴上皮肤，然后再用手指切循穴位，说明它是一套进针前的辅助动作，即所谓"弹而努之，爪而下之"，这样既可固定经穴，还可宣散气血，减少疼痛，达到"气散乃内针"，说明了左手配合按压、弹、爪针刺部位，对调气和候气的重要作用。《难经》在导气和候气方面的发挥，对后世针刺手法影响极大。如明代徐凤的《金针赋》"下针十四法"和杨继洲的《针灸大成》"下手八法口诀"，就是遵照《难经》旨意发展而来的。

（2）发挥了针法合于四时理论：《内经》中有"春夏养阳，秋冬养阴"的理论，说明人体的阴阳之气随着自然界气候的变迁而变化，故在针刺治疗疾病时，要顺应四时气候的变化而采取不同的补泻针法。《难经·七十难》曰："春夏者，阳气在上，人气亦在上，故当浅取之。秋冬者，阳气在下，人气亦在下，故当深取之。"又曰："春夏温，必致一阴者，初下针，沉之至肾肝之部，得气，引持之阳也。秋冬寒，必致一阳者，初内针，浅而浮之至心肺之部，得气，推内之阴也。"提出了春夏刺浅、秋冬刺深的四时针法原则，以及在此原则指导下提出的"春夏必致一阴"，即针由深出浅；"秋冬必致一阳"，即针由浅入深的针刺方法。此阐述了阴病取阳、阳病取阴的阴阳相生、互相制约的辩证关系，是对《内经》"从阳引阴，从阴引阳"治法的又一发明。

（3）刺卫不伤荣，刺荣不伤卫：《难经·七十一难》论述了荣卫发病的不同刺法。刺卫应横刺，则不伤荣；刺荣应先用左手摄按皮肤，使卫气离散，然后进针，则针至荣而不伤卫。

（4）补泻分清荣卫：《难经·七十六难》说："当补之时，从卫取气；当泻之时，从荣置气。"《难经·七十八难》具体论述了从卫和荣取气的针刺方法，即"得气，因推而内之，是谓补；动而伸之，是谓泻"。说明在进针得气后，将针推进下插，以从卫分引阳气深入，是为补；摇动针身，由深向浅抽提，以从营分引阴气外出，是为泻。后世医家把补法从卫取气、泻法从营取气作为补泻法的规范，并遵此原则创造了烧山火、透天凉，以及先浅后深、紧按慢提为补，先深后浅、紧提慢按为泻等补泻手法。

综上所述，《难经》反映了战国以后至秦汉时代的针灸学概貌，对针灸理论的形成有较大的贡献。尤其对奇经八脉的建立和特定穴的应用，补《内经》之不足，对后世针灸学发展产生了深远影响。

结　语

《难经》在脉学和针灸学方面的成就，发展了《内经》之学，对脉学和针灸学理论的形成有较大的贡献。诚如徐大椿所说："是书之旨，盖欲推本经旨，发挥至道，剖析疑义，垂示后学，真读《内经》之津梁也。"

【复习思考题】

1.《难经》对脉学的主要贡献是什么？

2.《难经》对针灸学的主要贡献是什么？

第二章

韩祗和

【导读】

　　思政目标：学习韩祗和精研《伤寒论》30余年的严谨治学精神。

　　知识目标：掌握韩祗和的"伏阳致温"说和辨治伤寒病的经验，熟悉韩祗和辨治阴黄的经验。

　　能力目标：临床熟练运用韩祗和的名方。

第一节　生平著作

一、生平

韩祗和，北宋著名医家。生卒年不详，生活于 1030～1100 年。《四库全书提要》云："祗和实北宋名医，以伤寒为专门者。特《宋史·方技传》不载，其履贯遂不可考耳。"据《伤寒微旨论》病案记载，韩祗和曾于"邢磁二郡"（今河北省邢台、磁县一带）、"滏阳"（今河北省境内）及"怀卫二郡"（今河南省泌阳市、卫辉市一带）等地行医，或可推断其原籍在今河北、河南两省交界地区。韩祗和精研《伤寒论》30 余年，尤擅长外感热病的辨治，著有《伤寒微旨论》，是现存研究《伤寒论》的著作中较早的一部，对后世庞安时、王好古等医家影响深远。

二、著作

《伤寒微旨论》大约成书于 1086 年，共 2 卷，17 篇。"微"者，不明也；"旨"者，意也。韩氏以"微旨"命名，以示其书重在阐发《伤寒论》未尽之义。惜乎原书早已散佚，后在编修《四库全书》时，根据《永乐大典》中散见的相关内容，采掇荟萃，复辑成书。此书在清代至民国年间，曾多次被刊印。《伤寒微旨论》卷上载伤寒源、伤寒平脉、辨脉、阴阳盛虚、治病随证加减药、用药逆、可汗、可下 8 篇；卷下载总汗下、辨汗下药力轻重、温中、小便大便、蓄血证、阴黄证、劳复证 7 篇。萧源等《永乐大典医药集》中存有《四库全书》编者漏辑的佚文《戒桂枝汤篇》《辨桂枝葛根麻黄汤篇》2 篇。《伤寒微旨论》从伏气温病、伤寒辨脉、汗下温中大法，以及蓄血、阴黄、劳复证治等方面对《伤寒论》进行补充和发挥，并附有方论和治案，立论超然，言简意赅，具有较高的学术水平。

第二节　韩祗和的学术思想及临床经验

一、发明伏阳温病，增列辛凉解表

（一）伏阳致温，发于春夏

伏气温病的概念肇始于《内经》。《素问·生气通天论》曰："冬伤于寒，春必病温。"王叔和在此基础上创立伏寒致温学说，王氏认为，冬季感受寒毒之邪，即时发者为伤寒，未即时发病者，寒毒则伏藏于肌肤之间，至春变为温病，至夏变为热病。王氏之说立足寒邪致温，忽略了寒温两类疾病的本质区别。然而，作为最古老的伏气温病理论，王氏之说对后世影响很大，巢元方、孙思邈、庞安时等人均从此说。

韩祗和在《伤寒微旨论·伤寒源》中提出了一种新的伏气温病理论，即伏阳致温学说。韩氏认为"伤寒之病，本于内伏之阳为患也""冬至之后一阳渐生，阳气微弱犹未能上行。《易》曰：'潜龙勿用是也'。至小寒之后立春以前，寒毒杀厉之气大行时，中于人则传入脏腑，其内伏之阳被寒毒所折，深浃于骨髓之间，应时不得宣畅。所感寒气浅者，至春之时伏阳早得发泄，则其病轻，名曰温病。感寒气重者，至夏至之后真阴渐发，其伏阳不得停留，或遇风寒，或饮食沐浴所伤，其骨髓间郁结者阳气为外邪所引，方得发泄。伏阳既出肌肤，而遇天气炎热，两热相干即病证多变，名曰热病"。韩氏的观点与传统的伏寒致温学说不同，他认为寒邪与伏气温病的发生没有直接关系，它是导致阳郁的关键。他强调"伏阳内郁，发泄于外"是伏气温病的核心病机，所伏之气为"阳"而非"寒"，突出了邪气的温热特性，为临床创立辛凉解表法治疗温病奠定了理论基础。清代医家吴又可、杨栗山反对伏寒致温，认为伤寒与温病根源异，治法异。清末民初，何廉臣倡导伏火学说，认为"凡伏气温热皆是伏火"，其学术渊源应该追溯至此。

（二）辨脉为先，详审阴阳

韩祗和辨治伤寒，极为重视脉诊。他一再重申"治伤寒以脉为先，以证为后"，并循《伤寒论》之例，在《伤寒微旨论》中专辟"平脉病"和"辨脉病"篇，讨论脉诊。其辨脉讲究步骤，力戒仓促，强调辨脉应认真细致，明察虚实，而不可粗疏从事。诊浮沉脉，不可先被浮沉印定眼目，而是应该结合三部情况，于浮、沉中再察寸、尺之衰盛，析阴阳虚实，从而确立治法。《伤寒微旨论·阴阳盛虚》曰："凡治伤寒病，先辨脉之浮沉，次于浮沉中，察寸尺之虚盛。何谓虚盛？病人两手三部脉，或浮或沉，关前寸脉小，关后尺脉大，曰阳虚阴盛；关前寸脉大，关后尺脉小，曰阳盛阴虚。"并以此来作为指导用药的方法。"病在表，脉浮，寸脉力小于关尺，此为阳虚阴盛，虽三日以后至四五日，亦可投发表药。若寸脉力大于关尺，此为阳盛阴虚，虽未满三日，亦不可投发表药，投之则助阳为逆。病人三日以后病犹在表，脉浮三部齐等，尚不可投汗药，况寸脉力大于关尺耶？病在里脉沉，寸脉力大于关尺，此为阳盛阴虚，虽四日后，亦可下之；若四日以前虽有此脉，未投下药，亦不为晚。若寸脉力小于关尺，此为阳虚阴盛，虽四日至六七日以后，亦不可投下药，下之则助阴为逆。病人四五日以后病传在里，脉沉三部等齐，尚不可投下药，况寸脉力小于关尺耶？"

（三）治以汗下，参合四时

韩祗和十分重视汗、下两法的应用，他指出："凡治伤寒病，若能辨其汗、下者，即治病之法得其十全矣。"在《伤寒微旨论》一书中，专论汗、下之法的就有四篇之多。"以脉为先，参合四时，寒温并举"，是韩氏运用汗法的特点。韩祗和自创15个方剂，作为发汗解表之方。

立春至清明，春阳方生，寒邪未尽，韩氏以调脉汤（葛根、防风、前胡、甘草、生姜）治疗伤寒表实证，以薄荷汤（薄荷、葛根、人参、甘草、防风）治疗中风表虚证，以六物麻黄汤（麻黄、人参、甘草、葛根、苍术、枣）治疗阴盛阳虚证，以人参汤（人参、石膏、柴胡、芍药、甘草、姜）治疗阳盛阴虚证，以解肌汤（芍药、麻黄、升麻、甘草、豆豉）治疗阴阳俱盛证。

清明至芒种，阳气始盛，风寒之邪易于入里化热，韩氏以葛根柴胡汤（葛根、柴胡、芍药、桔梗、甘草）治疗伤寒表实证，以防风汤（防风、桔梗、甘草、旋覆花、厚朴、姜）治疗中风表虚证，以七物柴胡汤（柴胡、苍术、荆芥穗、甘草、麻黄、姜、枣）治疗阴盛阳虚证，以前胡汤（前胡、石膏、豆豉、桔梗、甘草、姜）治疗阳盛阴虚证，以芍药汤（芍药、荆芥穗、石膏、甘草、姜）治疗阴阳俱盛证。

芒种至立秋，阳气由极盛开始转衰，韩氏以人参桔梗汤（人参、桔梗、麻黄、石膏、甘草、荆芥）治疗伤寒表实证，以香芎汤（川芎、石膏、升麻、甘草、厚朴）治疗中风表虚证，以发表汤（麻黄、苍术、人参、当归、丁香皮、甘草）治疗阴盛阳虚证，以石膏汤（石膏、芍药、柴胡、升麻、黄芩、甘草、豆豉）治疗阳盛阴虚证，以知母汤（知母、麻黄、升麻、石膏、甘草、姜）治疗阴阳俱盛证。

这些方剂中不乏人参汤、前胡汤、石膏汤、芍药汤、知母汤等辛凉解表的方剂，突破了《伤寒论》的辛温解表法，从而丰富了中医对外感病的治疗方法。

韩祗和认为，世人阳气多，用下药当从至阴药投之，非仲景承气汤莫属。他指出，凡投下药者，本因胃中有邪热之气，故投大黄、芒硝之类以消阳邪；反对用巴豆、水银、粉霜、砒霜、甘遂等温下药，认为温下药虽能逐其胃中浊恶，但又能增其邪热，助阳为毒成坏病。故凡阳盛阴虚者主张用大、小承气汤助阴消阳，潮热者主张以调胃承气汤治之。

韩祗和指出，伤寒投下药，本不为取积及取实，只为疏解阳毒之气。邪毒在内，阳气盛者，乃可下之。当审时投下，不得务急为胜。他指出，"凡投下药者，量其脉力轻重，证之深浅，不可下之太过；若太过则病证多变，且古人立理无失下之过，但罪其下之太早及太过尔"，提出了攻下不宜太早、太过的观点。如指出芒种以后立秋以前，虽第二、三日有可下证、可下脉，亦未可便下，直候至第四、五日下之。盖天气炎盛与胃中热气相干，故第四、五日投下，必不能成后患。《伤寒微旨论·可下》立黄芩汤（黄芩、甘草、栀子、芍药、厚朴、花粉），用于治疗"口燥，咽干而渴，时时发热，冒闷"的阴阳气俱实证，或"大汗后，依然腰痛，咽干而渴，日晡发热，颊赤，胃中冒闷，两手脉实而数"等里实热证，也体现了韩氏"攻下不宜太早太过"的学术观点。

此外，本书反对下后急投补药，指出下法"本意用大黄等凉药疏导胃中热气"，若"热气才过，乘虚之际却投和气补药，决然变成发黄、斑出、衄血、蓄血、狂走之患"。

韩祗和认为，仲景之四逆汤药力太热，服之必发烦躁。故据其临床经验，另立七物理中丸（人参、生姜、藿香、白术、桔梗、葛根、蜜）、温中汤（丁香皮、厚朴、干姜、白术、陈皮、丁香枝、葱白、荆芥）、橘皮汤（橘皮、厚朴、藿香、白术、葛根、姜）、厚朴汤（当归、丁香枝、厚朴、甘草、干姜、细辛、人参）、白术汤（白术、半夏、当归、厚朴、生姜屑、丁香皮）、橘叶汤（橘叶、半夏、厚朴、藿香、葛根）、二苓汤（赤茯苓、猪苓、白术、桂枝、滑石、白豆蔻、通草、丁香皮、陈皮）、羊肉汤（当归、牡蛎、芍药、龙骨、桂枝、黑附子、羊肉、生姜、葱白）等作为温法之方剂，根据不同病证及立春、清明、芒种、立秋等节气区别治疗，并将厚朴、橘皮、人参、白术、藿香、当归、干姜、细辛等作为消阴温中之药，皆为韩氏经验之谈。

（四）随证加减，灵活化裁

韩祗和治疗伤寒，不仅擅长创制新方，亦精于古方的化裁，随证加减，灵机活变。在《伤寒微旨论·治病随证加减药》中云："夫病证变坏急速者，无出于伤寒。古人以伤寒为卒病也。古今治伤寒，无出于仲景方，仲景尚随证加减药味，量病而投之。《伤寒论》辨太阳证小青龙汤方内：若渴，去半夏，加栝楼根；若微利，小便不利，少腹满，去麻黄，加茯苓；若喘，去麻黄，加杏仁。又伤寒五六日中风，往来寒热者，小柴胡汤方内：若胸中烦而不呕，去半夏、人参，加栝楼根；若腹中痛，去黄芩，加芍药；胁下硬，去枣，加牡蛎；若心下悸，小便不利，去黄芩，加茯苓；若不渴，外有微热者，去人参，加桂枝；若咳，去人参、姜、枣，加五味子、干姜。又伤寒八九日，风湿相搏，桂枝附子汤方内：若其人大便硬，小便自利，去桂枝，加术少许。又少阴伤寒病，二三日不已，真武汤方内：若咳，加五味子、细辛、干姜；若小便利，去茯苓；若下利，去芍药，加干姜；若呕，去附子，加生姜。又霍乱，理中丸方内：若脐上筑者，肾气动也，去术，加桂；吐多，去术，加生姜；下利多，还用术；悸者，加茯苓；渴欲得水者，加术；腹中痛，加人参；寒者，加干姜；腹满，去术，加附子。今据此五方中加减药味之法，乃是前贤训诲人之深意也。今之医者，见古方中有加减意，即依方用之。若方中无加减意，不能更张毫厘，所谓胶柱也。况《素问》有《异法方宜论》，岂是执一端而治病也。假令杂病方可用，治伤寒病者亦可投之，岂须待《伤寒论》中有法也。况古人之心，文笔不能尽言者多矣。"

二、发皇仲景之旨，条列阴黄证治

有关黄疸的记载，肇始于《内经》。《素问·平人气象论》曰："溺黄赤安卧者，黄疸……目黄者曰黄疸。"《伤寒论》在《内经》的基础上将黄疸分为湿热发黄及寒湿发黄（后世所谓的阳黄、阴黄）两大类型，并为湿热发黄证，确立了较为完善的辨证论治法则。仲景以茵陈蒿汤治疗湿热并重证，以栀子柏皮汤治疗热重证，以麻黄连翘赤小豆汤治疗湿热兼表证，后世治疗阳黄皆遵循此法。然而对于阴黄，《伤寒论》却未设具体方证。韩祗和根据仲景寒湿在里"不可下也，于寒湿中求之"的原则，在《伤寒微旨论》中设专篇讨论阴黄证治。

（一）阐发阴黄病机

《伤寒微旨论·阴黄证》曰："病人三五日后，服下药太过，虚其脾胃，亡津液，引水浆，脾土为阴湿加之，又与暑相会，至第六七日变为黄病，此乃阴黄也。"指出伤寒病下太过，脾胃虚弱，脾土为阴湿加之，则变为阴黄。

此外，韩氏还从病因病机的角度论述了阴黄、阳黄、伤寒黄病的不同："阴黄者，乃心病也，心火为湿所折，即遍身发黄，与伤寒黄病异矣。""病人始于二三日，务求汗下为胜，或服发汗温中药太过，加以厚衣盖覆，仍于阴湿不通风处坐卧，或以火劫之，变为黄病，此乃阳黄也，当投寒药治之，药证仲景《论》中悉俱。""伤寒病发黄，本自脾弱，水来凌犯，又胃中空虚而变为黄，是与阴黄不同耳。"此论首次对黄疸病的阳证、阴证进行了明确区分，使阴黄理论日臻成熟。元代罗天益《卫生宝鉴》继承其学术思想，进一步明确湿从热化为阳黄，湿从寒化为阴黄，沿袭至今。

韩祗和还认为阴黄的发病与年岁运气有关，指出太阳寒水或太阴湿土司天，土气不及，寒化太过，则易发阴黄。《伤寒微旨论·阴黄证》中记载："每遇太阴或太阳司天岁，若下之太过，往往变成阴黄，何故如是，盖因辰戌岁，太阳寒水司天，寒化太过，即水来犯土。丑未岁，太阴湿土司天，土气不及，即脾气虚弱，又水来凌犯，多变斯证也。"对阴黄的病机从年岁运气角度进行了探讨。

（二）详审阴黄辨治

对于阴黄的治疗，韩祗和在继承仲景"于寒湿中求之"学术思想的基础上，结合临床经验首创6首方剂，为临床治疗阴黄提供了行之有效的方剂。韩祗和将阴黄证归纳为4个证型，视其寒重、湿重及有无兼证区别对待。若寒邪偏重，阳气不足，症见脉沉、细、迟，肢体逆冷，以小茵陈汤主之。用附子、甘草益气扶阳，用茵陈利湿退黄。如果阳虚严重，兼见腰以上自汗出或全身冷汗出者，则加用干姜，同时减少茵陈用量，改服茵陈四逆汤或茵陈附子汤。若湿邪偏重，三焦不利，症见脉沉、细，身热，手足寒，喘，呕，烦躁不渴者，以茵陈橘皮汤主之。以茵陈利湿退黄，用茯苓、白术、半夏、生姜、橘皮等温中健脾、理气利湿、通利三焦。若寒湿并重，则以茵陈吴茱萸汤主之。以茵陈利湿退黄，用干姜、附子温阳散寒，用吴茱萸温中下气除湿，并配合木通，使湿邪从下窍排出。若寒湿久郁，郁而生热，症见脉沉细数，四肢冷，身温，小便不利，烦躁口渴，以茵陈茯苓汤主之。用桂枝、茯苓通阳化气利水，用猪苓、滑石清热利湿，用茵陈利湿退黄。

1. 善用茵陈利湿退黄

茵陈清热利湿退黄，主治黄疸，通身发黄，小便不利及头热，皆湿热在阳明、太阴所生病也。苦寒能燥湿除热，湿热去，则诸症自退矣，乃治脾、胃二家湿热之专药，除湿散热之要药也。仲景《伤寒论》中治疗黄疸之常用方剂茵陈蒿汤，则以茵陈蒿为君药，清湿热、退黄疸。韩祗和继承仲景用药经验，推茵陈为退黄圣品，治疗阴黄亦善用茵陈利湿退黄。在其治疗阴黄六方中，每方必用茵陈，并且用量常为二两。与仲景不同，韩氏用茵陈清热利湿的同时，必配伍附子、干姜、半夏、陈皮、吴茱萸、生姜等大量温化寒湿之品。苦寒清热之茵陈与大量辛温药物配伍，制性取用，共奏温化寒湿之功。

2. 温暖脾肾，祛寒化湿

自仲景创茵陈蒿汤、栀子柏皮汤后，历代医家治疗黄疸多以苦寒燥湿之品投之，恰与本病相违。《伤寒微旨论·阴黄证》曰："黄疸一证古今皆作为阳证，治之投以大黄、栀子、柏皮、黄连、茵陈之类，亦未尝得十全。"故根据阴黄脾虚寒湿之病机，创治疗阴黄六方，重在温中散寒、利湿退黄。如茵陈茯苓汤，方中用茯苓一两健脾利湿，桂枝一两通阳散寒，配伍茵陈利湿退黄；又如茵陈附子汤，方用茵陈半两配伍附子八片、干姜半两温脾肾，化寒湿。

3. 回阳救逆，养血活血

韩氏治疗阴黄在注重暖脾胃、化寒湿基础上，随证加减。若阴黄表现为寒湿伴阳虚者，症见肢体逆冷，脉沉细迟，腰以上自汗出，则配以附子、干姜等回阳救逆之品温中复阳，如小茵陈汤、茵陈四逆汤、茵陈附子汤。若阴黄表现为寒湿伴血虚血瘀者，则配以当归养血活血散瘀，如茵陈茱萸汤。

韩祗和在《伤寒微旨论》中首创辨治阴黄大法，其法既全面又便于掌握，从而完善了《伤寒论》治黄之法。尤其可贵的是，书中还记录了韩氏辨治阴黄的两个验案。案中形象地描述了阴黄证的形成过程及证候特点，记录了作者四诊合参，透过假热之象，看到寒邪湿邪内郁的病机，不失时机地投以小茵陈汤、茵陈附子汤，终使患者转危为安的全部诊疗过程。汉晋隋唐时期，人们对阴黄证缺乏统一的认识，往往用寒药治疗阴黄。《伤寒微旨论·阴黄》的出现，使医者在辨治寒湿发黄时有了章法可循。

结　语

韩祗和提出了一种新的伏气温病理论，即伏阳致温学说，认为"伤寒之病，本于内伏之阳为患也"，创辛凉解表治法。其辨治伤寒"以脉为先，以证为后"，详审阴阳，治以汗下，参合四时，随证加减，灵活化裁，师仲景之法而不泥仲景之方。治伤寒杂病于一炉，注重从脉证入手进行分析，在阐发《伤寒论》的学术经验方面多有创新，体现了他精研伤寒之学、重视辨证论治的特点。此外，韩祗和在《伤寒微旨论》中首创辨治阴黄大法，阐发阴黄病机，详于辨证。治疗上善用茵陈利湿退黄，温暖脾肾，祛寒化湿，回阳救逆，养血活血，从而完善了《伤寒论》治黄之法，为后世人们更有效地辨治黄疸类疾病，奠定了坚实的基础。

附：韩祗和医案四则

案1

元丰二年己未六月中，淦阳人赵宗颜，病伤寒至六七日发黄，来召诊之。其脉沉细迟无力，皮肤凉，发躁，欲于泥水中卧，喘呕，小便涩，再三问患者："得非服下药太过乎？"患者曰："然"。才见此深喜之，此乃阴黄也。先投茵陈橘皮汤，不及剂，喘呕止；次日投小茵陈汤半剂，脉微出，不欲于泥水中卧；次日又投茵陈附子汤半剂，四肢发热，小便二三升，当日中大汗。

按： 此患伤寒病服下药太过，损伤中焦，脾虚为阴湿加之而致发黄，皮肤凉，发躁，喘呕，小便涩，脉沉细迟无力。韩祗和诊断为阴黄，先予茵陈橘皮汤利湿退黄、温胃止呕，后予小茵陈汤、茵陈附子汤温经散寒、回阳救逆，患者黄从小便去并大汗出而愈。

案2

元丰五年壬戌五月中，淦阳赵填秀才病伤寒，亦是医者投下药太早，又投解利凉药过剂，至六七日转发黄病，至第七日来召。及到诊之，两手寸脉不见，关尺脉沉迟细微，腹满，小便涩，四肢遍身冷，面如桃花，一身尽黄。先投茵陈茯苓汤半剂，小便得利。次服茵陈四逆汤，脉出，四肢热，目中黄先退，次日大汗。当年似此证者十余人，不能一一写录。

案 3

熙宁五年壬子，长安县君李氏，年六十余。自来瘦弱，患伤寒病至第九日变成蓄血来召。及到诊之，两手脉沉迟细力微，肤冷，小腹满，昏迷不省人事。再三询其所由来，其主病者云：自得病后服发汗药，至第六日喜妄，发狂，至第八日身体冷，脐下满，昏迷失次。既得此言，知为蓄血证矣。又问患者曾遗小便否？曰：病后小便常不利。愚甚疑之，因用纸针内其两鼻中，遂嚏数声，及令验之，小便已自利。余谓向来小便不利者，因其年老气弱不能降下也。若端坐候，小便自利，不以法验之，岂不后时也。但血虽积聚日多，若投仲景抵当汤丸，虑药势太过。血下之后，尚有药之余力，因而损坏脏腑，变成血痢，大为后患。愚因别立地黄汤主之，连投之，其血大下，次日乃愈。

案 4

元丰四年辛酉，亲戚孙氏，妊娠第八月患伤寒，至五六日热极，第七日堕胎，不及半日恶露遂绝，至中夜脐下满，喜妄，谵语。至次日两手脉沉细数，肤冷，小便自利。此蓄血证具也，但患者年少，血气充盛，又因产蓄血，深虑仲景抵当汤力薄，别处生漆汤，令服三次，共服药一升半，其血乃下，痛遂愈。今之医者治蓄血病，依仲景方投抵当汤丸，若病热轻及患者年老气弱，其血大下之后，病虽得愈，往往下血不止。何况太平之人，五脏柔脆，苦不任虻虫、水蛭之药，非仲景药之过也，乃医者不审其时代，又不量患者之强弱也。若参酌其病，能仿效抵当汤丸方，别立药治之，即免患者后患矣。今人才见蓄血，将谓不可调治，即将抵当汤丸倍增而投之，或连绵而投之，蓄血虽出，而虻虫、水蛭势力未尽，遂损坏肠胃，日夕疼痛，下血不止，至于不救者，十中八九矣。医者既见患者下血，云是脏毒，尚不知自己投药太过之罪也。又《盛衰论》云："诊有十度：形度、脉度、脏度、肉度、筋度、俞度、阴、阳、气、血，人病自具。"注云："诊备尽阴阳虚盛之理，则人病自知之。"又《五常政大论》云：“大毒治病，十去其六；常毒治病，十去其七；小毒治病，十去其八；无毒治病，十去其九。无使过之，伤其正也。”若医者能参酌药力，量病投之，乃为良工矣。

【复习思考题】

1. 如何理解韩祗和的“伏阳温病”？

2. 韩祗和怎样治疗伤寒病？

3. 韩祗和是如何辨治阴黄的？

第三章

刘完素

【导读】

思政目标：学习刘完素专心精研医学，屡次辞官不受的淡泊名利精神。

知识目标：掌握刘完素的"玄府气液说"，熟悉刘完素治疗消渴、中风和咳嗽的经验，了解刘完素的温补观。

能力目标：临床熟练运用刘完素的名方。

第一节 生平著作

一、生平

刘完素，字守真，自号通玄处士，生活于北宋大观四年（1110 年）至金承安五年（1200 年）。刘完素出生在河北省肃宁县，幼年丧父，家境贫寒。三岁时，刘完素的家乡发生水患，他便跟随母亲迁居至河间，因此，后人多敬称他为刘河间。金承安年间，章宗曾三次征召，不就，赐号"高尚先生"。他非常重视《内经》理论的研究，认为医学的"法之与术，悉出《内经》之玄机"。他注重对五运六气和亢害承制理论的研究，在深入研究《素问》病机的基础上，对火热病证详加阐发，成为主火论者。

二、著作

《素问玄机原病式》《黄帝素问宣明论方》《素问病机气宜保命集》《素问要旨论》《三消论》为刘完素的代表著作。

《素问玄机原病式》1 卷，简称《原病式》，该书主要反映了其"火热论"的学术思想。他将《素问》病机十九条与五运六气学说相结合，补充了"诸涩枯涸，干劲皴揭，皆属于燥"的病机，着重阐述了火热病的病变机理，提出"六气皆从火化"之说，力倡辛凉解表和泻热养阴的治疗原则。全书按"五运主病"与"六气主病"两部分内容分述。

《黄帝素问宣明论方》15 卷，原称《医方精要宣明论》，简称《宣明论方》。该书前两卷首论《内经》62 病证，次列诸风、热、伤寒及杂病、眼目、小儿诸病等 18 门，每门先叙总论，后介绍药方。综观其所载 352 方，既有历代名医之方，又有其自创之方，其中不乏寒温并用、通补兼施者，为后世临证处方树立了光辉的典范。

《素问病机气宜保命集》3 卷，简称《保命集》。虽然对该书作者的问题尚存争议，有待于进一步考证，就其内容而言，主要反映了刘完素的学术思想。其上卷为医论，包括原道论、原脉论、摄生论、阴阳论、察色论、伤寒论、病机论、气宜论、本草论9篇；中、下二卷论述了临床常见各科疾病的证治。全书理论临床并重，论述精当。

第二节　刘完素的学术思想及临床经验

一、开创"玄府气液说"

（一）"玄府"之义

"玄府"的概念首见于《素问·水热穴论》，曰："所谓玄府者，汗空也。"这里明确指出"玄府"就是汗孔。迨至宋金时期，刘完素对"玄府"的内涵进行延伸，指出："皮肤之汗孔者，谓泄气液之孔窍也，一名气门，谓气之门也；一名腠理者，谓气液出行之腠道纹理也；一名鬼门者，谓幽冥之门也；一名玄府者，谓玄微府也。然玄府者，无物不有，人之脏腑皮毛肌肉筋膜骨髓爪牙，至于世之万物，尽皆有之，乃气出入升降之道路门户也。"刘完素所说的玄府也叫玄微府，不仅存在于皮肤腠理，而且广泛存在于脏腑肌肉筋膜骨髓之中，万物皆有，是气升降出入的通道。

（二）"玄府"之病

《内经》云"百病生于气也"，又云"出入废则神机化灭，升降息则气立孤危"，刘完素进一步阐释为"非气不足以长养万物，由是气化则物生，气变则物易，气甚即物壮，气弱即物衰，气正即物和，气乱即物病，气绝即物死"。即人的生老病死皆由气之强弱衰绝所致，而气机是否和顺畅达又与玄府密切相关。正所谓："人之眼耳鼻舌身意神识能为用者，皆由升降出入之通利也。有所闭塞者，不能为用也。若目无所见，耳无所闻，鼻不闻臭，舌不知味，筋痿骨痹，齿腐，毛发堕落，皮肤不仁，肠不能渗泄者，悉由热气怫郁，玄府闭密，而致气液血脉营卫精神不能升降出入故也，各随郁结微甚而察病之轻重也。"《素问玄机原病式》一书列举出来的20余种疾病均与玄府开通的功能失常密切相关，刘完素认为若热气怫郁，玄府闭密，气机不能通达五脏六腑、四肢百骸，将会导致多种疾病的发生，包括眼、耳、鼻、舌、身、意、神、识功能的障碍。

（三）"玄府"之治

玄府郁闭的治疗，自然以宣通为要。刘完素主张以辛开发郁结，宣通气液，"以辛散结""令郁结开通，气液宣行"，这与《素问·脏气法时论》中"辛以润之，开腠理，致津液，通气也"一脉相承。现代药理研究也表明，辛味药能发表、散结、行气、活血、开窍，有开通玄府、理气开玄、活血开玄、运水开玄、清热解毒开玄、凉血开玄、攻下开玄、祛痰开玄、补虚开玄九法。刘氏之治玄府郁闭同样从气机、气液、神机三个方面进行辨析、施治。

1. 宣通郁闭之气机

刘完素论转筋，"外冒于寒而腠理闭密，阳气郁结，怫热内做，热燥于筋则转筋也"。刘完素主张以热水浸泡、冲洗转筋患处，取热水发散之性，"腠理开泄，阳气散则愈"。其后张从正的蒸、洗等法以解表，皆源于此。论结核，刘完素指出其为因热而郁结，"不必溃发，令热气散则自消"，虽未列举方药，但指明了通气机为其治则。论伤寒发热，寒伤皮毛致腠理闭密，阳气怫郁而为热，"宜以麻黄汤类辛甘热药发散"，在继承仲景辛温发汗的基础上，同时指出若火热郁闭肌表之玄府，主张用辛凉甘寒以开通为治，"如石膏、滑石、甘草、葱、豉之类药，皆能开发郁结"，开后世辛凉解表之先河，为温病学派之启蒙。刘氏创立防风通圣散、双解散等著名方剂，以治表里玄府皆为热郁之证。当代名医赵炳南用此法治疗了不少表里俱热的皮肤病，尽得河间学术之真谛。论破伤风，"热甚郁结，荣卫不得宣通，怫热因之"。刘氏用羌活防风汤、白术防风汤、羌活汤、防风汤、地榆防风散等治之，主要用药有解表药、清热药、虫类药，倡导发汗开玄、清热解毒开玄和活血开玄。

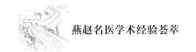

2. 宣通郁闭之气液

刘完素论淋，"热客膀胱，郁结不能渗泄"，以茵陈、益智仁、滑石、醇酒等药开发郁结，使气液宣通，热散而愈，异于传统的清热通淋治法。论诸痢，肠胃郁结所致，在辛苦寒药的基础上，或微加辛热佐之，"盖辛热能发散开通郁结，苦能燥湿，寒能胜热，使宣平而已"，似钱乙香连丸之法。

刘完素用药多清温并举，寒热并用，祛除邪热兼开通玄府，可谓一方多法。然而热壅气郁血阻，玄府必然为之郁阻，气血难以渗灌，妨碍正气祛邪。若同时适当配伍辛热宣通，使局部玄府尽快恢复流通渗灌，对疾病的治疗恢复不无裨益。又如治疗肿满，"湿热相抟，则怫郁痞隔，小便不利而水肿也，更宜下之者；以其辛苦寒药，能除湿热怫郁痞隔故也"。如刘完素所创三花神佑丸、葶苈木香散，即是治湿热相兼为病。葶苈子、甘遂、大戟、芫花、猪苓、茯苓、泽泻、滑石、大黄、木通等药主以祛水消肿、清热散壅。

3. 宣通郁闭之神机

刘完素论目疾，在"目之玄府闭小"的病因基础上，提出在表"当除风散热"，在里"宜养血安神"。在眼科学领域中，"玄府气液说"对后世医家的医疗实践有很大的启发，其中首推明代傅仁宇所著《审视瑶函》，书中援引了许多刘氏玄府论述，并在此基础上，以玄府郁遏论分析多种眼科疾病，指出神光自现、视正反辨、青盲、耳昏花瘟等症，皆系玄府或郁遏，或闭小，或失于通利。现代的临床研究亦证明了以玄府理论为指导在眼科治疗方面的显著疗效。再如耳聋、耳鸣，除了因虚致病当补益肾精外，另有"热郁于上，而使听户玄府壅塞，神气不得宣通也，听户玄府闭绝，而耳聋无所闻也"，指出其治疗均注重一个"通"字，开通听户玄府、畅通精气则耳聋、耳鸣自止。后世以开通听户玄府立法，运用加味通气散，使玄府常开，耳窍得濡，耳病得止。

二、刘完素的温补观

刘完素虽以善治火热病著称，但其临证又不囿于寒凉，强调辨证施治，因病制宜。他说："大凡治病必求所在，病在上者治其上，病在下者治其下，中外脏腑经络皆然。病气热则除其热，寒则退其寒，六气同法，泻实补虚，除邪养正，平则守常，医之道也。"(《素问玄机原病式·火类》)人体虚实有别，病之变化无穷，寒热温凉攻补之法，贵在变通，当因病调制，不可偏执。综观刘完素《黄帝素问宣明论方》所载 352 方的方剂组成，全部用温热药物者为 49方；绝大部分为温热药物，稍佐一两味寒凉药物者为 71 方；寒热药物并用，但总体属温者为 41 方，以上总计 161 方。在诸方所用 448 味药中，使用频率居前 10 位的是甘草、生姜、大黄、酒、当归、桂枝、茯苓、人参、白术、川芎，除大黄为寒凉药物及茯苓属甘淡平之外，其余全部为温性药，且多数为补益药。今以附子、肉桂、人参、白术为例，可窥其善用温补之一斑。

（一）附子

刘完素在数十年临床实践中，对附子的运用积累了丰富的经验，并多有建树。例如，《黄帝素问宣明论方》共载方剂 352 首，其中用附子之方 21 首（正方 19 首，加减方 2 首，以附子为主药的有 11 首，有 3 方以附子冠名），治疗涉及虚劳、痰饮、痹证、下利、痛证、消渴、喑痱等多种病证，具体功用包括祛脏腑沉寒，补阳益火，通行十二经，散寒止痛，温中暖胃，开痰平喘，健悍而入阴，以助扶正。例如，刘完素以内固丹"补养肾气，调和脾脏"，并指出："寿高者常服，筋骨劲健，浑如壮士。"(《黄帝素问宣明论方·补养门》)方用肉苁蓉（酒浸）、茴香（炒）各 30g，破故纸、胡芦巴（炒）、巴戟（去心）、黑附子（炮）、川楝子、胡桃仁（面炒）各 120g，上为末，研胡桃仁为膏，余药末和匀，酒、面糊为丸如桐子大，每服 10 ~ 30 丸，食前以温酒、盐汤下。若虚者加至 50 ~ 70 丸。方中肉苁蓉、破故纸、胡芦巴、巴戟天、胡桃仁补肾助阳；附子则为命门主药，"能入其窟穴而招之，引火归原，则浮游之火自息"(《本草汇言》)；茴香温肾而助脾胃化水谷，俾气血生则寒自散；川楝子苦寒性降，佐诸性热之品，以解错综之邪。因此，常服尚"可明目补肾乌发，进美食"。

（二）肉桂

刘完素深通肉桂之药性，临床运用多有发挥，并善用肉桂温通之性反佐寒凉药物，以防过寒伤阳。肉桂一药，自古有之，但其称谓颇为混乱，仅《黄帝素问宣明论方》处方之中即有桂、肉桂、官桂、辣桂等多种名称。该书用桂63方中，以官桂为名者有46首，其余则名为桂、肉桂、辣桂等。《本草纲目》指出："桂，即肉桂也。""官桂者，乃上等供官之桂也。"辣桂之名始自《仁斋直指方》，应用与肉桂无异。刘氏对官桂、桂、肉桂、辣桂应用无明显差别，故当为一药，即今之肉桂。

刘氏运用肉桂广泛而独到，涉及风、热、水湿、积聚等13个门类。在诸方之中，以肉桂为主药的约有30方，所治病证既有虚证、寒证，又有实证、热证，具体功用包括温中散寒、温肾助阳、通脉活血、反佐寒凉、宣导百药。例如，《黄帝素问宣明论方》一书中，有7方取肉桂温阳化气之功而疗水肿，多配以茯苓、白术、泽泻等渗利药物，水肿甚者则常加葶苈子、牵牛子、槟榔之类。如水湿门之白术木香散，主治"喘嗽肿满，欲变成水病者，不能卧，不敢食，小便闭者"。用白术、猪苓、赤茯苓、泽泻各15g，木香、槟榔各9g，陈皮60g，官桂6g，滑石90g，上药为末，每服15g，水1盏、生姜3片，同煎至六分，温服。是方用五苓散去桂枝加肉桂，以加强温阳化气、利水渗湿之功；滑石利湿通淋；槟榔行气逐水；生姜温阳化水；木香、陈皮理气燥湿。诸药共用以利水祛湿。

综观本书，刘完素取五苓散渗泻之意加减组方者凡5处，皆以肉桂易桂枝。各方所治均无表证，故不取桂枝解表散寒之力，专取肉桂温阳化气之功。至于后世医家所言肉桂治"湿盛泄泻"，或云肉桂可"利水道"者，皆本于此。

（三）人参

刘完素在《黄帝素问宣明论方》一书352方中，61方中使用了人参，其中正方59个，加减方2个，涉及风、热、伤寒、水湿、痰饮、劳、燥、积聚、补养、妇人、小儿、诸证12个门类，治疗病证共计18种，以咳、喘、外感、头痛、肺痿、吐血、中风、腹痛、吐、泻、消渴、鼻渊、厥、蛊等为主。61方之中，有14方以人参冠名，将人参作为主药者40方，药量最大者90g，最小者0.3g，并通过汤剂、煮散、丹剂、丸剂（包括水丸、糊丸、蜜丸、蜡丸）

等多种剂型，广泛应用于虚证、虚实夹杂证及实证。这是刘氏在前人治疗经验的基础上，通过药物配伍而实现的。

1. 人参配葶苈子、桑白皮、大枣等，治水湿为病，通身肿满。

2. 人参配半夏、茯苓、天南星、干姜、蛤蚧，治诸痰不可尽述，见呕吐痰逆、痰厥头痛、风痰头目昏眩、咽喉不利等。

3. 人参配白术、赤茯苓、连翘、大黄、石膏、寒水石等，治消中，表现为善食而瘦、胸满胁胀、肠胃燥涩、小便闭或酒过积毒。

4. 人参配麦冬、瓜蒌实、知母、生地黄，治膈消，表现为胸满烦心、津液燥少、气短。

5. 人参配白术、茯苓、陈皮、葛根等，治中寒痞闷急痛，或寒湿相搏而吐泻腹痛。

6. 人参配远志、赤茯苓、防风、陈皮等，治气逆，见头目昏愦、听不闻、目不明、善怒等。

7. 人参配白术、炮姜、当归、五味子、肉桂等，治心掣证，表现为心掣不定、胸中刺痛、气痞壅、上苦咳嗽、下苦泄利等。

8. 人参配黄芪、远志、龙骨、当归、白芍、泽泻等，治蛊病，表现为小腹急痛、便溺失精、溲出白液，属脾风传肾、真精不守之证。

9. 人参配当归、肉桂、炮姜、白术、茯苓、细辛等，治风气入阳明胃经，循经而行，表现为目泣自出、肌瘦、泄汗不止。

10. 人参配防风、黄芩、麦冬、川芎等，治鼻渊脑热（胆热移于脑），表现为渗下浊涕不止，久而成衄血之证。

（四）白术

刘完素在数十年临床实践中，对白术的运用积累了丰富的经验。《黄帝素问宣明论方》一书 352 方中，刘完素在 58 方中使用了白术，其中正方 53 首，加减方 3 首，配方 2 首。53 首正方之中，有 15 方以白术冠名，将白术作为主药者有 18 方，药量最大者 120g，最小者 0.3g。其广泛应用于厥证、痹证、内痛、风热上攻头面而致昏眩、湿病身疼、小便不利、黄疸、湿热霍乱、呕吐、泄泻、癥瘕、积聚、水肿、咳嗽、喘满、四肢萎软、瘅热、妇人妊娠胎产诸疾与月经病等。具体功用包括补益脾胃、温中祛寒、健脾利湿、强脾消积、和中生津、培土生金、除胃中热、利血调经、安胎清热。例如，其以白术汤治妊娠血液虚衰、萎弱、难以运动、气滞肉麻等症，此乃脾胃虚损、荣卫不能宣通所致。方用白术90g，寒水石、当归、黄芩、白芍、人参、石膏、葛根、防风、砂仁、藿香、甘草、茯苓、木香各30g，上为末，每服9g，水1盏，生姜3片，同煎至六分，去滓，温服，食前，日3服。妇人以血为基本，而妊娠尤赖气血调和，方使母子均安。本方重用白术，调补脾胃以资气血生化之源。诚如王好古所谓，其"在气主气，在血主血"，故选药最佳。配人参、茯苓、甘草是以四君子汤为基础补气生血；伍当归、芍药以养血弱；加藿香、葛根、防风、砂仁、木香等药，以补而不滞，并助脾胃清阳之气升发；妊娠用药宜清凉，故用黄芩、寒水石、石膏以泄气分之火而不伤血。诸药合用，"常服养液润燥，开通结滞，令血昌盛"。

三、杂病证治经验

刘完素发挥《内经》学说，论述杂病证治，从病因病机到处方用药，多有独到之处，为杂病学的完善作出了不可磨灭的贡献。其对《内经》杂病证治的研究成果，主要反映在《黄帝素问宣明论方》第一、二两卷之中。刘完素根据自己多年的临床体会，汇集了《素问》及《灵枢》22篇中的62个病证，运用中医理论分别进行辨证分析，确立治法和处方遣药，使其简略的内容得到了充实，从而将《内经》杂病理论与临床实践紧密结合起来。其对消渴、咳嗽、中风等病的论治，皆见解独到，影响深远。

（一）消渴

刘完素在《三消论》中指出："盖燥热太甚，而三焦、肠胃之腠理怫热郁结，致密壅塞，而水液不能渗泄滋润于外，营养百骸，故肠胃之外燥热太甚，虽复多饮于中，终不能浸润于外，故渴不止。""谓湿热甚于肠胃之内，而肠胃怫热郁结，而又湿主乎痞，以致气液不得宣通，因以成肠胃之燥，使烦渴不止也。"刘氏明确提出，燥热为消渴病致病之因素，玄府郁结为致病之机理。消渴病是由于燥热太甚，玄府郁结闭塞，水液不能布散所致。

对于消渴病的治疗，刘完素在《三消论》中指出："补肾水阴寒之虚，而泻心火阳热之实，除肠胃燥热之甚，济人身津液之衰，使道路散而不结，津液生而不枯，气血利而不涩，则病日已。散结濡枯利涩，为治消渴妙谛，亦治万病之准绳也。"通过上消泻心火、中消除胃肠燥热、下消补肾阴而滋养阴津的治法治疗消渴。

刘完素以《内经》中"心移热于肺，传为鬲消"为依据，立消渴名方"麦门冬饮子"降心火以润肺燥，治疗以"胸满烦心，津液燥少，短气"为主症的上消证。麦门冬、知母、葛根养阴生津、降火润肺，人参、甘草益气补中益肺，瓜蒌清热化浊，地黄生津润燥，茯神健脾滋肾。此方清滋并用，除燥生津，为治疗上消之经典方。

刘完素在《素问病机气宜保命集》中云"经曰热能消谷，知热在中，法云宜下之"，提出胃热宜下。"肠胃藏热，则善消水谷，可甘辛降火之剂，黄连末一斤，生地黄自然汁、白莲花藕自然汁、牛乳汁各一斤，熬成膏子剂，黄连末为丸如梧桐子大，每服三十丸，少呷温水送下，日进十服，渴病立止。"方中黄连清热泻火，生地黄养阴润燥，藕汁、牛乳汁生津止渴。

河间将仲景治疗胃肠燥热之"急下存阴之法"应用于治疗"中消证"。"伤寒里热太甚而胃中干涸烦渴者，急下之，救其胃气，方用甘草、大黄、芒硝大寒之药，谓之调胃承气，达其原理也，无非是取义急下存阴救胃之意。"《三消论》中"猪肚丸"滋阴清热、益气养阴，用于胃肠藏热，坚结不甚之中消证；若胃燥津伤，阴伤及气，气阴两伤者，则用人参白术汤，釜底抽薪，泻火开郁。

刘完素在《三消论》中多次批评前人的"腰肾虚冷"说，其认为消渴是由于心肾关系失调而导致的上下俱热证，从而总结出"肾本寒，虚则热"的结论，认为消渴病无论病因或饮食，或情志过极，或大病后，皆因燥热之阳气太甚使然。言"若渴而饮水不绝，腿消瘦而小便有脂液者，名曰肾消；如此三消者，其燥热一也，但有微甚耳""凡见消渴，便用热药，误人多矣""岂可以燥热毒药助其强阳而伐衰阴乎"，其认为"消渴之病者，本湿寒之阴气极衰，燥热之阳气太甚，更服燥热之药，则脾胃之气竭矣"。滥用燥热之药，进一步使得津液耗伤，病情加重。其治疗下消证，提出"寒养肾"的主张，代表方"人参散"，多饮多尿且小便溺者方用人参散。

此外，河间虽主张补肾水，但并不完全否定温肾阳的治法，其在人参白术散、葛根丸等方中不乏附子之类温肾阳之品。《素问病机气宜保命集·消渴》中云"治肾消大病"，肯定了仲景"八味丸"在治疗肾消方面的功效。

可以看出，刘氏重视辨证施治，为后世治疗消渴病开拓了全新思路，丰富了该病的病机理论和治疗方法，对消渴病治疗作出了一定贡献，值得进一步研究。

（二）咳嗽

刘完素云："咳谓无痰而有声，肺气伤而不清也；嗽是无声而有痰，脾湿动而为痰也；咳嗽谓有痰而有声，盖因伤于肺气，动于脾湿，咳而为嗽也。"（《素问病机气宜保命集·咳嗽论》）其认为咳嗽皆因内伤脾胃、外感风邪所致，风寒之邪随玄府而入，腠理开张，内外相合，先伤肺则病乃成。除此之外，寒、暑、湿、燥、风、火六气，亦能令人咳，其中以湿为甚，夏暑大热，或醉饮冷，则痰湿不止。"大热大饮，盖酒味热而饮引冷，冷与热凝于胸中，不散而成湿，故痰作矣。""湿病痰饮入胃，留之而不行，上入于肺，则为咳嗽。"可见，重点在于痰饮咳嗽，由于所伤不同，因此又有热痰、风痰、气痰、寒痰之分。

对于咳嗽的治疗，其提出"咳嗽者治痰为先，治痰者下气为上"。具体步骤：先消胸中气，后去膈上痰，再服枳术丸，尽消其气，令痰不复作。此为后世朱震亨等人以顺气化痰之说发挥痰证论治奠定了学术基础。至于咳而无痰者，则当以辛甘润其肺。

关于咳嗽的临证用药，他指出：天南星、半夏胜其痰而咳嗽自愈；枳壳、陈皮利其气而痰自下。并引《本草》之说："陈皮味辛，理上气，去痰气滞塞；青皮味苦，理下气。两味俱用，散三焦之气也。"

根据咳嗽的不同性质及不同的兼症，刘完素还提出了一些基本治疗方法。痰而能食者，大承气汤微下之，少利为度；痰而不能食者，厚朴汤治之。夏月嗽而发热者，谓之热痰嗽，小柴胡 120g，加石膏 30g、知母 15g 用之；冬月嗽而发寒热，谓之寒嗽，小青龙加杏仁服之。无痰而嗽者，可用蜜煎生姜汤、蜜煎橘皮汤、烧生姜胡桃等，以辛甘润肺。

刘完素认为咳嗽的病理基础是湿病痰饮入肺，但因所伤不同，其性质亦异。如湿在心经，谓之热痰；湿在肝经，谓之风痰；湿在肺经，谓之气痰；湿在肾经，谓之寒痰。故对咳嗽的治疗，更当随症、随时，量其虚实而加减之。其进而提出更具体的治疗措施：以大人参半夏丸化痰坠涎、止嗽定喘、调和脏腑，为治痰嗽的基本方。若热痰而嗽者，与石膏散、小黄丸；气痰而嗽者，与玉粉丸；风痰而嗽者，与水煮金花丸；寒痰而嗽者，与寒嗽方（麻黄、肉桂）；肺气不足而喘急咳嗽不已者，与人参润肺汤；喘满痰嗽者，与葶苈散、人参保肺汤；吐血而咳嗽者，与鳖甲丸；远年劳嗽者，与仙人枝丸、松花膏、小百劳散；小儿肺壅痰实，咳嗽喘急者，与辰砂半夏丸；小儿膈热，咳嗽痰喘甚者，与润肺散（瓜蒌实）；肺痿喘嗽者，与知母茯苓汤、杏仁半夏汤、桂苓白术丸；一切寒热痰盛，久新咳嗽不止者，与宁肺散。

从咳嗽病因病机的论述，到辨证处方用药的发挥，无不具有重要的临床意义。刘完素论其他杂病证治，一如其例。

（三）中风

刘完素与后世医家普遍认为中风由肝风所致的观点不同，刘氏认为"热极生风"，"所谓中风瘫痪者，非谓肝木之风实甚而卒中也，亦非外中于风尔；由乎将息失宜而心火暴盛，肾水虚衰不能制之，则阴虚阳实，热气怫郁，心神昏冒，筋骨不用，而卒倒无所知也"。由此可见，刘氏认为中风由"心火暴盛""热气怫郁"而动风扰神，神机失用所致，火热是中风神昏的根本病机。心火何以暴盛，刘氏认为五志过极是重要的诱发因素，而平素肾水虚衰、不制心火则是中风发病的重要病理基础。

对于中风半身不遂（偏瘫、偏枯）的发病机制，刘氏认为是气血失于流通之故，即"或即不死而偏枯者，由经络左右双行，而热甚郁结，气血不得宣通，郁极乃发，若一侧得通，则痦者痹而瘫痪也""人卒中则气血不通而偏枯也"，可见热气怫郁，气血不通，肢体失去濡养则不能发挥正常的生理功能而瘫痪。"热甚则腠理闭密而郁结也"。若玄府闭塞则气液不得宣通，"气血不能宣通，神无所用而不遂其机"（《素问玄机原病式·六气为病·热类》），人体的神机不用则可出现半身不遂等症状。而气血不通的原因仍与热气怫郁、气机不畅、血行瘀滞有直接关系。

对于中风的治疗，刘完素重滋肾阴、降心火。中风乃火之有余，水之不足，刘氏以补肾为本，观其地黄饮子之方可见。本方治"舌暗不能言，二足废不为用，肾脉虚弱，气厥不至，舌不仁"，熟地黄、山茱萸滋补肾阴；妙用薄荷，以利咽喉，"治中风失音"；附子、肉苁蓉、巴戟天、肉桂以返真元之火；石菖蒲、远志、茯苓补心而通肾脏；石斛、麦冬、五味子保肺以滋水源，使水火相交、精气渐旺而风火自息。风淫所胜治以辛凉，此处反用桂、附，实为元气大亏，肾中真阴失守，孤阳发越，唯桂、附能引火归原，水火既归其原，则水能生木，木不生风而风自息。又曰："凡觉中风，必先审六经之候，慎勿用大热药乌、附之类……则天癸竭而荣卫涸，是以中风有此戒。"可见其重视对阴液的顾护。

此外，刘完素治中风重视气血流通。"或云中风既为热甚，治法或用乌、附之类热药，何也？答曰：欲令药气开通经络，使气血宣行而无壅滞""宜以辛热治风之药，开冲结滞，荣卫宣通而愈"。中风由于气血不通，治疗时应宣通气血，代表方如三化汤。该方治内有便秘之阻隔，由厚朴、枳实、大黄、羌活组成，看似含有小承气汤，实则三化汤中厚朴、枳实、大黄三味药量相等，故重在调理气机。便秘则因腑气不通、浊气不降所致，由此清气亦难上升，配伍辛温雄烈之羌活意在升清，恢复气机升降。大黄取其沉降下趋之性，通过荡涤积滞，祛除实邪，以利气机升降的恢复；方后注言"以微利为度"，亦说明大黄绝非只为攻下而设。又因羌活活血通脉，恰与"气血不通"之病机相吻合。

四、名方应用

(一)防风通圣散

防风通圣散出自刘完素的《黄帝素问宣明论方》,全方由防风、川芎、当归、白芍、大黄、芒硝、连翘、薄荷、麻黄、石膏、桔梗、黄芩、白术、栀子、荆芥穗、滑石、甘草组成,不计药引生姜共计17味药。方中麻黄、防风、生姜、荆芥穗、薄荷发汗解表,使毒邪随汗由体表而去;大黄、芒硝泻热通便,将里热积滞从大便排到体外;栀子、滑石清利湿热利尿,引毒邪从小便排出;石膏、黄芩、连翘清泄肺胃积热;当归、白芍、川芎养血和血;白术健脾燥湿;甘草调和诸药,又能守中和胃,使本方威而不猛,祛邪而不伤正。诸药配伍,扶正祛邪,调和气血,上下分消,表里同治,共奏解表通里、散风清热之效。

临床上,防风通圣散主治疾病最常见的有荨麻疹、肥胖、痤疮、湿疹、皮炎、瘙痒症、头痛、结膜炎等,主治的现代疾病谱广泛。实验研究发现防风通圣散可以降低非酒精性脂肪性肝病大鼠模型中的水甘油通道蛋白9表达的水平;减轻非酒精性脂肪性肝病大鼠肝细胞脂变性程度,改善肝功能,调节脂质水平;防风通圣散对于体重的减轻也有一定的研究证据;亦可用于便秘的治疗,研究发现它能改善小鼠肠道蠕动功能,促进肠内容物排出;防风通圣散治疗过敏性哮喘的作用机制可能是通过调节IL-4和IFN-γ含量,平衡Th1/Th2实现的。现代研究证明,防风通圣散的组方具有抗菌、抗病毒、抗炎、抗过敏、解热镇痛、调节免疫、泻下等作用,对亚急性湿疹的治疗在改善红斑程度、丘疱疹程度、结痂鳞屑程度、瘙痒程度等方面疗效较好。

(二)大秦艽汤

大秦艽汤始载于《素问病机气宜保命集》,由秦艽、甘草、川芎、当归、白芍、细辛、羌活、防风、黄芩、石膏、白芷、白术、生地黄、熟地黄、白茯苓、独活16味药物组成。该方具有清热祛风、除湿止痛、养阴活血、散表驱寒的功能，传统用于风邪初中经络所致的口眼歪斜，舌强不能言语，手足不能运动，或恶寒发热，苔白或黄，脉浮数或弦细。本方以秦艽为君，川芎、防风为臣，其余药物为佐使。方中秦艽、羌活、独活、防风祛风胜湿止痛；白芷、细辛祛风止痛，散表之寒；石膏、黄芩、生地黄、熟地黄、白芍清热养阴；白术、白茯苓健脾益气，增强脾的运化作用，并能除湿利尿、补气固表；川芎、当归行气活血止痛；甘草柔肝缓急止痛。该方为风邪初中经络之常用方。

临床上大秦艽汤主治疾病最常见的有中风、脑梗塞、脑血管出血性后遗症、痛风性急性关节炎、风湿性关节炎、类风湿关节炎、风湿热痹痛、格林-巴利综合征、眼肌麻痹、面神经炎、面神经麻痹、产后关节痛、颈椎病、腰椎间盘突出症等。实验研究发现，大秦艽汤具有改善耳郭微循环的作用，能有效改善血液流变性，可减轻缺血再灌注大鼠的损伤，具有改善血液循环和祛瘀血作用，并能减轻滑膜炎症，减轻血管内皮损伤，抑制滑膜细胞增殖，减少血管翳形成。

（三）三化汤

三化汤方出刘河间《素问病机气宜保命集》，由厚朴、枳实、大黄、羌活组成，主治中风病"便溺之阻格"者。刘完素在当时盛行的祛风法中，首开攻下治疗中风病之法门。

三化汤表面上看系由小承气汤加羌活组成，但二方中枳实、厚朴、大黄的用量比例却不相同：小承气汤中大黄 120g、厚朴 60g、枳实 3 枚；三化汤中三味药物用量相等。显然，与小承气汤相比，三化汤中厚朴、枳实的用量比例有所增加，这由此决定了二方治疗侧重点的不同。前者功善荡除胃中积热，以攻下通腑为主；后者长于破气导滞，重在调理气机。该方中的大黄，系取其沉降下趋之性，通过荡涤积滞，驱除实邪，以利于气机升降的恢复；方后注言"以微利为度"，亦说明了大黄绝非只为攻下而投。羌活的应用，刘完素释之为"不忘乎风也"，证实了治在里、其图在表的根本所在。"不忘风"即不忘肌肤经脉的不通，在调理内部气机逆乱的基础上，佐以宣发、开达肌肤经脉郁滞之品，将内外有机地结合起来。厚朴、大黄、枳实直趋导下，破气通滞；而羌活气雄而散，味薄上升，与诸沉降之品配伍，可拨动三焦壅塞之气机，使清气上升，则浊气下降，"清阳在上，浊阴在下，则天冠地履，无暴仆也"。因此，三化汤的组方原则对目前中风病的治疗仍有重要的指导意义。

结 语

刘完素作为金元时期最负盛名的医家，在阐发《内经》理论的基础上，对中医学的发展作出了卓越的贡献。他开创了"玄府气液说"，对"玄府"的内涵进行延伸，是气升降出入的通道。若热气怫郁，玄府闭密，气机不能通达五脏六腑、四肢百骸，将会导致多种疾病的发生。治疗上，刘完素主张以辛开发郁结、宣通气液。

刘完素阐发火热论，但并不是好用寒凉的片面机械的主火论者，而是强调辨证论治，因病制宜，其对温补药的运用颇为广泛且独具特色，不愧为全面继承和发展中医学理论的临床大家。

刘完素对杂病辨治不拘一格，寒热温凉攻补之法，各选其宜，所创诸方亦多为后世取法。其对消渴、咳嗽、中风等病的论治，皆见解独到，影响深远，为杂病学的形成奠定了坚实的基础。

刘完素有许多传世名方，其中颇具代表性的是防风通圣散、大秦艽汤、三化汤等，至今仍有很大的应用价值，值得我们进一步挖掘、研究，应用于今天的临床实践。

附：今人应用刘完素名方医案四则

案1

李某，男，32岁，因脱发3月余于2011年9月5日初诊。患者于2011年6月无明显诱因出现脱发，头发光亮，油腻感，皮肤光亮，溢出油脂，伴有痤疮，平日喜食肥甘厚味，体胖，大便干结。舌红，苔黄腻，脉数。

中医辨证：患者素体阳热偏盛，过食肥甘厚味，热邪内生，热邪外越，壅滞毛囊，致使毛发失养而出现脱发；热壅毛囊则伴有痤疮。皮毛属表，病邪在表，当解表驱邪。患者上焦热盛，肺属上焦，则肺热，肺合皮毛，肺热则热壅滞于皮毛，皮毛被灼则见脱发，当清上焦；过食肥甘厚味，致使中焦痰热内生，当清中焦；热移下焦，大肠热盛，则大便干结，膀胱热盛者或见小便红赤，当攻逐里热或利小便。毛囊闭塞不通，毛囊下血络受阻，瘀滞不通，毛发失养，则当活血养血。综合诸证，当解表攻里，上中下分消，养血活血，应用防风通圣散加减治疗。

西医诊断：脂溢性脱发。

中医诊断：脱发（表里俱实证）。

处方：防风 15g，麻黄 6g，荆芥 15g，连翘 20g，薄荷 10g，川芎 20g，当归 20g，白芍 20g，栀子 15g，大黄 10g，芒硝 10g，石膏 15g，黄芩 15g，桔梗 15g，滑石 15g，甘草 15g。7 剂，水煎服。

服后脱发明显改善，原方巩固治疗 1 周，停药，症状消失。

按： 防风通圣散通过降脂作用，使毛囊分泌脂质减少，降低毛囊的损害，从而达到修复受损毛囊的目的，从根本上治疗脱发。

脱发当辨虚实。中医学认为，发为血之余，肾之华在发，当血虚、肾虚常常出现脱发，特点为毛发干枯、易断，多见于年老体弱或久病亏耗者，属虚证，临床当补血益肾。然而，本例患者正值壮年，体胖，舌红，苔黄腻，脉数，属实证，非虚证。若以补益之法，则犯虚虚实实之戒。故而应用防风通圣，解表攻里，泻实，清泻上、中、下三焦之火邪，疗效较好。故临床治疗脱发，先辨虚实。

患者多因平日素体阳热偏盛，或过食肥甘厚味，损伤脾胃，致使胃强脾弱，胃热壅盛，热蕴中焦。热邪上涌，上焦热盛则肺热，肺合皮毛，肺热则皮毛热盛，皮肤表现为痤疮，毛发表现为脱发，油脂外溢。热蕴下焦，肾与膀胱热盛，或见小便红赤。肺与大肠相表里，肺热则下焦大肠亦见热盛，则见大便干结；大肠热盛亦可导致肺热，可见皮毛受损。脂溢性脱发病位在表，营卫不和，腠理闭塞，毛孔阻塞，壅滞不通，则为毛囊炎；发根脉络瘀阻，发失所养，则见脱发。

防风通圣散正是针对以上病因病机达到治疗目的。该方属解表攻里，清泄三焦热邪，给邪以出路，兼以养血化瘀，达治疗目的。该方以防风、麻黄、荆芥、连翘、薄荷疏风解表，使腠理闭塞得开，毛孔通畅，免于闭阻。连翘解毒，使毛囊之毒得清，毛发得养，脱发自止。黄芩清解肺热，桔梗载热上行，二药相合，使热自上而去。肺合皮毛，皮毛之热邪随肺热得清而自除。大黄、芒硝泻大肠实热，大肠热去则肺热去，肺热去则皮毛自安，脱发自愈。滑石、甘草导热自小便而去，给邪以出路，膀胱热除则肾自安。肾与膀胱互为表里，肾其华在发，膀胱热去则发亦安。栀子、石膏泻火解毒，配以上药共奏解表攻里之效。该方祛邪不忘扶正，以当归、白芍养血，配以川芎养血活血，使毛囊之络通而不滞，毛发得养，脱发自愈。

案 2

男，42 岁，2016 年 7 月 26 日初诊。全身起扁平丘疹 5 天，在某医院诊断为荨麻疹，口服西替利嗪片，无明显疗效，来我医院中医门诊求治。颈部、前胸、后背、腰臀均可见淡红色风团，灼热瘙痒，恶寒，咽痛，舌红，苔黄，脉浮紧。

西医诊断：荨麻疹。

中医诊断：瘾疹（风邪犯表，营血不和）。

治则：祛风清热，养血活血。方选大秦艽汤化裁。

处方：秦艽 15g，川芎 10g，当归 10g，白芍 10g，细辛 3g，羌活 5g，独活 5g，防风 15g，黄芩 10g，石膏 10g，白芷 10g，白术 15g，生地黄 10g，熟地黄 10g，茯苓 10g，白鲜皮 10g，蒺藜 15g，炙甘草 5g。水煎服，每日 2 次。

二诊：2016 年 8 月 2 日。上方用 7 剂，风团消，瘙痒、咽痛止。上方去石膏、黄芩，又服 7 剂愈。随访 1 年，未见复发。

按：本病病机为患者平素体虚，卫表不固，风热内侵，客于肌肤，营卫失调，气血失和。治宜祛风清热，养血和血。大秦艽汤集搜散风邪、养血活血、清泄郁热、益气健脾药于一体，以搜散风邪和养血活血为主。本案既有卫表不固，风热外袭，又有营卫失调，气血失和。外风宜疏、宜散、宜搜，气血失和宜养、宜活，热宜清、宜泄。而养血和血活血又是治风之先导，"治风先治血，血行风自灭"。大秦艽汤是治疗风邪初中、在经在络的名方，不仅治疗中风、面神经麻痹等疗效显著，在治疗风邪为患的皮肤病方面也疗效较好。

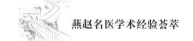

案 3

李某，女，58 岁，教师。患者因家事操劳过度，于 1985 年 10 月 2 日晨起时突然跌倒，不省人事而来院急诊。当时患者呈昏迷状态，口眼向左歪斜，右侧肢体瘫痪，瞳孔缩小如针尖，口唇紫绀，体温 37.8℃，脉搏 102 次 / 分，呼吸极不规则，血压 180/102mmHg，诊为脑出血。立即输液、吸氧、降压、止血、保护脑细胞、降低颅内压等综合抢救两日，但病情逐渐加重。10 月 4 日配合中药治疗。刻诊：患者昏迷不醒，面部红润发热，右侧肢体瘫痪，两手握固，腹胀，便秘，舌苔黄腻，脉沉而有力。属中风入脏腑（阳闭），治以三化汤加减，解表通里，豁痰开窍，清热息风。

处方：羌活 10g，枳实 12g，厚朴 10g，大黄 15g，天麻 12g，石菖蒲 12g，菊花 15g，川贝母 3g，郁金 12g，胆南星 3g。2 剂，煎好鼻饲灌入，6 小时一次。

二诊：患者服药后大便 1 次，热退胀减，神志清醒，能言而吐字不清。效不更方，上方去大黄加桂枝 6g，2 剂。

三诊：诸症减半，后用补阳还五汤合地黄饮子加减，配合针灸治疗月余，痊愈出院。

按：脑出血是脑血管意外病证之一，本病的发生是由于心、肝、肾三脏功能失调，阴亏于下，肝阳暴张，阳化风动，夹痰夹火，横窜经隧，扰乱神明，形成阴阳离决、互不维系的本虚标实的危重证候。心肾亏损、血不养筋则是其根本所在，痰浊上逆、气血逆乱而上冲为其标症表现。急则治其标，所以采取釜底抽薪之法，以救燃眉之急，故选用刘完素治中风的三化汤为主加减变通治疗。笔者在临床治疗脑出血急性期患者数十例，疗效颇著。方中羌活除风而解表邪，同攻积消胀、祛痰通结的小承气汤合用，具有解表通里、升清降浊、协调阴阳的功能。从以上病例可以看出，中风入脏腑的闭证，凡是具有发热、昏迷、腹胀两日以上不大便者，可放胆使用本方，可使便通神清，顺利度过脑出血急性期，然后再用益气活血、滋肾濡肝通络的方法以善其后，可以收到事半功倍的效果。

案 4

徐某，女，73 岁，退休工人。2001 年 7 月 12 日因神志不清 4 小时被我院急诊科收治留观。患者有多次中风史，长期卧床 3 年，近 2 周来全身皮肤出现水疱样皮疹，4 小时前在无明显诱因情况下出现神志不清。查体：体温37.8℃，昏睡状态，口角向左歪斜，颈软，心肺无异常，右侧上下肢肌张力高，四肢躯干皮肤见多处红斑基础上的黄豆至蚕豆大小高张力皮下水疱，部分溃破，舌红苔少，脉细数。头颅 CT 提示脑内多发性梗死。皮肤活检示大疱性类天疱疮。

诊断：①脑梗死（再中）；②大疱性类天疱疮。予醒脑静、丹参注射液、β－七叶皂苷钠清开活血，配地塞米松每日 5mg 治疗类天疱疮。

二诊：2001 年 7 月 17 日。患者神志转清，但皮肤水疱呈蔓延之势，且并发尿路霉菌感染。刻诊：反应迟钝，壮热（体温 38.6℃）口渴，周身皮肤红热，见散在如蚕豆至樱桃大小水疱，呈半球形，疱壁紧张，疱液浑浊，疱破后部分糜烂，连接成片，外阴部分黏膜溃烂，舌红苔黄腻，脉细弦数。辨证属湿热化毒，蕴蒸三焦，郁于血分，外发肌肤。治宜清热解毒，泻火除湿，凉血活血。方宗黄连解毒汤加味：黄连 6g，黄芩 10g，黄柏 10g，山栀子 10g，白花蛇舌草 30g，生薏苡仁 30g，白鲜皮 20g，萆薢 10g，桃仁 10g，牡丹皮 12g，赤芍 12g，白茅根 30g，薄荷 3g（后下），生甘草 10g，甘露消毒丹 30g（包）。水煎服，日 1 剂，并用青黛散合黄柏散等量外敷。同时减撤激素。

三诊：2001 年 7 月 24 日。体温 37.5℃，神萎，皮肤红、热明显减退，胸、腹及四肢伸侧糜烂大减，渗出减少，部分皮损已结痂，舌红苔少，脉细小弦。此属湿热毒邪渐透，气阴已伤。上方去黄芩、栀子、桃仁、薄荷，加太子参15g、石斛 12g。继服 7 剂，并停用地塞米松。

四诊：2001 年 7 月 31 日。仍有低热，躯干及四肢伸侧皮肤水疱基本结痂，仅见四肢屈侧皱褶处皮肤有少量水疱，疱液清，舌红苔少，脉细。此属热毒伤阴，气阴两虚，宜益气养阴、清解余热，予增液汤加味：太子参 15g，生地黄12g，玄参 10g，麦冬 12g，南、北沙参各 12g，石斛 15g，金银花 12g，蒲公英 15g，牡丹皮 10g，青蒿 10g，银柴胡 10g，地骨皮 10g。续服 1 周。

五诊：2001 年 8 月 7 日。体温正常，全身皮损已完全结痂，遗留部分皮肤黏膜色素减退，病情已基本痊愈。随访 1 个月，未见复发。

按：中医学认为类天疱疮属"天疱疮""火毒疮"范畴，《医宗金鉴·外科心法要诀》云："此证由心火妄动，或感酷暑时临，火邪入肺，伏结而成。初起小如芡实，大如棋子，燎浆水疱，延及遍身，焮热疼痛，未破不坚，疱破毒水，津烂不臭。"本案患者年逾古稀，中风后久卧不起，适逢盛夏，脾湿蕴结，心火内炽，复感风热暑邪，以致湿热火毒弥漫三焦，熏蒸不解，外越肌肤，发为水疱。病情急重，虽用激素却不得缓解，且呈蔓延之势，故遣泻火解毒、清热除湿之剂。药用黄芩、黄连、黄柏直折上中下三焦实热，栀子助"三黄"泻火从膀胱而出，配以白花蛇舌草、甘露消毒丹、白鲜皮、萆薢、生薏苡仁清热解毒、除湿化浊，伍以桃仁、牡丹皮、赤芍、白茅根活血凉血，辅以薄荷疏风透热，使以生甘草泻火解毒，同时外敷清热燥湿、解毒凉血之黄柏、青黛粉，内外合治，药证相符，故收效甚佳。后期热毒伤阴，气阴两虚，再以太子参益气清补，生地黄、玄参、麦冬、沙参、石斛养阴增液，金银花、蒲公英、牡丹皮、青蒿、银柴胡、地骨皮兼清实火虚热，竟收全功。

【复习思考题】

1. 如何理解刘完素的"玄府气液说"？

2. 如何理解刘完素的温补观？

3. 刘完素在杂病证治方面有何创见与发展？

4. 刘完素辨治咳嗽有何特色？

5. 刘完素的名方在现代有何应用价值？

第四章

张元素

【导读】

　　思政目标：学习张元素不囿旧说、创立新方的创新精神。

　　知识目标：掌握张元素的遣药制方论，熟悉张元素的脏腑辨证说，了解张元素治疗中风的经验。

　　能力目标：临床熟练运用张元素的制方方法。

第一节 生平著作

一、生平

张元素，字洁古，金易州五廻县军士村（今河北省易县水口村）人，约出生于1129年，略晚于刘完素。《金史》言其自幼天资聪颖，8岁应童子试，27岁经义登科，因犯章庙讳出落学医，历20余年虽记诵广博书，却无所出名，后因治愈刘完素的伤寒病，声名大噪，不在刘完素之下。张元素的医学思想主要渊源于《内经》《难经》《伤寒论》，兼取华佗、王叔和、孙思邈、钱乙之说。他把运气学说贯穿脏腑辨证、遣药制方等理论研究之中，倡导"运气不齐，古今异轨，古方新病，不相能也"。

二、著作

张元素著作颇丰，现存有《医学启源》《珍珠囊》《脏腑标本虚实寒热用药式》。

《医学启源》3卷。上卷载天地六位藏象图、手足阴阳、五脏六腑十一经脉（除心包络）证法、三才治法、三感之病、四因之病、五郁之病、六气主治要法、主治心法，主要论述脏腑、经脉、病因及主治之法；中卷为《内经》主治备要与六气方治；下卷为用药备旨，列有19篇介绍其药学理论。

《珍珠囊》1卷，载有113味药物的阴阳、性味、功效、主治、归经、宜忌、气味厚薄、引经报使、疮疡主治心法与制方之法等。

《脏腑标本虚实寒热用药式》，李时珍将其收录在《本草纲目·序例》之中。该篇以脏腑为纲，标本虚实为目，分列五脏六腑的虚实补泻、标本寒热用药。

第二节　张元素的学术思想及临床经验

一、脏腑辨证说

脏腑辨证说滥觞于《内经》。《灵枢》的《邪气脏腑病形》《经脉》《经筋》《本脏》，《素问》的《阴阳应象大论》《玉机真脏论》《脏气法时论》等篇，各从不同的角度论述了脏腑病证，但其内容散在，尚未形成系统理论。张仲景《金匮要略方论》在继承《内经》脏腑理论的基础上，加以引申和发展，将其运用于杂病辨证之中，首篇论"脏腑经络先后病脉证"，明确提出了脏腑经络学说是指导杂病辨证论治的核心，并使之成为贯穿全书的基本论点。华佗《中藏经》专列 11 篇，从虚实、寒热、生死、顺逆等方面论述脏腑辨证，使之形成系统，然辨证方法粗略，有论无方，而失之于略。唐代孙思邈《备急千金要方》广泛收集先贤有关脏腑辨证之说，在疾病辨治中以脏腑为纲，诸病为目，列脏腑虚实病证数十篇，方论皆具，却失之于泛。宋代钱乙《小儿药证直诀》以寒热虚实分辨小儿五脏的病变，未涉及六腑。

上述诸家所论虽各有不足，但为张元素阐发脏腑辨证理论奠定了坚实的基础。他结合自己数十年的临床经验，提出了较为系统的脏腑辨证理论，具体包括各脏腑的生理、从脉以论病理、病证、演变和预后、常用方药等内容。兹以《医学启源·五脏六腑除心包络十一经脉证法》中论脾为例简述如下。

张元素首先从脾脏的性质、功用、部位及特征等以论其生理。他说："脾者，土也，谏议之官，主意与智，消磨五谷，寄在胸中，养于四旁，旺于四季，正主长夏，与胃为表里，足太阴，是其经也……脾脉来而和柔者，如鸡践地，曰平。"

张元素还依《灵枢·邪气脏腑病形》按急、缓、大、小、滑、涩 6 种脉象列述脾脏的病理。例如，脾脉急甚，则瘛疭；微急，则膈中不利，食不下而还出。缓甚，则痿厥；微缓，则风痿，四肢不收。大甚，则暴仆；微大，则痹疝，气裹大脓血在肠胃之外。小甚，则寒热作；微小，则消瘅。滑甚，则疝；微滑，则虫毒，肠鸣中热。涩甚，则肠癥；微涩，则内溃下脓血。

张元素同时根据《内经》及《金匮要略方论》之说，结合自己的经验，分论本病、标病、寒热虚实、是动、所生诸病。其谓："扁鹊云：脾病则面黄色痿，实则舌强直，不嗜食，呕逆，四肢缓；虚则多澼喜吞，注痢不已。又脾虚，则精不胜，元气乏力，手足缓弱，不能自持。其脉来似流水，曰太过，病在外也；如鸟距，曰不及，病在内。太过令人四肢沉重，言语謇涩；不及令人中满，不食乏力，手足缓弱不遂，涎引口中，四肢肿胀，溏泄不时，梦中饮食。"脾脉来实而满，稍数，如鸡举足，曰病；如鸟之啄，如鸟之距，如屋之漏，曰死。中风则翕翕发热，状如醉人，腹中烦满，皮肉睏睏而起，其脉阿阿然缓，曰平；脉反弦急，肝来克脾，为大凶之兆。脉微涩而短，肺乘于脾，不治自愈；脉沉而滑，肾来乘脾，亦为不妨。脉浮而洪，心来生脾，不为疾。脾病色黄体重，失便，目直视，唇反张，爪甲青，四肢沉，吐食，百节疼痛不能举，其脉当浮大而缓；今反弦急，其色青，死不治。若脾病，其色黄，饮食不消，心腹胀满，体重节痛，大便硬，小便不利，其脉微缓而长，可治。脾气虚，则大便滑，小便利，汗出不止，五液注下，为五色注痢下。积在其中，久不愈，四肢不收，黄疸，食不为肌肤，气满胀喘喘而不定。脾实则时梦筑墙垣盖屋，盛则梦歌乐，虚则梦饮食不足。厥邪客于脾，则梦大泽丘陵，风雨坏屋。脾胀则善哕，四肢急，体重，不食善噫。脾土热，则面黄目赤，季胁痛满；寒则吐涎沫而不食，四肢痛，滑泄不已，手足厥，甚则战栗如疟。是动病则舌本强，食则呕，胃脘痛，腹胀善噫，得后与气，则快然如衰，身体皆重。所生病则舌本痛，体不能动摇，食不下，烦心，心下急痛，寒疟，溏瘕泄，水闭黄疸，不能卧，强立，股膝内肿厥，足大趾不用。

张元素进而阐述了脾病的种种演变和预后。他指出，脾病日昳慧，平旦甚，日中持，下晡静。脾脉至，大而虚，则有积。脾气绝，则十日死。唇焦枯无纹理，面青黑者，脾先死。脾病，面黄目赤者，可治；青黑色入口，半年死；色如积实者，一日死。吉凶休咎，皆见其色出于部分。口噤唇青，四肢重如山，不能自持，大小便利无休歇，饮食不入，七日死。唇虽痿黄，语声哢哢者，尚可治。脾病，水气久不去，腹中痛鸣，徐徐热汗出，其人本意宽缓，今反急，怒语而鼻笑，不能答人，此不过一日，祸必至。脾中寒热，则使人腹中痛，不下食，病甚舌强语涩，转筋卵缩，阴股腹中引痛，身重，不思食，臌胀，变则水泄不能卧，十死不治。

张元素取法于《素问·脏气法时论》，并结合自己临床体会，从燥湿、补虚、泻实等方面，提出了脾病的治疗原则及常用方药。他认为"脾苦湿，急食苦以燥之，白术。脾虚则以甘草、大枣之类补之；实则以枳壳泻之。如无他证，虚则以钱氏益黄散，实则以泻黄散"。心乃脾之母，炒盐补之；肺乃脾之子，桑白皮泻之。

张元素在《脏腑标本虚实寒热用药式》中还具体提出各脏腑虚实、标本治则及用药心法，极具实用价值。例如脾病，①土实泻之：泻子用诃子、防风、桑白皮、葶苈子；涌吐用豆豉、栀子、萝卜子、常山、瓜蒂、郁金、齑汁、藜芦、苦参、赤小豆、盐汤、苦茶；泻下用大黄、芒硝、青礞石、大戟、甘遂、续随子、芫花。②土虚补之：补母用桂心、茯苓；补气用人参、黄芪、升麻、葛根、甘草、陈皮、藿香、葳蕤、砂仁、木香、扁豆；补血用白术、苍术、白芍、胶饴、大枣、干姜、木瓜、乌梅、蜂蜜。③本湿除之：燥中宫用白术、苍术、橘皮、半夏、吴茱萸、南星、草豆蔻、白芥子；洁净府用木通、赤茯苓、猪苓、藿香。④标湿渗之：开鬼门用葛根、苍术、麻黄、独活。其对某些药物的分类及使用，虽然与今日认识有所不同，但是仍有进一步研究的必要。

张元素所论其他各个脏腑与上述大同小异，皆以《内经》为理论依据，并结合本人的临床经验，自成体系。如此执简驭繁，不仅在当时具有临床实用价值，而且至今仍是相关研究的重要参考文献。

二、遣药制方论

张元素对药物及方剂的发挥无不以《内经》理论及运气学说为指归，并紧密结合临床，对中药学、方剂学的发展作出了极其重要的贡献。

（一）对药物的研究

1. 药物的气味

张元素认为凡药皆有性，性分寒、热、温、凉；亦必有味，味别酸、苦、辛、咸、甘、淡。性味相合乃成药性，从而决定药效作用。因此，他在临床中十分重视这一问题。其谓："凡同气之物，必有诸味，同味之物，必有诸气，互相气味，各有厚薄，性用不等，制方者，必须明其用矣。"

《素问》曰："味厚者为阴，薄为阴之阳，气厚者为阳，薄为阳之阴。"可见，药物不仅有气味阴阳之分，而且亦有气味厚薄之别，其与药物的升降浮沉有密切的关系，从而决定着药物的不同疗效作用。例如，《医学启源》云："茯苓淡，为天之阳，阳也，阳当上行，何谓利水而泄下？经云：气之薄者，阳中之阴，所以茯苓利水而泄下，亦不离乎阳之体，故入手太阳也。麻黄苦，为地之阴，阴也，阴当下行，何谓发汗而升上？经曰：味之薄者，阴中之阳，所以麻黄发汗而升上，亦不离乎阴之体，故入手太阴也。附子，气之厚者，乃阳中之阳，故经云发热；大黄，味之厚者，乃阴中之阴，故经云泄下。竹淡，为阳中之阴，所以利小便也；茶苦，为阴中之阳，所以清头目也。"

2. 药物的分类

张元素对药物的分类也是依据气味厚薄、升降浮沉补泻主治之法及其与五行之间的关系来进行，因此将常用药物分为以下五类。

（1）风升生：属味之薄者，为阴中之阳，味薄则通，酸苦咸平是也。包括防风、羌活、升麻、柴胡、葛根、威灵仙、细辛、独活、白芷、牛蒡子、桔梗、藁本、川芎、蔓荆子、秦艽、天麻、麻黄、荆芥、薄荷、前胡等药。

（2）热浮长：属气之厚者，为阳中之阳，气厚则发热，辛甘温热是也。包括黑附子、干姜、生姜、川乌头、高良姜、肉桂、桂枝、草豆蔻、丁香、厚朴、益智仁、木香、白豆蔻、川椒、吴茱萸、茴香、延胡索、砂仁、红蓝花、神曲等药。

（3）湿化成：戊土本气平，兼气温凉寒热，以胃应之；己土本味淡，兼味辛甘咸苦，以脾应之。包括黄芪、人参、甘草、当归、熟地黄、半夏、白术、苍术、橘皮、青皮、藿香、槟榔、莪术、三棱、阿胶、诃子、桃仁、杏仁、麦芽、紫草、苏木等药。

（4）燥降收：属气之薄者，为阳中之阴，气薄则发泄，辛甘淡平寒凉是也。包括茯苓、泽泻、猪苓、滑石、瞿麦、车前子、木通、灯草、五味子、白

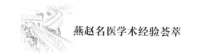
芍、桑白皮、天门冬、麦门冬、乌梅、牡丹皮、地骨皮、枳壳、琥珀、连翘、枳实等药。

（5）寒沉藏：属味之厚者，为阴中之阴，味厚则泄，酸苦咸寒是也。包括大黄、黄柏、黄芩、黄连、石膏、龙胆草、生地黄、知母、汉防己、茵陈蒿、朴硝、瓜蒌根、牡蛎、玄参、苦参、川楝子、香豉、地榆、栀子等药。

张元素将药物按照气味厚薄的升降浮沉分为五类，确系独创。虽然这种分类法有一定的局限性，很难准确地概括药物，但是在中药分类方法中却起到了承先启后的作用。

3. 药物的归经

药物的归经是指药物对于机体某部分的选择性作用。归经思想源于《内经》，却未用来解释具体的药物，历代医籍中虽有类似记载，但未形成系统理论。由于张元素临床极为重视脏腑辨证，遣药时就特别关注药物对某个或某些脏腑经络的特殊效用，因此发明了药物归经之说。

他认为，药物的作用与其所归之经息息相关，若能直入所病之经，则力专用宏，疗效愈显。他在《珍珠囊》中，对每一药物都注明归经，且大多数沿用至今。《医学启源·用药备旨·药类法象》中多有葛根"通行足阳明之经"、羌活"手足太阳经风药"、白芷"治手阳明头痛"、麻黄"发太阳、太阴经汗"、细辛"治少阴经头痛如神"等内容。另如，同为泻脏腑之火药，"黄连泻心火，黄芩泻肺火，白芍泻肝火，知母泻肾火，木通泻小肠火，黄芩泻大肠火，石膏泻胃火。柴胡泻三焦火，须用黄芩佐之；柴胡泻肝火，须用黄连佐之，胆经亦然。黄柏泻膀胱火"。只有掌握药物的归经，才能有的放矢地选用药物，从而获取确切的疗效。

4. 引经报使说

张元素在创立归经学说的基础上，于制方学中又提出"引经报使"说。他认为在组方时可通过某一药物的特殊作用，引导全方到达某一脏腑经络，才能更好地发挥作用。例如，升麻为"阳明胃、足太阴脾引经药，若补其脾胃，非此为引不能补"；柴胡为"少阳、厥阴引经药"；独活为"足少阴肾引经药"；川芎为"少阳引经药"；川乌头为"疗风痹半身不遂，引经药也"。凡此等等，皆具临床实用价值。

此外，他还系统归纳了手足十二经的引经报使药。其谓："太阳经，羌活；在下者黄柏，小肠、膀胱也。少阳经，柴胡；在下者青皮，胆、三焦也。阳明经，升麻、白芷；在下者石膏，胃、大肠也。太阴经，白芍，脾、肺也。少阴经，知母，心、肾也。厥阴经，青皮，在下者柴胡，肝、包络也。"临证制方注意选择引经药以导全方直达病所，必将大大提高临床疗效。

（二）制方大法

张元素遣药制方，在《素问》气味理论的基础上，结合五运六气之说，针对相应的病机，其制方大法如下：

"风制法：肝、木、酸，春生之道也，失常则病矣。风淫于内，治以辛凉，佐以苦辛，以甘缓之，以辛散之。"

"暑制法：心、火、苦，夏长之道也，失常则病矣。热淫于内，治以咸寒，佐以甘苦，以酸收之，以苦发之。"

"湿制法：脾、土、甘，中央化成之道也，失常则病矣。湿淫于内，治以苦热，佐以咸淡，以苦燥之，以淡泄之。"

"燥制法：肺、金、辛，秋收之道也，失常则病矣。燥淫于内，治以苦温，佐以甘辛，以辛润之，以苦下之。"

"寒制法：肾、水、咸，冬藏之道也，失常则病矣。寒淫于内，治以甘热，佐以苦辛，以辛散之，以苦坚之。"

张元素进而解释云："酸苦甘辛咸，即肝木、心火、脾土、肺金、肾水之本也。四时之变，五行化生，各顺其道，违则病生。圣人设法以制其变，谓如风淫于内，即是肝木失常也，火随而炽，治以辛凉，是为辛金克其木，凉水沃其火，其治法例皆如此。"

张元素还列举当归拈痛汤的配伍，以为后学之示范。他具体分析："治湿热为病，肢节烦痛，肩背沉重，胸膈不利，遍身疼，下注于胫，肿痛不可忍。经云：湿淫于内，治以苦温，羌活苦辛，透关利节而胜湿；防风甘辛温，散经络中留湿，故以为君。水性润下，升麻、葛根苦辛平，味之薄者，阴中之阳，引而上行，以苦发之也。白术苦甘温，和中除湿；苍术体轻浮，气力雄壮，能去皮肤腠理之湿，故以为臣。血壅而不流则痛，当归身辛温以散之，使气血各有所归。人参、甘草甘温，补脾养正气，使苦药不能伤胃。仲景云：湿热相合，肢节烦痛，苦参、黄芩、知母、茵陈者，乃苦以泄之也。凡酒制药，以为因用。治湿不利小便，非其治也，猪苓甘温平，泽泻咸平，淡以渗之，又能导其留饮，故以为佐。气味相合，上下分消，其湿气得以宣通矣。"

张元素依据《素问·至真要大论》诸气在泉之治法，拟订制方大法，可见其从遣药到制方，皆在阐发《内经》的理论，从而促进了本草学及方剂学沿着正确的道路向前发展。

三、辨治中风的经验

（一）中风的病因病机

中风是以猝然昏仆，不省人事，半身不遂，口舌㖞斜，言语不利为主症的一类疾病，病轻者可无昏仆而仅见口舌㖞斜或伴见半身不遂等症状。张元素认为"气血凝滞，营卫郁结"是中风的基本病理变化，宗《金匮要略》认为中风"有中脏、中腑"之分，《卫生宝鉴·中风论》言及"大抵中风者多着四肢，中脏者多滞九窍"（注出《洁古家珍》），明确指出中风中脏多在里，临床表现为"即不识人"的神昏偏瘫等，以情志障碍为主；中风中腑病在表，其病相对于里证较为轻，临床表现以"肌肤不仁"等肢体拘急不仁、脉浮恶风为主症。其中"病在里用下法，病在表用汗法"。此外，张氏亦指出"六腑不和，留结为痈；五脏不和，九窍不通。外无留结为痈，内无九窍不通，知必在经也"，说明中风亦有无表里症状之属。中经络者，为中风初期气血不畅，或是中风恢复期气血流通未复，所表现出来的中风病证，治疗以通养经脉为主。

（二）中风的诊断

对于中风急性期，辨别其深浅轻重，在临床的治疗方面是很有必要的。《素问病机气宜保命集·病机论第七》中提及"察病机之要理，施品味之性用，然后明病之本焉。故治病不求其本，无以去深藏之大患"。除中风猝然仆倒，不省人事，半身不遂，口舌歪斜，言语不利等主要表现外，依据其神志状态障碍作为分类的标准。其中具有半身不遂，口舌歪斜，言语不利，兼具有明显的情志异常如神志昏蒙的现象，为中脏，其病在里；口舌歪斜，言语不利，以肢体拘急不仁为主的，为中腑，其病在表。正如他指出的"中腑也，其多易治；中脏之病，难治也"，故辨析神志对临床辨证论治及预后判断均有帮助，历代医家多有借鉴。

（三）中风的治疗

张元素论治中风，每能根据症状，分阶段因证施治，灵活应用通补治法，主要体现在以下几方面。

1. 中腑当用汗法，中脏当用下法

张元素在《医学启源·主治心法》中提到"手足不遂者，中腑也，病在表也。当发其汗……然后行经养血""耳聋目瞀及口偏，邪中脏也，病在里也。当先疏大便，然后行经"，认为中风属中腑者当用汗法，属中脏者当用下法，使其表里之症消失后，再应用行经法疏利经络。正所谓"玄府闭密而致气液、血脉、荣卫、精神不能升降出入故也，各随郁结微甚，而察病之轻重也"。

中腑者多表现为脉浮，恶风，恶寒，四肢拘急及手足不遂，当属表证，张氏治之发汗解表以和络，如《素问·阴阳应象大论》云"其在皮者，汗而发之"，故通过汗法，开泄腠理，调和营卫，发汗祛邪，以解除表邪。

对于汗法的应用，张元素以续命汤为基础，提倡六经分证，如《洁古家珍·风门》中云"风中腑者，先以加减续命汤，随证发其表"，以续命汤为基础，根据六经分证，太阳中风，无汗恶风加麻黄，恶风有汗加桂枝；阳明有汗、身热、不恶风加葛根，无汗、身热、不恶寒合白虎汤；太阴无汗身凉加附子，少阴有汗无热加桂枝、附子；少阳肢节挛痛或麻木不仁加羌活、连翘，均以开发腠理、和营卫而设。

中风中脏者，是由于神机失用，脏腑失调，气机更加壅滞，肠腑传导不畅，浊邪不降，痰热壅滞，腑气不通，肠燥便秘而形成腑实证，表现以"唇吻不收，舌不转而失音，鼻不闻香臭，耳聋而眼瞀，大小便秘结"的里实证为主，故张元素提出应用通腑法治疗中风，如其云："中脏则大便多秘涩，宜三化汤通其滞。"三化汤用大黄、枳实、厚朴等泻下以疏通腑气，此类通腑治疗中风之法，在其弟子李杲及后世医家中均有应用。

张元素灵活应用汗下之法，在中风初期，使郁于表之邪得以汗解，壅于里之邪从下法得通，从而解除表里之邪，进而再养血行血，疏通经络。

2. 中风急症，开窍息风

张元素认为对于中风中脏之急重症，开窍息风为其首要。然在中风急症中，中腑实尤为常见，尤其对中风闭证而言。对于中风急症，张氏于《医学启源·六气方治》中描述"风中脏不语，半身不遂，肢体顽痹，痰涎上潮……牙关紧闭……上实下虚，气闭面赤"，认为中风急症病机为上实下虚，痰火壅盛，闭阻清窍，心神被扰所致，治当急以辛凉开窍醒神，提出用活命金丹或至宝丹，以开窍息风醒神。

然其病因无论是肝肾阴虚，水不涵木，肝阳上亢，气血逆乱，脑窍蒙塞；或气虚血瘀，脑脉痹阻；或痰瘀流窜，闭阻清窍，均可导致腑气不通，表现为突然昏倒，不省人事，牙关紧闭，口噤不开，两手握固，大小便闭，肢体强痉，常伴烦躁不安，腹胀，口臭，便秘，苔黄腻，脉弦等，故通腑法是重要的治法之一。正所谓"腑以通为用""上病下取"，对于风中腑而大便秘实甚者，张元素常以牛黄通膈汤治之，以清通腑气，借之以开窍息风。息风清火、豁痰开窍、通腑泄热为其治疗中风急症之大法，以推陈出新，使邪有出路，伏火风痰随燥屎而去；并且引血下行使气血得降，痰热消散，元神之府自清；敷布气血，畅达血脉以促进半身不遂诸症好转，间以开窍息风。

3. 中腑虚证，益气养血

若素体气血虚弱，脉络空虚，则风邪易入中，以致腰脚缓弱，偏枯不遂。《本草经疏·治法提纲》云："五虚为本，五邪为标。"中腑虚证以气血内虚为本，脏腑阴阳失调、气血逆乱为标。《医学启源·内经主治备要》云"麻者，亦由涩也，由水液衰少而燥涩，气行壅滞，而不得滑泽通利，气强攻冲，而为麻也"，指出中腑虚证为阴血衰少，筋脉失养，经脉气行壅滞，其临床表现以麻木为主。

张氏针对其病机，于《医学启源·六气方治》中提出"宣外阳，补脾胃，泻风木，实表里，养营卫"，应用冲和汤治疗。方中黄芪、人参、甘草等益气固卫以宣外阳、补脾胃、实表里，升麻、柴胡升清阳、泻风木，半夏、黄芩、黄柏化痰清热，当归、芍药补养营血。

另外，张氏对于中腑虚证偏枯不遂兼麻木，治疗常应用附子、乌头配合天麻丸、不换金丹、花蛇续命汤等，既温通行气又能补益阴血，使经脉气血流畅，中风则愈。其中不难看出，张氏对于中风初期气虚血滞的病机采取补益气血、通养经脉的治法，说明张氏重视中风初期症状出现的预防调护。

4. 表里已和，宜治在经

对于中风恢复期或中风轻症，张元素提出"表里已和，是宜治在经也"，指出中风经汗下后，表里之症状已除，仅留肢体拘急不遂等经脉瘀滞的症状，宜用行经和血治法，如《医学启源·六气方治》云"治风有二法，行经和血及开发腠理"，应用当归、赤芍、川芎、桃仁、秦艽等行经和血药治疗经脉凝滞、血行不顺的症状，并且常配合祛风发散药如细辛、防风等，内外结合，使邪去正复，血脉调和。大秦艽汤以养血祛风、清热通络为大法，为行经活血方药之代表。

张氏主张通利脉络、行经和血的治法，符合其认为中风病"气血凝滞，营卫郁结"的基本病机。

（四）中风的预后与调护

中风后，恢复期病机主要为内邪已除，外邪已尽，肝肾虚，表现为以"筋骨瘦，语言难，精神昏愦"为主的症状。张氏从整体观的角度提出中风后期补肝肾、调阴阳、和营卫的具体治法。

在其应用上，张氏对于中风后期兼风湿郁表、偏于在表者用羌活愈风汤，方中重用当归、芍药、熟地黄、杜仲等养血补肝肾之药，并加羌活、独活、桂枝、防风等用以祛风湿、通经络，人参、黄芪、枳壳、厚朴补气行气，半夏、苍术化湿，佐以黄芩、石膏制约其温散太过，如张氏云："久服大风悉去，纵

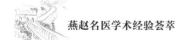

有微邪，只从此药加减治之。然治病之法，不可失其通塞，或一气之微汗，或一句之通利，如此为常治之法也。"《证治准绳·类方》云："此方能养营血、补益肝肾、祛风湿、壮筋骨。"

对于痰浊内盛、偏于里者用天麻丸，方中天麻、牛膝同浸同焙，以使风痰湿浊下降；萆薢、杜仲补肝肾，壮筋骨；玄参壮水制火；附子补阳通络；更以羌活、独活驱除风邪，用以补肝肾，行营卫，壮筋骨。此方不仅用于中风后期痰浊偏盛，张氏亦提出"初觉中风"即可服用的说法，"先安未受邪之地"，防止病情加重波及其他脏腑，以预防中风。

总的来说，对于中风后期，张氏补肝肾、调阴阳、和营卫的治法贯彻始终。

（五）用药有度，中病即止

张元素虽然认为"中腑者，宜汗之；中脏者，宜下之"，但亦指出"此虽汗下，亦不可过也，汗多则止阳，下多则止阴；止阳则损其气，止阴则损其形"，主张汗下以适度为宜，因而提出"治须少汗，亦宜少下，多汗则虚其卫，多下则损其营"。《证治准绳·杂病》亦云："既以自汗，则津液外亡，小便自少。若利之，使营卫枯竭，无以制火，烦热愈甚。当俟热退汗止，小便自行也。"提出对于中风之人伴发热自汗出者，"如小便不利，不可以利药之"。

总的来说，对于中风治疗不宜过汗、过下损其营卫，伤其阴血，更不宜利其小便而更伤津液；宜调节阴阳，行经养血。故临证审时度势是张元素论治中风病的另一个亮点。

结　语

张元素作为易水学派的开山，在总结前人学术成就的基础上，结合自己的临证经验，系统提出了脏腑辨证说及遣药治法方论，不仅对其弟子李杲的脾胃内伤论及王好古的阴证论的形成产生了重要影响，而且对中风的治疗师古不泥，正确理解经典治法的含义，善于触类旁通，至今仍然具有指导临床的价值。

附：今人应用张元素名方医案四则

案 1

陈某，男，59 岁，已婚，公司职员。2012 年 2 月 23 日初诊。主诉：间断乏力、肝区不适 4 年余，加重 2 周。患者自述 4 年前无明显诱因出现乏力、肝区不适伴呕血，就诊于附近医院，行"经颈静脉肝内门体分流术"（TIPPS 治疗），查乙肝病毒标志物示 HBsAg、HBeAg、HBcAb 阳性，HBV-DNA 定量 5.8×10^6，服用恩替卡韦抗病毒治疗后病情好转出院。此后坚持抗病毒、抗纤维化治疗，仍间断出现乏力、肝区不适症状，肝功能持续正常，HBV-DNA 持续阴性。2 周前患者自觉乏力、肝区不适症状较前加重，纳差，肢体重着，大便干燥，1 天前查腹部彩超提示"肝脏占位性病变"，为求进一步诊治于我院就诊，收入消化科治疗。

查体：面色晦暗，皮肤未见黄染，可见蜘蛛痣，可见肝掌，肝脾肋下未触及，腹部未触及包块，腹部移动性浊音阴性，双下肢不肿。舌质暗红，苔白腻，舌体胖大，边有齿痕，脉弦细。

西医诊断：活动性肝硬化。

中医诊断：胁痛（肝郁脾虚证）。

治则：疏肝健脾，益气活血，兼以润肠通便。

处方：白术 100g，枳实 30g，赤芍 30g，桃仁 30g，生山楂 30g，生大黄 15g，火麻仁 30g，郁李仁 30g，炒谷麦芽各 10g。7 剂，水煎服，每日 1 次。方中用大剂量白术以健脾保肝，补中寓利；配以枳实行气消痞；苦温性燥之厚朴为消除胀满的要药，其温燥之性能抑制或清除湿热疫毒之邪，起到保肝、抗病毒的作用；山楂既能助脾胃以运化水谷，又能活血化瘀、消癥瘕积聚而软肝缩脾；桃仁、郁李仁、火麻仁、大黄共奏泻下之功；配以赤芍凉血活血，炒谷麦芽健脾和中。

二诊：2012 年 3 月 1 日。患者诉服用前方后乏力、纳差、胁痛等症状有所缓解，但大便仍偏干。舌质暗红，苔白腻，舌体胖大边有齿痕，脉弦细。乏力、纳差、胁痛等症状好转，脾气得运，肝气得疏。病机未变，针对大便偏干的症状，在原方立意的基础上酌加生大黄至25g，7剂，服法同前。

三诊：2012年3月8日。患者服药7剂后，乏力、纳差、胁痛症状不显，排便较前规律，偶有大便干燥。舌质淡暗，苔白，舌体胖大，脉弦细。便干燥症状不显，酌减大黄剂量至10g。因久用大黄易耗气伤中、伤阴损津，加玄参60g以滋阴润燥，佐以厚朴15g行气除满，使补而不滞，7剂，服法同前。

四诊：2012年3月15日。患者诉服用上方后乏力、纳差、胁痛症状已基本消失，二便通调。面色较前有光泽。脾气渐运，当培补正气为主。处方：白术40g，玄参40g，熟军10g，厚朴15g，赤芍20g，延胡索10g，生甘草10g。14剂，水煎150mL，日服1次。四诊时酌减白术的剂量，易生大黄为熟大黄，注重培补中焦、气血同调，气血得以生化，则肝气得疏、脾气得运，诸症得愈。

患者服用上方后无不适主诉，面色有光泽，舌淡暗，苔白，脉弦细。患者要求出院，嘱其继续巩固治疗。

按：肝为刚脏，有主疏泄、藏血、生发的功能。它以血为体、以气为用，体阴而用阳。气血之运行，水湿之代谢，精微之输布，有赖于脾胃消化、吸收的作用，故有"土需木疏，木赖土荣"之说。肝与脾息息相关，为人体活动的基本物质气血调和之枢纽。张仲景在《金匮要略》中提到"见肝之病，知肝传脾，当先实脾"，肝硬化之病变与脾胃关系尤为密切，故治疗肝硬化时顾护脾土亦常贯穿始终。

慢性肝病发展到肝硬化阶段，其气必虚，主要表现为脾气虚弱或肝郁脾虚。据此特点，治疗上应在疏肝行气的基础上健脾培土、肝脾同治。金元医家朱震亨所著的《丹溪心法》中提到"单腹胀，此乃脾虚之甚也，必用大剂参术"。

四诊合参，本病因肝病日久，肝气郁结，失于条畅。气行则血行，气滞则血瘀，瘀血停滞胁肋，阻滞气血运行，不通则痛，故发为本病。久病入络，气滞血瘀，故胁痛，病位在肝脾，肝气郁而不畅是导致胁痛的主要根源。肝气郁结，失去条达之性，气机郁闭，血行不畅，故面色晦暗，舌质暗红。肝病易及脾，肝气郁结或疏泄失常，会对脾胃气机的升降产生影响，使脾的功能受到妨碍，从而产生肝郁脾虚的证候。大肠枯燥，是以大便或二三日只一见，或涩而不行；脾为湿土，喜燥而恶湿，脾失健运，不能为胃行其津液则大便干燥。本医案在辨证论治中权衡标本缓急，虚实兼顾，立方遣药中善以补配消，疏通气机，使阴平阳秘，元气生生不息。枳术丸是临床常用方剂，有健脾消食、行气化湿之功。枳实辛散温通，化痰消积；白术甘温补中，健脾益气。枳实以走为主，白术以守为要。二药合参，一消一补，一走一守，一急一缓，相互制约，相互为用，助脾胃升清降浊之枢机，以达补而不滞、消不伤正、健胃强胃之功。

案2

韩某，男，37 岁。2019 年 3 月 25 日初诊。主诉：反复发作性头痛 2 年余，加重 2 个月。患者 2 年前无明显诱因出现头痛，近 2 年反复发作，时轻时重，自觉在户外运动后头痛易发作，每次发作持续 1～2 小时，睡觉或休息后可得到缓解，在天气变化温差较大时也易发作。发作时，头部疼痛无特定位置，尤觉颈项部稍有拘急。曾住院治疗，各项检查均未见明显异常，头痛缓解后出院，出院后头痛依旧反复发作。舌淡苔白，脉弦紧。患者既往无其他疾病史。

西医诊断：头痛。

中医诊断：头痛（风寒袭表证）。

治则：祛风散寒，和解少阳。

处方：九味羌活汤合葛根汤加减，羌活 12g，防风 12g，苍术 9g，细辛 3g，川芎 20g，白芷 9g，生地黄 12g，黄芩 6g，葛根 15g，麻黄 6g，桂枝 9g，白芍 12g，炙甘草 6g。14 剂，水煎服，日 1 剂，分 2 次服。

二诊：2019 年 4 月 8 日。患者诉头痛有所缓解，仍偶尔发作，但发作频率较前减少，颈项部较前舒缓。近期应酬较多，自觉稍有困倦乏力，身体稍有重着感，舌淡苔白稍腻，脉弦紧。予上方易苍术为 15g，加陈皮 15g、茯苓 12g、泽泻 6g，14 剂。

三诊：2019 年 4 月 22 日。患者症状明显好转，头痛发作次数明显较前减少，头痛发作时痛感较前明显减轻，持续时间 10 余分钟，颈项部拘急感基本消失，所有不适症状都在可接受范围内，近期无明显困倦乏力感，身体自觉较前轻快。上方去麻黄、泽泻、细辛，加藁本 9g，14 剂。

两个月后，患者电话告知，三诊的方剂服用后各种症状均有好转，遂自行再服药 1 个月余，现头痛基本痊愈。

按：九味羌活汤中的药物配伍兼顾六经，对不同经脉受邪引起的头痛均具有良好的作用。在治一侧头痛或少阳头痛时，可加入柴胡。柴胡和原方中的黄芩相配伍，取小柴胡汤之意，可提高疗效。治疗颠顶头痛时，在九味羌活汤原方的基础上，可加用藁本，古人云：头痛非藁本不能达。尤其颠顶痛甚时，可选择性合用吴茱萸汤。治疗头痛连及面颊，同时兼有牙痛时，在辨证的基础上使用九味羌活汤合用清胃散或玉女煎，热重可合用白虎汤。九味羌活汤治疗头痛具有灵活性，根据患者的情况加减用药是提高疗效的关键。

案 3

赖某，女，39 岁。体胖，鼻塞近 10 年，春秋两季特别严重，晚上常因鼻塞无法呼吸而憋醒，四处投医均未得到改善。就诊时脉浮紧，舌红苔黄腻，口苦，大便黏滞，肛门坠胀。证属外感风寒湿，内有蕴热，治疗以发汗祛湿、兼清里热为主。采用九味羌活汤加减：羌活 9g，白芷 9g，川芎 9g，葛根 12g，细辛 3g，苍术 9g，黄芩 6g，黄连 6g，炙甘草 6g。日 1 剂，连服 7 剂。回访患者：服药 1 剂后，鼻塞改善；服药 7 剂，鼻塞症状消失，大便通畅，病痊愈。

按：此患者的治疗以发汗祛湿、兼清里热为主，但见患者大便黏滞，肛门坠胀，实为下焦湿热所致，故加黄连、葛根合以主方中黄芩、甘草成葛根黄芩黄连汤之意，表里双解，邪去正安。本案药证相符，效如桴鼓。

案 4

王某，女，60 岁。两年前患带状疱疹，经抗病毒治疗后疱疹消退，现患处皮肤遗留色素沉着，间断疼痛不适，呈针刺样，入夜尤甚，伴纳差、乏力，舌淡胖苔白腻，边有齿痕，脉沉缓。证属脾虚湿蕴，气滞血瘀，方用九味羌活汤加减：羌活 12g，防风 12g，川芎 10g，白芷 12g，苍术 15g，生黄芪 20g，茯苓 15g，白术 12g，生地黄 15g，丹参 15g。水煎服，日 1 剂。服药 7 剂后疼痛缓解，继服上方 14 剂，疼痛完全消除，随访月余未再复发。

按：中医学认为带状疱疹后遗神经痛由素体脾虚，气血运行不畅，水湿内蕴所致。患者素体脾气虚弱，脾虚则失于健运，水湿内结；气虚则无力推动血行，瘀血内阻。故予九味羌活汤发散其在表之湿，辛散其在内之瘀，并配以益气运脾、活血化瘀之品，标本兼顾，故诸症消。

【复习思考题】

1. 张元素脏腑辨证说的内容包括哪几个方面？

2. 张元素对药物的研究有哪些成就？

3. 张元素制方的特点是什么？

4. 张元素辨治中风有何特色？

第五章

李　杲

【导读】

　　思政目标：学习李杲在抗击疫情中展现的奉献精神和使命担当。

　　知识目标：掌握李杲的脾胃学说，熟悉李杲的甘温除热法和名方，了解其临床用药特点。

　　能力目标：临床熟练运用李杲的名方。

第一节　生平著作

一、生平

李杲（1180—1251），字明之，晚号东垣老人，宋金时真定（今河北省正定县）人。李杲极具天资，少年时随翰林学士王从之和冯叔献习学儒家经典，通晓《春秋》《书》《易》，尤爱医药。他喜交名士，为人忠信，有操守，与人相接无戏言。20余岁时其母患病，李杲遍请诸医为其诊治，皆不能愈，母遂病故。他"痛悼不知医理而失其亲"，发誓"若遇良医，当力学以志吾过"。时易水张元素医名鼎盛，杲"捐千金"从其学。

1202年，李杲任济源监税官。同年4月，山东一带疫病起，波及济源，此疫俗称"大头天行"，是以"头面红肿、咽喉不利"为主症的传染病。时医皆不能治，李杲宗其所学，自制一方，名为普济消毒饮，收效甚佳。他命人将药方刻印于木牌之上，置于路边，人皆以为是仙人所传，便把它刻在圆顶石碑之上以作纪念。

后蒙古大军进犯山东，为避兵祸，李杲离开济源，逃往汴梁（今河南开封），为生活计，以医为业。1232年，蒙古军围困汴梁达三月，解围之后，城内之人受病甚多，时医以中医原有治法治之，却不见成效。李杲在分析病因时，认为由于饱食伤胃、劳役思虑致使元气大伤，而并非伤寒。大抵在围城中，饮食不节及劳役所伤，不待言而知。由其朝饥暮饱，起居不时，寒温失所，动经两三月，胃气亏乏矣，一旦饱食大伤，感而伤人，而又调治失宜，其死也无疑矣。于是，他从内伤脾胃立论，或丸或散，俾病者饵之，只取其效，一洗世医胶柱鼓瑟、刻舟求剑之弊（《东垣试效方·王博文序》）。

李杲阐发《内经》"土者生万物"的理论，提出了"人以胃气为本"的学说，强调脾胃在气机升降中的重要作用。以脾胃为元气之所出，相火为元气之贼，"火与元气不两立，一胜则一负"，因而发明了升阳泻火和甘温除热的用药法度，被后世称为"补土派"，与张从正、刘完素、朱震亨齐名，合称"金元四大家"。

二、著作

历史上与李杲相关的著作很多，以东垣为作者的书籍包括《脉诀指掌病式图说》《珍珠囊补遗药性赋》《东垣脉诀》《食物本草》及已佚的《伤寒会要》等十余种。据后世考据，《脉诀指掌病式图说》《脉理玄微》《珍珠囊补遗药性赋》诸书，皆是托名之作。《内外伤辨惑论》是李杲生前唯一一部著作，《脾胃论》为其晚年之作，刊行于其身后。《医学发明》《活法机要》《东垣试效方》《兰室秘藏》多认为是其弟子罗天益整理之作。集中反映其学术思想的有三部，即《脾胃论》《内外伤辨惑论》《兰室秘藏》。

《脾胃论》3卷。卷上博引《内经》论脾胃之文，作为自己立论的依据；强调"人以胃气为本"，阐述了脾胃盛衰对其他脏腑的影响，指出内伤疾病的产生缘于脾胃虚衰，并创补脾胃泻阴火升阳汤等方。卷中列述脾胃病诸证方治，首先提出饮食劳倦所伤始为热中论，并创甘温除热之名方补中益气汤；依次论述脾胃虚弱，随时为病，随病制方，如黄芪人参汤、除风湿羌活汤、调中益气汤，长夏湿热胃困尤甚用清暑益气汤论及随时加减用药法等。卷下立有脾胃虚则九窍不通论、胃虚脏腑经络皆无所受气而俱病论等14篇医论，或论理，或附方，同时录有调理脾胃治验及脾胃将理法等内容。

《内外伤辨惑论》3卷。卷上主要从阴证、阳证、脉象、寒热、手心手背、口鼻、头痛、筋骨四肢、饮食、渴与不渴等方面鉴别内伤和外感病；卷中分设饮食劳倦论、四时用药加减法、暑伤胃气论、肺之脾胃虚方及肾之脾胃虚方；卷下为辨内伤饮食用药所宜所禁并附方，另有论酒客病、临病制方、随时用药、重明木郁则达之之理等。全书析理精微，处方实用。

《兰室秘藏》3卷。全书分21门，包括内、外、妇、儿各科疾病。每门之下，先设总论，然后辨证处方，所论皆穷其旨要，所附皆效验之方。

第二节　李杲的学术思想及临床经验

一、创立脾胃学说

李杲继承了《黄帝内经》《难经》《脉经》等经典著作的学术观点，又独创了诸多极具特色的学术思想，阐发"脾胃为元气之本"，创"内伤脾胃，百病由生"之论，立"火与元气不两立"之说，重视脾胃气机升降沉浮，创补中升阳、甘温除热之大法。

（一）脾胃论

1. 脾主五脏之气

《脾胃论·阴阳寿夭论》中提出了"脾主五脏之气"的观点，形成了以脾胃为中心并重视各脏腑之间联系的思想。五脏之气升降沉浮，发挥其各自功能，形成了五脏的空间特征，肝升于左，心旺于上，肺降于右，肾藏于下，脾居中央。五脏之气运行的实质是气以脾为枢纽上交于心肺，下归于肝肾，脾阳上升，使肝肾之阴上济心肺；胃阴下降，使心肺之阳下和肝肾，维持五脏之气循环运转。机体以脾胃为中心，脾主五脏之气，推动维持脏腑的正常功能，是机体生命活动的中心所在。

脾主运化，化生气、血、精、液，灌溉四旁，内养五脏六腑，外滋四肢百骸，故脾为五脏六腑之源，生养五脏。从脾胃内伤角度进行发挥，阐释脾胃与其他脏腑的病理关系，对临床有重要意义。以脾胃虚损为发病中心，主气衰而客气旺，心火衰微不生脾土和心火亢盛反伤脾土，产生心之脾胃病；脾土累及肺金而所生受病，产生肺之脾胃病；所胜妄行的肝木克伐脾土，产生肝之脾胃病；所不胜乘之的肾水反侮脾土，产生肾之脾胃病。脾胃与五脏的病理关系和机理虽各不相同，但又有共性特点，基本病机为脾胃内伤，总的根源是脾胃功能失常，使元气不足而百病由生。

2. 元气非胃气不能滋

《脾胃论·脾胃虚则九窍不通论》言:"真气又名元气,乃先身生之精气也,非胃气不能滋之。"李杲认为元气为先天之本,胃气为后天之本,元气依赖于胃气的滋养,并强调:"养生当实元气,欲实元气,当调脾胃。"《脾胃论·脾胃虚实传变论》云:"元气之充足,皆由脾胃之气无所伤,脾胃之气既伤……此诸病之所由生也。"脾胃健旺,元气得以充盈而滋养全身;若脾胃虚弱,水谷精微不得化生元气,脾胃运化清浊升降逆乱,无以维持心、肝、肺、肾功能,使得百病丛生。《脾胃论》云:"脾胃之气伤,导致元气不充,而诸病由生也。"由此提出"内伤脾胃,百病由生"的发病观,并提倡"善治斯疾者,惟在调和脾胃""治脾胃即所以安五脏"的治疗观。

3. 内伤脾胃,百病由生

"内伤脾胃,百病由生"是李杲脾胃学说的主要论点。在致病因素方面,李杲归结为以下几点。

(1)饮食不节:《脾胃论·饮食劳倦所伤始为热中论》云:"若饮食失节,寒温不适,则脾胃乃伤。喜、怒、忧、恐,损伤元气,脾胃气衰,元气不足,而心火独盛。心火者,阴火也。"认为脾胃受伤最直接的因素是饮食不节,是诱发内伤脾胃病的首要病因。这种观点在他的几本著作中都有论述,如"饮食伤脾论""饮食所伤论""论酒客病"等。凡过饱、过饥、饮食不规律或无所节制,都会损伤胃气;并且认为饮与食要分开讨论,他指出,饮者,无形之气,治宜发汗、利小便,使湿邪从上下分消,方用五苓散、解醒汤之类;食者,有形之物,治宜损其谷,其次应该消导,方用枳术丸、丁香烂饭丸之类。这是其对中医病因学的重大贡献。

(2)劳役过度:《内经》云"劳则气耗",意思为劳累过度,使脾不能为胃行津液,导致脾胃虚弱。李杲认为劳役过度是仅次于饮食不节的又一致病因素,所以有"形体劳役则脾病,脾病则怠惰嗜卧,四肢不收,大便泄泻。脾既病,则其胃不能独行津液,故亦从而病焉"之说。

(3)情志失调:《内经》强调"七情"致病,又与五脏相关。李杲从脾胃入手,强调了"七情"可以损伤脾胃,他说:"凡怒、忿、思、恐、惧皆损元气。"元气受损，则正气衰弱，邪可乘虚而入。

（二）火与元气，势不两立

《脾胃论·饮食劳倦所伤始为热中论》云："若饮食失节，寒温不适，则脾胃乃伤，喜、怒、忧、恐损耗元气。既脾胃气衰，元气不足，而心火独盛。心火者，阴火也，起于下焦，其系系于心，心不主令，相火代之。相火，下焦包络之火，元气之贼也。火与元气不两立，一胜则一负。脾胃气虚，则下流于肾，阴火得以乘其土位，故脾胃之证始得。"文中论及阴火是指脾胃内伤引起体内阴阳失衡，脏腑功能失常而产生的内火。其病机可以概括如下：脾胃内伤，君火不守；脾胃内伤，相火浮越；脾胃内伤，气郁化火；脾胃内伤，阳气内伏化火；脾胃内伤，湿火相合；脾胃内伤，内燥化火。

1.脾胃内伤，君火不守

脾胃虚损，气血生化乏源，元气失胃气滋养，精气不充，则下焦肾水不得充养，无以上升以制心火，则心火独亢，发为阴火。

2.脾胃内伤，相火浮越

李杲阴火理论是《内经》"壮火"概念的深化和临证发挥。《兰室秘藏》云："且火之与气，势不两立，故《内经》曰：壮火食气，气食少火，少火生气，壮火散气。"《内经》言"阳气者，烦劳则张"，"少火"因元气不足而浮动，离位的下焦相火亢盛，遂成"壮火"，成为"元气之贼"，使元气更虚。

3.脾胃内伤，气郁化火

《脾胃论·安养心神调制脾胃论》云："夫阴火之炽盛，由心生凝滞，七情不安故也……而脉中唯有火矣。"说明七情失调，影响中焦气机升降，脾胃受损，水谷不化精微，上不能输精以养心肺，下不能助大肠排泄糟粕，气机郁滞于中焦，则气郁而化火。

4.脾胃内伤，阳气内伏化火

《脾胃论·胃虚脏腑经络皆无所受气而俱病论》云："胃虚则胆及小肠温热生长之气俱不足，伏留于有形血脉之中，为热病。"谷气滋养胆和小肠，阳气方能正常升发。胃气虚弱，胆和小肠的温热生长之气不得滋养，不能发散，故

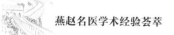

伏留于经脉之中，则发内热。

5. 脾胃内伤，湿火相合

《脾胃论·脾胃虚则九窍不通论》云："胃气既病而下溜，经云：湿从下受之。"脾胃失健，不能化生气血精微，水反为湿，谷反为滞，湿浊内生，郁而化热或受相火煎熬而成湿热。

6. 脾胃内伤，内燥化火

《脾胃论·脾胃虚则九窍不通论》云："饮食劳役所伤，自汗小便数，阴火乘土位。"脾胃已伤，气血生化乏源，失于固摄，津液外泄，反助体内燥热而发阴火。

李杲将阴火又称为心火、肾火、包络之火、脾火、肝火、肺火、五志之火等，旨在表明阴火的广泛性。他强调"火与元气不两立，一胜则一负"，故又将阴火称为"贼火""元气之贼"，如不加干预，阴火愈盛则元气愈虚，元气愈虚则阴火愈盛，形成恶性循环，损害人体健康。

（三）升降浮沉论

《脾胃论》中，李杲以"升降浮沉论"构建其脾胃学说，并据以阐释天地之气的变化规律，解释人体生理、病理现象，指导临床治疗用药。他强调脾胃是人体气机升降浮沉之枢机，脾气升发，谷气上升，能协调五脏功能，保持蓬勃生机而能长寿；脾气下流，谷气不得升浮，则五脏不安，百病丛生而易夭折。治病用药侧重于人体"升降浮沉"的调整，以补益脾胃、升提脾气为主。

《脾胃论·天地阴阳生杀之理在升降沉浮之间论》云："盖胃为水谷之海，饮食入胃，而精气先输脾归肺，上行春夏之令，以滋养周身，乃清气为天者也；升已而下输膀胱，行秋冬之令，为传化糟粕，转味而出，乃浊阴为地者也。"李杲认为人体精气的升降运动依赖于脾胃，脾胃健运则上升输心肺，降则下归肝肾，才能维持正常的气机运动。

李杲基于人体精气的升降运动依赖于脾胃的认识，提出"脾胃虚则九窍不通""胃虚则脏腑经络皆无所受气而俱病"等学术论点，强调了升发脾胃之气的重要性。李杲重视脾气升发，认为谷气上升，脾气升发，则元气充沛，阴火得以潜藏而无病;反之,谷气不升,脾气下降,元气匮乏、消沉,即可引阴火之上冲而变生百病。治疗脾胃病应当注重升清降浊,最后达到人体阴阳的升降平衡。故李杲治疗内伤杂病侧重于升阳益气、潜降阴火,以及益气泻火、升清降浊,或升阳潜降、扶正祛邪。他强调治病必本四时升降之理,和汗、下、吐、利之宜,往往从两方面着手,即甘温补气与苦寒泻火,其代表方为补中益气汤。

(四)甘温除热说

李杲所处金元时期正值战乱频仍、疫病流行之际,他在《内外伤辨惑论》中记载:"京师戒严……解围之后,都人之不受病者,万无一二……大抵人在围城中,饮食不节,及劳役所伤,不待言而知。由其朝饥暮饱,起居不时,寒温失所,动经三两月,胃气亏乏之久矣。"在饥荒、劳倦的战乱期间,加上时医误治,受发热疾苦者多见脾胃气虚。在此背景下,李杲在其师张元素脏腑辨证影响下,结合《内经》对内伤发热的阐释,提出此种状态并非外感而致,脾胃虚弱、元气亏损是其发热的核心病机,由此创立了脾胃内伤学说,并衍生出解释内伤发热的"阴火"学说。治疗上,他受《内经》"脾欲缓,急食甘以缓之,用苦泻之,甘补之""劳者温之……损者温之"的启发,针对正气亏虚、气火失调而生热之证,强调"以辛甘温之剂,补其中而升其阳,甘寒以泻其火"。

二、重视内伤病证

(一)详辨内伤外感

人体营气、卫气,皆由饮食入胃、脾主升清而来。若饮食不节或劳役过度,导致脾胃内伤,则中气不足,营卫失守,不能耐受风寒,表现出恶风、恶寒等症状。然其与外感风寒不同,李杲从辨阴证阳证、辨脉、辨寒热、辨外感八风之邪、辨手心手背、辨口鼻、辨气少气盛、辨头痛、辨筋骨四肢、辨外伤不恶食、辨渴与不渴、辨证与中热颇相似、辨劳役受病表虚不作表实治之13

个方面进行论述，分别指出：外感风寒，人迎脉大于气口；内伤脾胃，气口脉大于人迎。外感风寒，多恶寒发热齐作，虽加衣被，亦不可减其寒；内伤脾胃，时有恶风恶寒，加披衣被，其寒遂绝，其热乃阴火乘其表虚，二者不齐作。外感风寒，手背热，手心不热；内伤脾胃，手心热，手背不热。外感风寒，其外证显在鼻，鼻气不利，声重浊不清利；内伤脾胃，其外证显在口，必口失谷味，声必怯懦。外感风寒，其气壅盛而有余；内伤脾胃，则气短促，不足以息。外感风寒，头痛常常有之；内伤脾胃，头痛时作时止。外感风寒，邪气传里始有口渴；内伤脾胃，伤之重者初时必有渴。外感风寒，筋骨疼痛，系于肝肾，为有余之邪；内伤脾胃，气血不足，系于心肺，此为不足之证。治疗当泻其有余，补其不足，不可虚虚实实。

（二）发明甘温除热

阴火的产生是饮食不节、七情内伤及劳役失度等病因损伤脾胃所导致的，主要病机是脾胃气虚，火邪旺盛。在治疗上，李杲基于《内经》"劳则温之""损者温之"治法理论，创立了"甘温除热"的治疗法则。甘温除大热是指利用温补的药固护脾胃，充养正气，辅以升阳之药，使清阳上升，气血阴阳调和，阴火自潜，大热得除。

李杲认为甘温能除大热，反对滥用苦寒之药。脾胃内伤，气血生化乏源，阴火内盛，上乘脾胃，其人可有身热、面赤、口渴、脉大等症状，其临床表现与阳明病白虎汤证类似，但脉象多按之无力，口渴亦血虚而得。此时，若投白虎汤，重寒其胃，是虚虚实实，损不足而益有余，李杲认为如此死者，皆是医杀之过。治疗上当补中升阳，阳旺则能生阴血。若其人阴火过盛，则少佐苦寒之品以泻其火。

阴火的病机内涵可概括为脾胃内伤引起的君火不守，或相火浮越，或气郁化火，或阳气内伏，或湿火相合，或内燥化热。对应上述病机李杲创甘温除热之法，包括升阳散火法、补中升阳法、升阳除湿法，代表方剂包括补脾胃泻阴火升阳汤、补中益气汤及升阳散火汤。在《脾胃论》中，李杲自拟 59 方，补中益气汤中的八味药物运用皆在 20 次以上，体现了治疗阴火所谓"元气充盛则阴火潜藏"的原则。

此外，应适当随证进行加减。如在甘温之剂中，适当佐用如黄芩、黄连等苦寒药以泻火。李杲强调苦寒直折之法治疗"阴火"尤应审慎，反复告诫不可久服，恐助阴气而为害，佐以苦寒之药只是针对阴火之标，从权而治。

（三）药多补中升阳

1.善用风药，升阳降火

李杲用药以苦温、甘温有补气燥湿健脾功用，辛温有升发阳气、调理气机功用的药物为主，用药缓和，对药物的性、味、归经和作用趋向都有周全的考虑。

（1）配伍诸风药，升清助阳，散火除湿

《脾胃论·三焦元气衰旺》云："三元真气衰惫，皆由脾胃先虚，而气不上行之所致也。"脾胃虚弱，清阳不升，春夏之令不行，日久正气愈伤。元气虚则阴火起，若专于温补，必壅而不行，内热更盛。李杲云："只升阳之剂助阳，犹胜加人参。"李杲治中焦阳气虚弱证，多以甘温之品配伍风药，取效甚佳。

"风药"，取自解表药。"表"与"脾胃"的生理功能密切相关。《内经》言："感于寒之为病，微则为咳，甚则为痛为泻。"语中"为咳"是寒伤肺卫症状，"为痛为泻"是寒伤脾胃症状，可见卫表与脾胃同具防御功能，只是所处层次不同，故李杲云："卫气……胃气之异名，其实一也。"无论外感还是内伤，李杲《脾胃论》认为百病皆由脾胃衰而生，两者的病机同责之于阳气病变，然而外感表证多由阳气郁阻，内伤脾胃在于中阳不足，有虚实区别。但在李氏诸方中，治疗外感阳气郁阻和内伤中阳不足，风药都是不可或缺的。风药升浮，具有升腾之性，颇合脾之升清之功。风药用于表证是发散作用，伸达卫阳，作用于脾虚证是升阳作用，鼓舞中阳，一表一里，其助阳之功使然。再者，如李杲言："诸风药皆是风能胜湿也。"此亦契合脾喜燥恶湿之性。所以，风药能胜湿又能振奋脾阳，风药与补脾药的配伍能够相得益彰。

诸风药，如羌活、独活、防风、荆芥、白芷、藁本、川芎、柴胡、升麻、蔓荆子、葛根、薄荷等，大都具升发阳气、助长脾阳的作用，如《脾胃论·湿热成痿肺金受邪论》中以强胃汤治湿热郁蒸证。本方人参、黄芪、甘草益气补中，合以半夏、陈皮，则脾胃健而湿邪可除；又以升麻、柴胡行气除湿、散火消滞，诸药合用，郁火湿浊可除。

（2）配伍养血药，阳生阴长而泻火

《脾胃论·长夏湿热胃困尤甚用清暑益气汤论》云："脾胃既虚，不能升浮，为阴火伤其升发之气，荣血大亏，荣气伏于地中。阴火炽盛，日渐煎熬，血气亏少。"李杲谓之"阴血伏火"。《灵枢·官能》云："从下上者，引而去之。"李杲据此提出"当辛温、甘温之剂生阳，阳生则阴长"的治法。

《成方切用·理血门》云："血盛则身凉，血虚则身热。"阴血伏火，火热日渐煎熬则血亏，症见肌热、烦渴诸症，李杲取黄芪一两、当归二钱，制当归补血汤治之。黄芪五倍于当归而云当归补血汤，"盖有形之血生于无形之气，又有当归为引，则从之而生血矣"，深合李杲之意。本方用黄芪益元气而消阴火，阳生则阴长，以助当归养血益阴，二药相伍，泻阴火养血之力盛。

（3）配伍甘寒药，益气阴而除虚热

元气亏虚，阴火内盛，可耗气伤津而致气阴两虚证。气虚者，当以甘温益气之品补之；阴虚者，须用甘寒之品养阴泻热。两者相伍而用，益气阴而泻火，此为李杲又一常用配伍。

《内外伤辨惑论·暑伤胃气论》云："脾胃虚弱，气促气弱，精神短少，衄血吐血。"中焦化源不足，肺失濡润，加之阴火上冲，故生吐血、衄血之症。李杲治以门冬清肺饮，方以人参、黄芪补元气泻阴火，白芍、五味子、紫菀敛肺气而养阴，再合生甘草、麦冬甘寒之药清热泻火，则吐衄可止。

（4）配伍苦寒药，益气阴而除虚热

《脾胃论·脾胃虚实传变论》云："夫饮食失节，寒温不适，脾胃乃伤。此因喜、怒、忧、恐，损耗元气，资助心火。"《脾胃论·安心神调治脾胃论》亦云："凡怒、忿、悲、思、恐惧，皆损元气。夫阴火之炽盛，由心生凝滞，七情不安故也。"情志不遂，"心生凝滞"则郁热化火。壮火食气，故曰"损耗元气，资助心火"。然心火之盛，因脾胃先衰。关于治法，李杲云："惟在调和脾胃，使心无凝滞。"脾胃一虚，变证百出，因虚致实之证亦为常见。李杲以苦寒药泻火热，"从权治之"，合甘温之品，逐邪而不伤正。先以补中益气汤扶元养正，以消阴火之源，后以朱砂安神丸治其"气浮心乱"，以泻心火，方中"以黄连之苦寒去心烦、除湿热为君"。补中益气汤与泻火安神之朱砂安神丸合用，用于虚人心火亢盛证，则无伤正之虞。

2. 善用引经，多归脾肺

李杲师承张元素，对于制方用药，必须"引经报使"，提出"十二经泻火药"的理论，明确指出了各经的引经药。李杲在《珍珠囊补遗药性赋·卷一·手足三阳表里引经主治例》中指出，羌活、黄柏泻太阳经火；黄连、知母泻少阴经火；柴胡、青皮泻少阳及厥阴经火；升麻、白芷、石膏泻阳明经火；白芍、桔梗泻太阴经火。李杲认为这些药物专泻十二经之火，若十二经中有火热之邪，可随经而选用之。在《兰室秘藏·头痛门》中，李杲以羌活、川芎、独活、麻黄治太阳经头痛；柴胡治少阳经头痛；升麻、葛根、石膏、白芷治阳明经头痛；苍术、半夏、胆南星治太阴经头痛；附子、细辛治少阴经头痛；吴茱萸治厥阴经头痛。李杲认为脾胃一虚，肺气先绝，宜益气升阳。李杲临证比较重视脾、肺、胃三经的用药，多用黄芪、党参、炙甘草、升麻、柴胡之类。

3. 用药法时，治本四气

《脾胃论》云："时禁者，必本四时升降之理，汗、下、吐、利之宜。大法春宜吐，象万物之发生……使阳气之郁者易达也。夏宜汗，象万物之浮而有余也。秋宜下，象万物之收成……使阳气易收也。冬周密，象万物之闭藏，使阳气不动也。"李杲发展了张仲景"春宜吐""夏宜汗""秋宜下"等时间治疗学内容。在使用药物之理上强调："诸病四时用药之法，不问所病，或温或凉，或热或寒，如春时有疾，于所用药内加清凉风药；夏月有疾，加大寒药；秋月有疾，加温气药；冬月有疾，加大热药。"在不同季节要分别佐助寒、热、温、凉不同药性的药物，则可益人体之化源，生生之气常在，必有利于机体的康复。

在具体用药上，李杲提出法时用药须注重药物的四气五味。春季中酸泻辛补，温补凉泻；夏季中咸补甘泻，热补寒泻；长夏中甘补苦泻，温凉寒热补泻各从其宜；秋季中酸补辛泻，凉补温泻；冬季中咸泻苦补，寒补热泻。可见与四时之气相顺为补，与四时之气相反则为泻。

李杲对许多方剂的四时加减法都有论述，如补中益气汤、调中益气汤、羌活愈风汤等。补中益气汤主要针对痰嗽、食不下、腹中痛等兼症进行因时加减，具体方法是夏月咳嗽加五味子、麦冬；秋月、冬月咳嗽加麻黄；春月加佛耳草、款冬花；并指出夏月不嗽，亦加人参、五味子、麦冬各等分，救肺受火邪也。食不下则以青皮、木香、陈皮为定法，冬月加益智仁、草豆蔻；夏月加黄芩、黄连；秋月加槟榔、草豆蔻、白豆蔻、砂仁；春月加益智仁、草豆蔻。夏月腹中痛，不恶寒，不恶热者，加黄芩、甘草、白芍以治时热也；腹痛在寒凉时则加半夏、益智仁、草豆蔻之类。

4. 处方用药，味多量少

李杲处方用药有其特点，即味多而量少，这是因为对于内伤疾病而言，脾胃虚弱是其根本原因，而治病必资药力，所以行药力者，胃气也。脾胃虚则运化之机弱，若药量过大，势必影响其吸收施布，滞于中焦而导致种种变证。李杲指出："盖脾胃已伤，又以药伤，使营运之气减弱，食愈难消。""人以胃气为本，粗工不解，妄意施用，本以活人，反以害人。"所以，李杲脾胃方用药，多用较轻的剂量，看似轻描淡写，却极灵动活泼，既可愈疾，亦不伤正，平淡中亦有神奇之韵。如补中益气汤原方总共 8 味药材，总重量仅在二钱四分到二钱八分之间。汉朝钱制以十分为一钱，用现在的方法计算，合计约 7g，这尚不足当今临床所使用一味药的用量。李杲用药味多量少，但其四气五味、升降沉浮的配伍法度相当严谨，疗效确切。

5. 用药四禁，不失其宜

《用药宜禁论》有云："凡治病服药，必知时禁、经禁、病禁、药禁。夫时禁者，必本四时升降之理，汗、下、吐、利之宜。"对于时禁，看重四序用药，李杲提出："用温远温，用热远热，用凉远凉，用寒远寒……故冬不用白虎，夏不用青龙，春夏不服桂枝，秋冬不服麻黄……如春夏而下，秋冬而汗……伐天和也。"对于经禁，李氏认为用药须分经，如"足阳明胃经……主腹满胀……宜下之……禁发汗、利小便""足太阳膀胱经……风寒所伤，则宜汗，传入本则宜利小便；若下之太早，必变证百出""足少阳胆经……宜和解"，不宜用下、汗、利。对于病禁，重视顺脾胃升降之性而治，书中曰："阳气不足，阴气有余之病……忌助阴泻阳。诸淡食及淡味之药，泻升发以助收敛。""苦药皆沉，泻阳气之散浮。""诸姜、附、官桂辛热之药……助火而泻元气。""生、冷、硬物损阳气。"对于药禁，重视病之虚实施治，如"汗多禁利小便，小便多禁发汗""大便秘涩……燥药则所当禁者""胃气不行，内亡津液而干涸……当以辛酸益之，禁淡渗"。故曰："察其时，辨其经，审其病，而后用药，四者不失其宜，则善矣。"

结　语

李杲在《内经》《难经》脾胃理论的指导下，在其师张元素脏腑辨证说的影响下，系统而深入地阐述了中医学的脾胃学说，提出了"内伤脾胃，百病由生"的论点，探讨脾胃的生理，使内伤脾胃的病因、病机、诊断、治疗形成体系，对内外伤病证的鉴别独具匠心。他所制定的甘温除热、风药助阳等方法，丰富和充实了中医治疗学的内容，影响极为深远，也为后世脾胃病、内伤病的治疗树立了典范。

附：李杲医案三则

案 1

泰和二年四月，民多疫病，初觉憎寒壮热体重，次传头面肿甚，目不能开，上喘，咽喉不利，舌干口燥，俗云大头伤寒，染之多不救。张县丞患此，医以承气汤加蓝根下之，稍缓。翌日，其病如故。下之又缓，终莫能愈，渐至危笃，请东垣视之。乃曰：半身以上，天之气也，邪热客于心肺之间，上攻头面而为肿。以承气泻胃，是诛伐无过，殊不知适其病所为故。遂用黄芩15g、黄连15g，苦寒泻心肺之火；玄参6g、连翘3g、板蓝根3g、马勃3g、牛蒡子3g，苦辛平清火、散肿、消毒；僵蚕2.1g，清痰利膈；甘草6g，以缓之；桔梗0.9g，以载之，则诸药浮而不沉。升麻2.1g，升气于右；柴胡1.5g，升气于左，清阳升于高巅，则浊邪不能复居其位。《内经》曰："邪之所凑，其气必虚。"用人参6g，以补虚；再佐陈皮6g，以利其壅滞之气，名普济消毒饮子。

若大便秘者，加大黄，共为细末，半用汤调，时时服之，半用蜜丸含化。且施其方，全活甚众。

大头天行，为感受风湿热毒，清热解毒乃其正治之法，但治疗须人而异。平素正气本虚，或老人妇幼，罹患此疾，标症虽急，亦必得适当加入补中升阳之品。此患者经屡下之后，正气必伤。故李杲以少量人参、陈皮、甘草扶助正气。升麻、柴胡之用，一举三得：第一，引诸药直达病所；第二，诸药苦寒，升麻、柴胡发散，可防其凝聚；第三，人之气机，肝升于左，肺降于右，脾胃为枢，故升麻入肺，柴胡升肝，且升、柴可助升发脾阳，资助正气抗邪。再以诸苦寒清热解毒之主药攻之，则效果显著。

案 2

一富者前阴臊臭，又因连日饮酒，腹中不和，求先师治之。曰：夫前阴者，足厥阴肝之脉络循阴器，出其挺末。凡臭者，心之所主，散入五方为五臭，入肝为臊，此其一也。当于肝经中泻行间，是治其本；后于心经中泻少冲，乃治其标。如恶针，当用药除之。酒者，气味俱阳，能生里之湿热，是风湿热合于下焦为邪。故《经》云：下焦如渎。又云：在下者引而竭之。酒是湿热之水，亦宜决前阴以去之。龙胆泻肝汤，治阴部时复热痒及臊臭。柴胡、泽泻各3g，车前子、木通各1.5g，生地黄、当归梢、龙胆草各0.9g。上锉如麻豆大，都作一服，水三盏，煎至一盏，去粗，空心稍热服，便以美膳压之。此方柴胡入肝为引，用泽泻、车前子、木通淡渗之味利小便，亦除臊气，在下者引而竭之；生地黄、龙胆草之苦寒，泻酒湿热；更兼车前子之类以撤肝中邪气；肝主血，用当归以滋肝中血不足也。

从上案中可以看出，根据病证具体情况，李杲善于"在下者，引而竭之"，只是所用剂量极轻，一剂药不足12g。服用方法也同样讲究，有顿服、空腹服、稍热服、服后以美膳压之。

案 3

戊申有一贫士，七月中脾胃虚弱，气促憔悴，因与人参芍药汤……既愈；继而冬居旷室，卧热炕而吐血数次。予谓此人久虚弱，附脐有形而有大热在内，上气不足，阳气外虚，当补表之阳气，泻里之虚热。冬居旷室，衣服复单薄，是重虚其阳。表有大寒，壅遏里热，火邪不得舒伸，故血出于口。因思仲景太阳伤寒，当以麻黄汤发汗，而不与之，遂成衄血，却与之立愈，与此甚同。因与麻黄人参芍药汤。麻黄人参芍药汤：人参（益三焦元气不足而实其表也）、麦门冬各0.9g，桂枝（以补表虚）、当归身（和血养血）各1.5g，麻黄（去其外寒）、炙甘草（补其脾）、白芍、黄芪各3g，五味子（安其肺气）2个。

冬季，居旷室，衣单薄，表有大寒，当属太阳表证，方中用到麻黄、桂枝、白芍、炙甘草，似有麻黄汤、桂枝汤方意。但李杲主要着眼点并不在此，而在于患者为贫士，气促憔悴，脾胃虚弱，组方用药全从内伤着眼，用到"益三焦元气不足而实其表"的人参，"益皮毛而闭腠理"的黄芪，"补其脾"的炙甘草，"和血养血"的当归身。也就是说，本方实为补中益气汤加减而成，以麻黄、桂枝取代升麻、柴胡，同时去白术、橘皮，加麦门冬、五味子、白芍。李杲既不执"先表后里"而恣用麻黄剂、桂枝辈，也不执"伤内为不足"而呆守补中益气汤，而是随时、随病选方用药，务使方药与病证相符。方中共9味药，补中益气，祛寒实表，保肺泻肝，诸法并施，标本同治。

【复习思考题】

1. 如何理解李杲的"内伤脾胃，百病由生"？

2. 李杲阐述阴火与元气的关系有哪些主要内容？

3. 试述李杲的甘温除热法。

4. 李杲临床处方用药的特点是什么？

第六章

王好古

【导读】

思政目标：学习王好古勤奋治学，数十年如一日的刻苦钻研精神。

知识目标：掌握王好古的阴证论和三焦论，熟悉王好古对伤寒学的贡献，了解《伤寒论》经方的现代应用。

能力目标：临床熟练运用《伤寒论》的经方。

第一节　生平著作

一、生平

王好古，字进之，号海藏，赵州（河北省赵县）人，约生于 13 世纪初，卒于 1308 年以后。在《阴证略例·麻革序》载："海藏先生王君进之，家世赵人，早以通经举进士，晚独喜言医，始从东垣李明之，尽传其所学。"其曾官至"赵州教授兼提举管内医学"。王好古远祖《内经》《难经》《伤寒论》，近绍东垣，博采诸家之精华，勤奋治学，数十年如一日，终成元代著名医学家。

二、著作

王好古著有《阴证略例》《医垒元戎》《汤液本草》《此事难知》《海藏癍论萃英》等书，其中《阴证略例》最能反映他的学术思想。

《阴证略例》1 册。王好古认为伤寒三阴证难辨、难治，稍不留意，生死立判，故遍览前贤之论，掇其精要，附以己说，对阴证的病因、病机、诊断、治疗等方面进行了系统阐发。全书有证、有药、有论、有辨，末附海藏治验录，极富参考价值。

《医垒元戎》12 卷，全书以十二经为纲，皆首以伤寒，附以杂证，祖述仲景，参以易水、东垣之法，旁涉《太平惠民和剂局方》，亦有自己经验良方。王好古以六经辨证统赅伤寒与杂病，扩大了《伤寒论》六经辨证的应用范围，实为后世"伤寒为百病立法"说之先导。

《汤液本草》3 卷，是书源出于张元素《珍珠囊》。卷上为药学总论，首述《内经》五脏苦欲之说及补泻诸药，次列东垣先生《药类法象》《用药心法》，末附海藏老人《汤液本草》以论五宜、五伤、五走、服药可慎等。卷中与卷下按草部、木部、果部、菜部、米谷部、玉石部、禽部、兽部、虫部分论药物，每味药物则按性味、归经、功效、主治、宜忌等依次论述，博引诸家之说，杂

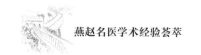

以己意，时附单方、验方，颇切实用。

《此事难知》2卷，本书为王好古将其师李杲所授"不传之妙"裒辑成书。"于伤寒证治尤详，其问三焦有几，分别手足，明孙一奎极称其功。但谓命门包络，于右尺同诊，又谓包络亦有三焦之称，未免误会经旨。"史称李杲长于伤寒，并作《伤寒会要》一书，惜已失传，唯赖此书存其一二。王好古谓："一语一言，美无可状，始而终之，终而始之，即无端之圆璧也。"

《海藏癍论萃英》1卷，本书专论小儿癍疹。王好古汇集钱乙、张元素及李杲论癍之说，结合自己的临床经验，就癍疹的辨证论治进行全面论述。其中所列"未显癍证所用之药"及"已显癍证所用之药"，颇具实用价值。

第二节　王好古的学术思想及临床经验

一、阴证论

（一）阴证的病因病机

王好古认为："伤寒，人之大疾也，其候最急，而阴证毒为尤惨，阳则易辨而易治，阴则难辨而难治。"伤寒阴证危害极大，而世之所喻者甚少，为此他遍考《内经》及张仲景、王叔和、朱肱、许叔微、韩祗和、成无己、张元素诸家论阴证之说，并附己意，以昭示后学。他曾明确指出阴证的成因系人之本气先有虚损，其谓："有单衣而感于外者，有空腹而感于内者，有单衣、空腹而内外俱感者，所禀轻重不一，在人本气虚实之所得耳，岂特内寒饮冷、误服凉药而独得阴证哉？重而不可治者，以其虚人，内已伏阴，外又感寒，内外俱病，所以不可治也。"若人体本气实，虽然感寒饮冷，也不足以罹病；平时膏粱少有、贫素气弱而内阴已伏之人，感寒饮冷虽不甚，或既未感寒又未饮冷，亦可患阴证。

王好古论阴证病机的关键在三阴阳虚，他说："若饮冷内伤，虽先损胃，未知色脉各在何经？若面青黑，脉浮沉不一，弦而弱者，伤在厥阴也；若面红赤，脉浮沉不一，细而微者，伤在少阴也；若面黄洁，脉浮沉不一，缓而迟者，伤在太阴也。"同时又针对三阴脉证分列仲景治法，厥阴肝阳虚损则治以当归四逆汤，少阴肾阳虚损则治以通脉四逆汤，太阴脾阳虚损则治以理中丸。其一再强调："洁古既有三阴可下之法也，必有三阴可补之法，予欲举此内伤三阴可补之剂。未见仲景药时，人皆不言三阴；既举仲景药，分而三之，人皆得知有三阴也。"王好古是在张元素论三阴寒实证的基础上，详论三阴虚寒证，因此除了列举上述三个主要方证，还分别阐述了仲景的吴茱萸汤、四逆汤、白通汤、真武汤、小建中汤、理中汤、桂枝附子汤、附子汤、术附汤、姜附汤及茯苓四逆汤等温里扶阳诸方证，以为其立论的依据。

（二）阴证的辨证施治

王好古博引历代诸家之说以论阴证，并归纳出阴证的主要临床症状。若病在厥阴，则见四肢厥逆，爪甲青，面鼍目黑色，或自汗不止，脉沉弦无力；病在少阴，则见面赤，默默不欲语，但欲寐，或四肢厥逆，或身表如冰石，脉沉细；病在太阴，则见手足自温，自利不渴，尺寸脉俱沉而弱；若病阴毒证，则见身表如冰石，四肢厥逆，体如被杖，脉沉细而微，或六至以至八至、九至、十至而不可数。

王好古认为阴证的临床表现较为复杂，有些变证及假象难以鉴别，极易造成误治的后果，因此要求医者必须具备透过现象看本质的能力，只有抓住其病机的关键，才能确立正确的诊断。诚如他所说："或有人饮冷内伤，一身之阳便从内消，身表凉，四肢冷，脉沉细，是谓阴证，则易知之；若从外走，身表热，四肢温，头重不欲举，脉浮弦，按之全无力，医者不察，便与表药双解等，复使汗出，三焦之气绝，以此杀人者多矣。"其中"身表热、四肢温"，为虚阳外越之象；脉浮弦，"按之全无力"，确系阳脱之征。若不识其证，孟浪用药，势必造成"三焦之气绝"的严重后果。

王好古治疗阴证，除宗仲景治法外，还广泛地吸取前人之法，同时自创新方，急以还阳退阴为治，唯用补虚和气而已。如回阳丹、返阴丹、火焰散、霹

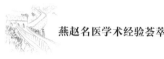

雾散、正阳散、附子散、白术散、肉桂散等，综观诸方皆用附子，或与干姜并用，正如他所说："古人用附子，不得已也，皆为身凉脉沉细而用之。若里寒身表大热者不宜用，以其附子味辛性热，能行诸经而不止。身尚热，但用干姜之类，以其味苦，能止而不行，只是温中一法。若身热消而变凉，内外俱寒，姜、附合而并进，温中行经，阳气俱生，内外而得，可保康宁。"其所创新方以神术汤、白术汤为代表，神术汤专治内伤饮冷、外感寒邪而无汗者，白术汤则治内伤冷物、外感风邪有汗者，两方之用体现了王氏治疗阴证外感善用温养、重视调中以祛外邪的临床经验。王好古临证处方用药也非常重视药物气味的厚薄及其归经，显然是受张元素、李杲之学的影响。

二、三焦论

（一）三焦的生理

"三焦"一词，首见于《内经》，而《难经》又多发挥。对三焦的论述，主要有主水液运行，主气，司人体气化，三焦为"孤腑"等。王好古在《内经》《难经》关于三焦功能及部位划分基础上，进一步指出头至心为上焦，心至脐为中焦，脐至足为下焦。对于三焦功能，他认为："上焦者，主纳而不出；中焦者，主腐熟水谷；下焦者，主出而不纳。""上中下三焦通为一气，卫于身也。"概括地阐明了三焦的部位、功能以上、中、下三焦的联系，为再论三焦病理及治疗用药奠定了基础。

（二）三焦的病理

王好古认为，外邪袭人，因邪之清浊、阴阳属性不同，有犯上、中、下三焦之别，其病理变化也有差异，认为"清邪、浊邪所伤，三焦俱病""清邪中于上焦，名曰洁……头痛，腰脊痛""浊邪中于中下焦，名曰浑……阴气为慄，便溺妄出。表虚里急，上焦、下焦与中焦相混"。按六淫清浊、阴阳属性来分，清者，多为风邪、燥邪，邪袭上焦，"雾露"功能失常，不能熏肤、充身、泽毛，见头项强痛、腰脊痛；浊者，多为寒、湿之邪，犯中、下二焦，伤阳气则阴气为慄，便溺妄出。邪犯三焦，上、中、下三焦不能"通为一气，卫于身"，可为表虚里急。

除此而外，王氏还以三焦理论解释疾病病机。如"上焦怫郁，藏气相熏……如雾不散，而为喘满""中焦不治，胃气上冲，营卫不通，血凝不流……呕不利，而为留饮，留饮不去，久为中满""下焦不阖，清便下重，便数而难，脐肠漱痛……渎不利，而为肿满"，至今不乏其理论价值和临床意义，是王氏在《内经》《难经》基础上，对三焦理论的进一步发挥。

（三）三焦的用药

临床上，王好古以三焦为纲，指导寒热辨证用药。如《此事难知》治小便不利，有三焦热，热邪伤津，津伤则小便不利，故以栀子、黄芩、黄连、黄柏、大黄等苦寒之品清三焦热，热去津复，小便正常；而三焦寒，气化失职，水道不利，可致大小便不通，故以陈皮、厚朴、丁香、白芷、干姜、附子、肉桂等辛热之品，使阳复寒去，气化正常，则大小便可通调。

关于三焦寒热用药，王氏有如下记载：上焦热，用清神散、连翘防风汤、凉膈散、龙脑饮子、犀角地黄汤；中焦热，用小承气汤、调胃承气汤、清心散、四顺清凉饮、桃仁承气汤；下焦热，用大承气汤、五苓散、八正散、石韦散、抵当汤；气分热，用柴胡饮子、白虎汤；血分热，用清凉饮子、桃仁承气汤；通治大热，用三黄丸、黄连解毒汤；实热，用黄芩、黄连、黄柏、大黄；虚热，用乌梅、秦艽、柴胡，又以青蒿、鳖甲、蛤蚧、小麦、牡丹皮等清血中伏热。上焦寒，用桂附丸、铁刷汤、胡椒理中丸；中焦寒，用二气丸、附子理中汤、大建中汤；下焦寒，用还少丹、八味丸、大真丹；气分寒，用桂枝加附子汤、桂枝加芍药汤、人参新加汤；血分寒，用巴戟丸、神珠丸；通治大寒，用大已寒丸、四逆汤。

王好古还指出："右此，内有热之大略也，若外有寒热者当求别法。"明确了上述寒热用药的适应范围，也体现了易水诸家以脏腑证候的病机及其治疗为研究课题的特点。

关于寒热病证分三焦用药，在张元素的《脏腑标本寒热虚实用药式》中，

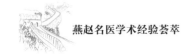

亦有部分论述，如实火泻之，有汗吐下三法；虚火补之，本热寒之，皆分上中下三焦用药等。王好古受其影响，结合《内经》《难经》理论，进一步阐明了三焦部位划分、三焦功能，且以三焦理论阐发病机、指导用药，还列举了大量方剂，有大部分至今仍在临床使用。

王好古的三焦理论及用药，对后世的罗天益影响较大，罗氏还补充了上、中、下三焦寒热证候的临床表现。这样，三焦寒热辨证，经易水诸家不断完善，已初具体系。它对中医脏腑辨证体系的确立及温病三焦辨证理论的形成，有极重要的价值。

三、伤寒学的成就

（一）发伤寒学治禁之创见

王好古在《医垒元戎》中开篇即论"伤寒不可汗、不可下、不可吐诸证"，冠于六经分证之前的卷首部分，足见他对伤寒治疗禁忌的重视。王好古首先据仲景《伤寒论》提纲挈领地指出"大法春宜吐、夏宜汗、秋宜下，凡用发汗及吐下汤药，皆中病便止"，即治病当根据四时季节更迭，人体阴阳盛衰的变化，因时制宜，且应中病即止，以免药过伤正。之后，用大篇幅详细列举《伤寒论》诸不可汗、下、吐之证，并作了深入的剖析。最后，指出何以如此强调不可汗、下、吐之由："不可汗吐一条三法，利害非轻，前人多列经后。大抵医之失，只在先药，药之错则变生；若汗下不差，则永无亡阳、生黄、蓄血、结胸、痞气及下痢、洞泄、协热利、痉急、虚劳等证生矣。其因如此，故录大禁忌于前，使医者当疾之初不犯也。"

王氏认为，世医研习《伤寒论》，必须首先明了不可汗吐下诸禁。医者临诊用药，当详辨其证，谨慎处方，切忌妄用汗吐下法，否则变证丛生，贻害众生。王氏这一伤寒学观点，至为恳切，且直指时弊，在当时研究伤寒之学中是一首创。自仲景于《伤寒论》列不可汗、不可下、不可吐诸证于六经之后，历代伤寒诸家及世医大都重视六经证候的研究，而对禁忌却重视不够，渐至忽略。王氏针对这一流弊，展现出以学术争鸣为风尚的金元医家应有的魄力，提出正治与禁忌的学习是同等重要的，它们是研究伤寒之学的两个方面，不可偏废其一。

（二）大力提倡伤寒病因中的本虚受邪说

对《伤寒论》的研究，晋唐时代重在搜索整理条文。时至宋金，庞安时《伤寒总病论》才开始研究伤寒的病因、病机，但庞氏力倡寒毒、疫气说，对本虚在发病中的主导作用，并未给予足够的重视。王好古对伤寒的病因进行了比较全面的论述，主要有以下几点。

1. 肾阴亏虚，感受寒邪

王好古非常重视肾阴亏虚在伤寒发病方面的作用，认为伤寒病的病因虽是感受外界寒邪，但更重要的还是肾水的涸竭。因为肾水涸竭，春季阳气生发，肝木旺而无水滋荣，故为温病。正如王氏所说："冬伤于寒，春必病温，盖因房室、劳伤与辛苦之人，腠理开泄，少阴不藏，肾水涸竭而得之。无水则春木无以生发，故为温病。长夏之时，时强木长，因绝水之源，无以滋化，故为大热病也，伤寒之源如此。"王氏的观点，不仅符合《内经》"夫精者，身之本也。故藏于精者，春不病温"的观点，也与李杲"元气不足，诸病所生"的观点一致。

2. 肾阳虚，卫外不固，感受寒邪

王氏认为人肖天地而生，冬季气候寒冷，"人之阳气俱藏于一肾之中，人能不扰乎肾，则六阳安静于内，内即得以安，外无自而入矣"。强调了肾阳在发病中的重要作用。如能在冬季固护肾气、命门，"少阳得藏于内，腠理以闭拒之，虽有大风苛毒，莫之能害矣"。王氏强调："腠理开则少阴不藏，惟房室、劳伤、辛苦之人得之""此伤寒之源，非天之伤人，乃人自伤也。"突出说明了肾阳亏虚是发病的主要原因。

3. 脾胃内伤虚损，外感风寒

人以胃气而生，故称脾胃为后天之本，气血生化之源。脾胃无虚，"正气存内，邪不可干"；脾胃一虚，百病由生。王氏在论述伤寒之病因时，非常强调脾胃虚在发病中的作用。他说："饮食不节者，或饥，或饱，或冷，或硬……心腹之逆满，或隔，或痞，此皆伤于阴也。"此即内伤，亦是伤寒发病的先决条件。或"旧有冬伏之寒邪在经",至春夏之季,易感风寒之邪。"伤于阳者,则邪气外并;伤于阴者,则邪气内并,新伤引出旧伤也。"邪气外并,则伤于太阴之经,即太阴阴经证;邪气内并,则伤于太阴脏,是寒邪直中太阴。以上两种情况都是新伤引动旧伤,"四季之中,有一日两伤者,有一日并伤者",内外相和之变,不胜枚举。王氏重视脾胃虚损在发病中的重要作用,与李杲"百病皆由脾胃虚衰而生"的观点一致,表现出易水学派一脉相承的学术渊源。

4. 非时之气外感——冬行秋令

自然界的六气更替,是万物生存的必要条件,但如果气候剧变,非其时而有其气,也是伤寒病常见的病因之一。王氏认为,伤寒病的发生常常是因为冬行秋令,即冬季应寒而反温,亦即运气学说中的"至而未至",这种异常的气候常使人病伤寒。正如王氏所说:"冬伤于寒者,冬兴秋令也,当寒而温,火盛而水亏矣。水即已亏,则所胜妄行,上有余也,所生受病,木不足也,所不胜者侮之,火太过也,火土合德,湿热相助,故为温病。"说明了冬应寒而反温,会引起人体的阴阳失衡、脏腑失调而发病,强调非时之气外感在发病中的作用。

总之,王氏研究伤寒的病因,非常重视本气虚在发病中的重要作用,尤其重视脾、肾虚损在发病中的重要性,对后世温补学派的影响很大。

(三)探幽索微以昭彰仲景之义

《伤寒论》成书年代久远,文深意奥,读之未易洞达其意旨。王氏在李杲的指导下,刻苦钻研,历经几十年,终于有所建树并著成《此事难知》。该书是王氏研究《伤寒论》的专著,共载心得体会百余篇。该书以通俗易懂的文字,设为问答的形式,阐释仲景的深奥旨意,对昭彰仲景之学,推广、普及《伤寒论》作出了卓越的贡献。略举数例如下:

1. 对桂枝汤"发"字的解释

桂枝汤是《伤寒论》中的重要方剂,仲景用于治疗太阳中风证。仲景文中说"当以汗解""复发其汗""先其时发汗""当须发汗""更可发汗",但又说:"无汗不得服桂枝……汗家不得重发汗……发汗过多者,却用桂枝甘草汤是闭汗也。"同论桂枝汤,一药两说,似有相悖之义。王氏首先从桂枝汤的药性加以解释:"《本草》云:桂枝辛甘,热,无毒,能为百药之长,通血脉止烦。出汗者,是调血而汗自出也。"再以桂枝汤的功能加以解释:"用桂枝汤调和荣卫,荣卫即和,则汗自出矣,风邪由此而解,非桂枝能开腠理发出汗也。"用桂枝汤的功能作用,以解释桂枝汤治疗太阳中风证的发汗作用,非常简明扼要。王氏尤恐人们不能理解,再次强调指出:"凡桂枝条下言'发'字,当认作'出'字,是汗自然出也,非若麻黄汤能开腠理而发出汗也……故后人用桂枝治虚汗,读者当逆察其意则可矣。"王氏如此不厌其烦地阐释桂枝汤发汗的机理,使人易于理解仲景文中的隐义奥理,对启迪后人,推广伤寒学说,大有裨益。

2. 对阳邪入阴可用下法的解释

王好古对阳邪入阴可用下法的解释,更简单明了。他首先设问:"如何是入阴者可下?"答曰:"阳入于阴者可下,非入太阴、少阴、厥阴之三阴也。实为入于三阳,此三阳并非太阳、阳明、少阳经,乃胃、大、小二肠之三阳也。三阳皆为腑,以其受盛水谷,传导有形,故曰入于阴也。仲景云:已入腹者可下,此之谓也。"之所以将胃、大肠、小肠称为阴,是由于胃与大、小二肠位于里,里之腹,与体表之经络相对而言,腹为阴。从另一方面讲,经络中输送气血,而三腹之中传导糟粕,一清一浊,浊者为阴,故称胃,大、小二肠为阴。王氏寥寥数语,即可昭彰仲景隐奥之义,读之实在令人叹服。

3. 五苓散为利水、泻热、祛寒剂

仲景用五苓散治疗邪入膀胱之蓄水证。王氏称"五苓散为下药",因五苓散可以化气行水,以泻太阳膀胱之蓄水,故又称"五苓散为太阳里证之下药也"。如果邪气在经,居于表,则用发汗法。邪入太阳之腑,膀胱气化不利,水液内停,邪居于下,"下则引而竭之。渴者,邪入太阳之本也,当下之,使从膀胱出也"。说明五苓散利小便,可使水邪从下而出,故称"五苓散为下药也"。

王氏认为,五苓散可以泻膀胱之热邪,主要用于"肾燥膀胱热,小便不利,此药主之;小便利者,不宜用。然太阳病热而渴,小便虽利,亦宜五苓散主之"。王氏将五苓散用于泻热,视为可以祛邪外出的"下药"。王氏还用五苓

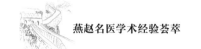

散清泄湿热，他认为："酒毒，小便赤涩，宜五苓散。"

此外，王氏还将五苓散用于泻寒毒。他认为，外感寒邪在经，即使不入膀胱腑，亦可用五苓散治疗，以引寒毒入于本道而泻其寒邪。正如他所说："桂枝，阳中之阳；茯苓，阳中之阴，相引而下，入于本道出邪气。"

除以上三例外，王氏还对后人学习《伤寒论》容易发生误解之处，以及仲景文中隐而未发之奥旨，都详加阐释，如"太阳禁忌不可犯""问三焦有几""问两感邪从何道入""狂言谵语郑声辨""辨内外伤""伤寒杂证发热相似药不可差"等，共一百多论。

综上所述，王氏研究《伤寒论》博极精研，力求探幽发微，以明其本义。他对仲景某些文义深奥的条文或意旨，用深入浅出的文字加以解释，以昭彰仲景之义，使后人能明伤寒之理，知伤寒之用，对伤寒学说的普及与推广，作出了卓越的贡献，可谓仲景之高弟，医门之功臣。

结　语

王好古在深入研究《内经》及张仲景理论的基础上，博采众家之说，并结合自己的临证经验，探讨三阴阳虚的辨证论治，从而形成独具特色的阴证论，突破了此前研究《伤寒论》的局限，为后世研究阴证之嚆矢。王好古结合《内经》《难经》理论，进一步阐明了三焦生理，且以三焦理论阐发病机、指导用药，还列举了大量方剂。王好古的三焦理论及用药，对后世的罗天益影响较大，对中医脏腑辨证体系的确立及温病三焦辨证理论的形成，有极重要的价值。王氏研究《伤寒论》博极精研，力求探幽发微，以明其本义，使后人能明伤寒之理，知伤寒之用，对伤寒学说的普及与推广，作出了卓越的贡献。

附：王好古医案四则

案1

牌印将军完颜公之子小将军，病伤寒六七日，寒热间作，腕后有瘢三五点，鼻中微血出。医以白虎汤、柴胡等药治之不愈。及余诊之，两手脉沉涩，胸膈间及四肢按执之殊无大热，此内寒也。问其故，因暑热卧殿角之侧，先伤寒，次大渴，饮冰酪水一大碗。外感者轻，内伤者重，外从内病，俱为阴也。故先癍衄，后显内阴，寒热间作，脾亦有之，非往来少阳之寒热也。与调中汤，数服而愈。

案 2

潞州义井街北浴堂秦二母，病太阴证，三日不解，后呕逆恶心，而脉不浮。文之与半硫丸二三服，不止，复与黄芪建中等药，脉中得之极紧，无表里，胸中大热，发渴引饮。众皆疑为阳证，欲饮之水，余与文之争不与。又一日与姜、附等药，紧脉反细沉，阳犹未生，以桂、附、姜、乌之类酒丸，每百丸接之，二日中凡十余服，渴止，脉尚沉细，以其病人身热，躁烦不宁，欲作汗，不禁其热，去其衣被盖覆，体之真阳营运未全，而又见风寒，汗不能出，神愦不醒。家人衣之，装束甚厚，以待其毙。但能咽物，又以前丸接之，阳脉方出而作大汗。盖其人久好三生茶，积寒之所致也。愈后，原秘大小始得通利，翌日再下瘀血一盆如豚肝。然文之疑不能判，余教以用胃风汤加桂、附，三服血止。其寒甚如此，亦世之所未尝见也，治宜详之。大抵前后证变之不同，以脉别之，最为有准，不必求诸外证也。

案 3

宝丰阿磨堆侯君辅之县丞，为亲军时，饮食积寒，所伤久矣。一日病，其脉极沉细易辨，即阴证无疑。内寒外热，故肩背胸胁癍出十数点，语言狂乱。家人惊曰：发癍、谵语，莫非热乎？余曰：非也。阳为阴逼，上入于肺，传之皮毛，故癍微出；神不守舍，故错言如狂，非谵语也。肌表虽热，以手按执，须臾冷透如冰。余与姜、附等药，前后数日，二十余两后，出大汗而愈。及见庭中物色、儿童、鸡犬，指之曰：此正我二三日间梦中境物也。然则神不守舍信矣。愈后起行，其狂又发，张目而言曰：今我受省札为御马群大使，如何不与我庆。及诊之，脉又沉迟，三四日不大便。余与理中丸，三日内约半斤，其疾全愈。候公之狂，非阳狂之狂，乃失神之狂，即阴也。但脉阴为验，学者当审，独取诸脉，不凭外证可也。

案 4

子秦二又病，太阳证悉具，其脉浮数，初为阳证，经所受邪也，神术汤解之，未三日变为阴证，何以然？旺火投盛水也。以其素服三生茶及好食诸冷物，数年来脏腑积而为痼疾，一身之经皆凝寒浸溃，酝酿而成太阴。脉亦从此而变其状，非浮非沉，上下内外举按极有力，坚而不柔，非若阳脉来之有源，尺以下至宛中全无，惟三部中独见鼓击，按之触指，突出肤表异常。紧为甚，所禀元阳无一身游行之火，独萃于胸中，寒气逼之，故搏而大，有加数倍，往来不可以至数名，纵横不可以巨细状。五日后文之与姜、附等剂而复振摇，又与真武、四逆等汤，烦躁大渴不止，若更接姜、附，其汗必作。其人自疑为热而益饮水，及得水稍苏斯须，脉陷沉而紧，厥逆神惯。至六日晡前后，大便秘结，小便赤色而少，强溲得涓滴，时手冷至肘，足冷至膝，脉将绝而不可救，欲复与四逆等汤，恐烦躁私饮而生变。文之请曰：何法以治？余教以乌、附、姜、桂、良姜等，佐以芍药、茴香之类，酒糊丸，引而下之，而使不僭。急服之百丸，昼夜相接八九，阳气从下复生，胸膈不烦躁，不思水，与温剂则微咽，大便软，屡下气，阴得以出，小便通快成剂如灰汁，脉微生，服丸至千半，阳气遍体，作汗而愈。后神又不全，少气乏力，又与温中等药数服，然后良愈。非平昔饮冷、肠胃积寒之久者，脉不如此之鼓击也。鼓击者何？虽可谓大，非大也，忿怒也，宜详审辨认，世罕有之。大抵此脉属紧，比紧为尤甚，故名鼓击也。仲景云：诸紧为寒。又云：脉浮而紧，寒在表也；脉沉而紧，寒在里也。紧似弦而非，有如牵绳之状，即为紧也，非带洪而有源也。成无己云：累累如循长竿，连连而强直也。通真子歌云：紧若牵绳转索初。海藏云：牵绳之紧，循竿之直，二者皆近于鼓击，鼓击者，尤甚于二脉数倍。启玄子云：盛脉同阳，四倍已上，阴之极也。

【复习思考题】

1. 王好古是如何认识阴证的发病原因的？

2. 内伤阴证有哪些主要病理变化？

3. 王好古是如何辨治阴证的？

4. 王好古治疗阴证与李杲治疗"内伤热中证"有何不同？为什么？

第七章

罗天益

【导读】

思政目标：学习罗天益继承和发扬其师李杲学说的尊师重道精神。

知识目标：掌握罗天益的三焦辨证和治疗中风的经验，熟悉其对李杲脾胃学说的发展和临床用药特点，了解罗天益因时制宜的治疗思路。

能力目标：临床熟练运用罗天益的针灸方法。

第一节　生平著作

一、生平

罗天益，字谦甫，元代真定（今河北省石家庄市藁城区）人，生活于金兴定四年（1220 年）至元二十七年（1290 年）。罗氏幼承父训，有志经史，为李杲的入室弟子，其"论病则本于《素》《难》，必求其因；其为说也详而明；制方则随机应变，矢不虚发；其为法也简而当，大抵皆采撷李氏平日之精确者，而间櫽括以己意，旁及于诸家者也"。后为元太医，随军出征，积累了丰富的临床经验。李杲逝世后，罗天益先后刊行了李杲的多部代表性著作，如《兰室秘藏》《脾胃论》等，东垣之学因罗天益而得以广泛传播。元人即已推崇罗天益传布李氏之学功不可没，王博文称赞曰："不独使其师之术业表见于世，抑亦惠天下后学之士，俾获安全之利也。"明代蒋用文亦称颂曰："夫李氏之学，得罗氏而益明。"

二、著作

罗天益一生勤于著述，一是与其师李杲合编《内经类编》（佚）；二是整理、刊行其师李杲的著作，使东垣之学得以广泛传播；三是编撰自己的医学著作《卫生宝鉴》。

（一）师徒合编《内经类编》

元代刘因的著作《静修先生文集》云："先师尝教予曰：'子为我分经病证而类之，则庶知方之所自出矣'。予自承命，凡三脱稿，而先师三毁之。研磨订定，三年而后成，名曰《内经类编》，敢望吾子序……予闻李死，今三十年，罗祠而事之如平生，薄俗中而能若是，是可序。"从论述中可知，罗天益按照其师李杲的要求，根据《内经》的内容将病证及治疗加以类编，李杲在提供资

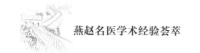

料的同时也制定了编写体例。罗天益编写成初稿后，其师李杲加以多次修订，最后完成定稿，书名定为《内经类编》。此书为李杲、罗天益师徒合著，它不仅丰富和补充了《内外伤辨惑论》与《脾胃论》的内容，而且是与《内外伤辨惑论》《脾胃论》鼎足而立的著作。

（二）整理刊行李杲医学经验

1.《兰室秘藏》

李杲从1249年至病逝的两年间，抱病编写了《兰室秘藏》。《素问》有"藏诸灵兰之室"之义，故书名为《兰室秘藏》。罗天益序曰："《兰室秘藏》六卷，吾师李杲先生所辑也。"末署"至元丙子（1276年）三月上巳，门人罗天益百拜书"。后人多"疑即砚坚所谓临终以付天益者也"。该书是李杲的平生临证记录，但罗天益的整理之功不可泯没。况且罗天益不仅对其师的遗稿进行整理，其中还加入了很多他本人随师学习的笔记。如《兰室秘藏·头痛论》云"先师尝病头痛，洁古曰：此厥阴太阴合病，名曰风痰"，此并非东垣亲笔，而是罗天益的语气。

2.《脾胃论》

《脾胃论》是李杲晚年的又一力作，此书的刊行同样得益于弟子罗天益的整理。书后附有罗天益"至元丙子（1276年）三月上巳日序"。时人刘因在《答医者罗谦甫》中云："八月二日，因顿首再拜，复太医先生侍下。人来领书，及见赐诸医书，前后受赐稠叠矣。仆自六月七日中山会葬妻父，七月五日回，目疾暴发，至今昏花，所谓《医经辨惑》才检校二三简而已。昨日定兴奔舅氏丧回，而知专人来，且以缮写《脾胃论》见命，则愈增稽缓之愧也。然目疾才愈，尚不敢久视，且一二日间，欲于门侧建一草亭，又不免监督之役，恐久旷日期，而虚来人之僦直也。今日早饭竟，故遣归。其二书约两月可比，至期使之来取可也。"此序未署年月，但根据袁冀先生考证应当为丙子年（1276年）。由此可知，《脾胃论》1276年尚未刊行，应在1276年以后由罗天益鼎力刊行。

（三）编纂自己的医学著作

罗天益在整理刊行先师的全部著作后才开始整理编著自己的医学经验集，

以《卫生宝鉴》最具代表性。这部书在最初刊行之时分为四部分，砚坚序曰："曰药误永鉴者，知前车之覆，恐后人蹈之也。曰名方类集者，古今之方，择之已精，详而录之，使后人有所据依也。曰药类法象者，气味厚薄，各有所用，证治增损，欲后人信之也。曰医验记述者，遇如是病，用如是药，获如是效，使后人慎之也。大抵皆仁者之用心，抑论之，天下之事，辨之不明，固有似是而非，利于此而害于彼者。况医之为道，阴阳虚实，千状万态，神圣工巧，存乎其人。合四者而一之，名曰《卫生宝鉴》。"全书以医案分析与临证效方总结为主，所载医案偏于内科杂病，间有外科、妇科及儿科验案。

第二节　罗天益的学术思想及临床经验

一、发扬李杲的脾胃学说

罗天益作为李杲之徒，易水学派的学术特点十分明显，通过书中医案、医理论述可知，罗天益将脏腑辨证贯穿始终，并且对于内伤杂病偏重从脾胃进行论治。

（一）发挥脾胃内伤学说

罗天益结合其临证治验，在《卫生宝鉴》中将劳倦所伤分为"虚中有寒"和"虚中有热"两种不同的证型，前者以理中丸、建中汤等方药温中散寒，后者以补中益气汤、黄芪建中汤等方药益气补中、滋阴降火。其用药以温补脾胃为主，主张温中健脾以甘热药物，散寒温胃以辛热药物，甘辛相合则脾胃健而荣卫通，津液自行。罗天益所用方药已不仅仅局限于其师的益气升阳诸方，而是使用了不少历代医家的名方，如建中汤、枳术丸、四君子汤、理中汤等，并且在此基础上进行加减创制新方。

（二）既强调脾胃，又重视整体

罗天益在重视脾胃的同时，亦非常重视人体各个脏器对脾胃的影响，认为各个脏器的偏强偏弱都能直接或间接地影响脾胃而导致疾病的发生，由于影响的情况和程度的不同，所发生的病变也会不同。例如，在泄痢论中分析了飧泄或痢疾，两种疾病都是由肝胆影响脾胃而导致的，但影响小则表现为飧泄而谷不能化，影响大则表现为下痢脓血黏稠而里急后重。

李杲的脾胃学说思想在经历了罗天益的发扬光大后，对后世医家的影响更广泛、更深远，促使后世医家建立了以温养补虚为临床特色的辨治虚损病证的系列方法，发展成为以温补阴阳水火为核心的命门学说。虽被后人习称为温补学派，实则为"补土派"学术思想的延续。其代表医家有薛己、张介宾、赵献可、李中梓等。

二、泻热除寒，创立三焦辨证

罗天益在继承张元素、李杲学说的基础上，在脏腑辨证的启示下，特别注重三焦辨治及三焦气机调畅。《卫生宝鉴·泻热门》中，三焦热病分为"上焦热""中焦热"和"下焦热"。在三焦热的病证中，又详列气分热和血分热的病证。在"除寒门"中，除论述辨治寒病有"上焦寒""下焦寒"之别外，又分别论述了气分寒证和血分寒证，并提出了各自施治的方药。在这里，罗天益首倡三焦寒热论治，并明确将三焦作为一种辨证纲领。

罗天益将头面热毒上攻所造成的疾患归属于上焦热的范畴，还包括热扰神明、热毒壅盛、肺热下传大肠、肠结便秘等证，同时将胸中郁热、肺热壅盛、热迫血行导致的咳嗽、吐血、鼻衄、下血、血淋等症也归属于上焦热的范畴；将中焦脾胃热盛、燥热内盛归属于中焦热的范畴；将痞、满、燥、实俱全导致的地道不通证、心肾不交的心火偏旺和肾水不足证归属于下焦热的范畴。这与后世温病学家所主张的三焦辨证是不同的。

罗天益在三焦辨证中着重阐明了三焦寒证，治三焦寒证尤其重视肾阳，治上焦寒者既以温上焦之阳为主，也适当照顾肾阳，温下以煦上；治中焦寒者在扶中阳的同时，适当温肾阳，温肾以助脾；治下焦寒者采取温柔补益之品，温肾助阳。在温阳时不忘对精血的敛护，在祛寒时注意对气分的补益，这也是罗氏的高明之处，是符合《内经》"阴阳互根"的观点。

三、针灸学术特色

（一）善用灸法

李杲倡导脾胃学说，偏重放血疗法，而对于灸法，则视之畏途。罗天益则善用灸法温补脾胃，较李氏针灸学术又有发展。

（二）善用成方

从罗天益的医案可知，其施灸既有成方，又善用成方。《卫生宝鉴·卷十三·胃脘当心痛治验》，记载了患者崔云卿脾胃复伤，中气愈虚，腹痛肠鸣，时复胃脘当心而痛，屡易医药，未尝有效，后又因劳役烦恼过度，前证大作。罗天益根据其脉弦细而微，手足稍冷，面色青黄而不泽，情思不乐，恶人烦冗，饮食减少，饱则心下痞闷，呕吐酸水，发作疼痛，冷汗时出，气促，闷乱不安等证候，诊断为中气不足，则先灸中脘三七壮，次灸气海百余壮，后又灸三里二七壮，并给予扶阳助胃汤等药物口服，注意节饮食、慎起居而治愈。

（三）灸治他病

罗天益善用灸法温补脾胃，然不限于脾胃病变。如《卫生宝鉴·卷十八·灸妇女崩漏及诸疾》记载："如女子漏下恶血，月事不调，逆气腹胀，其脉缓者可灸血海三壮。"再如："水渍入胃，名为溢饮，滑泄，渴能饮水，水下复泄，泄而大渴，此无药证，当灸大椎。"并且强调"针五分，留三呼，泄五吸，灸以年为壮"。

（四）注重放血

李杲常以放血疗法治疗胃火、湿热、上热下寒诸病。《卫生宝鉴·卷二十二·北方脚气治验》中记载："脚气忽作，遍身肢体微肿，其痛手不能近，足胫尤甚。"罗天益思《内经》有云："饮发于中，胕肿于上。"又云："诸痛为实，血实者宜决之，以三棱针数刺其肿上，血突出高二尺余，渐渐如线流于地，约半升许，其色紫黑，顷时肿消痛减。"

四、因时制宜的治疗思路

在《卫生宝鉴·卷一》开篇即说明春月奉生之道"必先岁气，无伐天和"，医病用药亦宜"应乎天道以使之平"，并述众多案例介绍"违时而治"之后果。《卫生宝鉴》专门有"时不可违"篇述：中书左丞张仲谦，年五十二岁，至元戊辰春正月，在大都患风证，半身麻木。一医欲汗之，未决可否，命予决之。予曰：治风当通因通用，汗之可也。然此地此时，虽交春令，寒气独存，汗之则虚其表，必有恶风寒之证。仲谦欲速瘥，遂汗之，身体轻快。后数日，再来邀予视之。曰：果如君言，官事繁剧，不敢出门，常如之何？予曰：仲景云，大法夏宜汗，阳气在外故也。今时阳气尚弱，初出于地，汗之则使气亟夺，卫气失守，不能肥实腠理，表上无阳，见风必大恶矣。《内经》曰："阳气者，卫外而为固也。"又云："阳气者，若天与日，失其所则折寿而不彰。"当汗之时，犹有过汗之戒，况不当汗而汗者乎。遂以黄芪建中汤加白术服之，滋养脾胃，生发荣卫之气，又以温粉扑其皮肤，待春气盛，表气渐实，即愈矣。《内经》曰："化不可代，时不可违。"此之谓也。

（一）因时立法

李杲提倡"春宜吐，夏宜汗，秋宜下，冬闭藏"的按时治疗原则，罗天益极力推崇并用于实践。书中一案："安抚初病时，右肩臂膊痛无主持，不能举动，多汗出，肌肉瘦，不能正卧，卧则痛甚。经云：汗出偏沮，使人偏枯。余思《针经》云：虚与实邻，决而通之。又云：留瘦不移，节而刺之，使经络通和，血气乃复。又云：陷下者，灸之，为阳气下陷入阴中。肩膊时痛不能运动，以火导之，火引而上，补之温之，以上症皆宜灸刺。为此先刺十二经之井穴，于四月十二日，右肩臂上肩井穴内，先针后灸二七壮。及至灸疮发，于枯瘦处渐添肌肉，汗出少，肩臂微有力。至五月初八日再灸左肩井，次于尺泽穴各灸二十八壮，引气下行，与正气相接。次日臂膊又添气力，自能摇动矣。时值仲夏，暑热渐盛，以清肺饮子补肺气，养脾胃，定心气。"

（二）舍时从证

罗天益强调时令对疾病治疗的重要影响，主张"用寒远寒，用热远热"。但是，当基本治疗原则与时令治疗原则相冲突，病情危重时，宜舍时从证。书中一案："至元壬午五月二十八日，王伯禄，年逾五旬有七，右臂膊肿甚，上至肩，下至手指，色变皮肤凉，六脉沉细而微，此乃脉证俱寒。余与疡医孙彦和视之曰，此乃附骨痈，开发已迟，以燔针启之，脓清稀解。次日肘下再开之，加呃逆不绝。彦和以丁香柿蒂散两剂，稍缓。次日，呃逆尤甚，自利，脐腹冷痛，腹满，饮食减少，时发昏愦。于左乳下黑尽处，灸二七壮，又处托里温中汤，用干姜、附子、木香、沉香、茴香、羌活等药，㕮咀一两半，欲与服。或者曰：诸痛痒疮，皆属心火，又当盛暑之时，用干姜附子可乎。予应之曰：理所当然，不得不然。《内经》曰：脉细皮寒，泻利前后，饮食不入，此谓五虚。况呃逆者，胃中虚寒故也。诸痛痒疮，皆属心火，是言其定理也。此证内外相反，须当舍时从证，非大方辛热之剂急治之，则不能愈也。遂投之，诸证悉去，饮食倍进，疮势温，脓色正。彦和复用五香汤数服，后月余平复。守常者，众人之见；知变者，知者之能。知常不知变，因细事而取败者，亦多矣，况乎医哉。"

（三）从权治之

罗天益虽特别强调按时治疗原则，但在实际应用时并不死板，运用灵活。如强调"夏宜汗"，更强调发汗不宜太过。嘱冬月凡有触冒，"宜微汗，以平为期，邪退即止"。并且患者应穿暖衣，居密室，服实表补卫气之剂，防止表虚寒邪为害。此从权之治也。"舍时从证""从乎中治"亦是"从权治之"的重要表现。

五、遣药用方特点

（一）用药甘辛温补

罗天益用药重在甘辛温补，并且在临床上灵活运用。《卫生宝鉴·卷五·劳倦所伤虚中有寒》中说："健脾者必以甘为主……荣出中焦，卫出上焦是也。卫为阳，不足者益之必以辛。荣为阴，不足者补之必以甘。甘辛相合，脾胃健而荣卫通。"又如《卫生宝鉴·卷三·轻易服药戒》中说："凡人之脾胃，喜温而恶冷。"罗天益在《卫生宝鉴·卷九·气虚头痛治验》中治气虚头痛用顺气和中汤来治疗，也就是补中益气汤中加入白芍、川芎、蔓荆子、细辛四味，充分体现了罗天益用药的继承和创新。

（二）慎用寒凉，反对滥用下法

罗天益在施用温补的同时，慎用寒凉，并反对滥用下法。罗天益在他所著的《卫生宝鉴·卷三·戒妄下》详细阐述了下法的危害："真定钞库官李提举，年逾四旬，体干魁梧，肌肉丰盛。其僚友师君告之曰：肥人多风证，君今如此，恐后致中风，搜风丸其药推陈致新化痰，宜服之。李从其言，遂合一料，每日服之，至夜下五行，如是半月，觉气短而促。至一月余，添怠惰嗜卧，便白脓，小便不禁，足至膝冷，腰背沉痛，饮食无味，仍不欲食，心胸痞满，时有躁热，健忘，恍惚不安。凡三易医皆无效，因陈其由，请予治之。予曰：孙真人云：药势有所偏助，令人脏气不平。药本攻疾，无病不可饵，平人谷入于胃，脉道乃行；入于经，其血乃成。水去则荣散，谷消则卫亡，荣散卫亡，神无所依。君本身体康强，五脏安泰，妄以小毒之剂，日下数行。初服一日，且推陈下行，疏积已去，又何推焉？今饮食不为肌肤，水谷不能运化精微，灌溉五脏六腑，周身百脉，神将何依？故气短而促者，真气损也；怠惰嗜卧者，脾气衰也；小便不禁者，膀胱不藏也；便下脓血者，胃气下脱也；足胻寒而逆者，阳气微也；时有躁热，心下虚痞者，胃气不能上荣也；恍惚健忘者，神明乱也。《金匮要略》云：不当下而强下之，令人开肠洞泄便溺不禁而死。前证所生非天也，君自取之，治虽粗安，促君命期矣。李闻之，惊恐，汗浃于背，起谓予曰：妄下之过，悔将何及！虽然，君当尽心救其失。予以谓病势过半，命将难痊，固辞而退。至秋疾甚作，医以夺命散下之，躁热喘满而死。《内经》曰：诛罚无过，是谓大惑。如李君者，盖《内经》所谓大惑之人也。卫生君子，可不戒哉？"

又如罗天益在《卫生宝鉴·卷二·泻火伤胃》中认为晋才卿误服苦寒泻药，导致火未除而脾土已病，书中记载："经历晋才卿，膏粱而饮，至春病衄。医曰：诸见血者为热，以清凉饮子投之，即止。越数日，其疾复作。医又曰：药不胜病故也。遂投黄连解毒汤，既而或止，止而复作。易医数回，皆用苦寒之剂，俱欲胜其热而已，然终不愈。而饮食起居，浸不及初，肌寒而时躁，言语无声，口气臭秽，恶如冷风，然其衄之余波，则未绝也。或曰：诸见血者热。衄，热也。热而寒之，理也。今不惟不愈，而反害之，何哉？《内经》曰：以平为期；又言，下工不可不慎也。彼惟知见血为热，而以苦寒攻之，抑不知苦泻土。土，脾胃也。脾胃人之所以为本者。今火为病，而泻其土，火固未尝除，而土已病矣。土病则胃虚，胃虚则营气不能滋荣百脉，元气不循天度，气随阴化而无声肌寒也。意粗工嘻嘻以为可治，热病未已，寒病复起，此之谓也。"

（三）主张汗、下有序有度

罗天益主张汗、下有序有度。罗天益传承张元素、李杲的易水之学，弘扬《内经》《难经》理论，遵从仲景之法，主张明辨阴阳，采用汗、下之法应该有序有度。书中一案："齐大哥十一月间，因感寒邪，头项强，身体痛，自用酒服灵砂丹四五粒，遂大汗出，汗后身轻。至夜前病复发，以前药复汗，其病不愈。复以通圣散发汗，病添身体沉重，足胻冷而恶寒。是日方命医，医者不究前治，又以五积散汗之，翌日身重如石，不能反侧，足胻如冰，冷及腰背，头汗如贯珠，出而不流，心胸躁热，烦乱不安，喜饮冷，西瓜、梨、柿、冰水之物，常置左右。病至于此，命予诊之，六脉如蛛丝，微微欲绝，予以死决之。主家曰：得汗多矣，焉能为害？予曰：夫寒邪中人者，阳气不足之所致也。而感之有轻重，治之岂可失其宜哉？仲景云：阴盛阳虚，汗之则愈。汗者，助阳退阴之意也。且寒邪不能自出，必待阳气泄，乃能出也。今以时月论之，大法夏月宜汗，然并以太过为戒。况冬三月闭藏之时，无扰乎阳，无泄皮肤，使气亟夺，为养藏之道也。逆之则少阴不藏，此冬气之应也。凡有触冒，宜微汗之，以平为期。邪退乃已，急当衣暖衣，居密室，服实表补卫气之剂，虽有寒邪勿能为害,此从权之治也。今非其时而发其汗,乃谓之逆。仲景有云:一逆尚引日,再逆促命期。今本伤而汗,汗而复伤,伤而复汗,汗出数回,使气亟夺,卫气无守,阳泄于外,阴乘于内,故经云:独阳不生,独阴不长,不死何待?虽卢扁不能治之活也。是日至夜将半,项强,身体不仁,手足搐急,爪甲青而死矣。《金匮要略》云:不当汗而妄汗之,夺其津液,枯槁而死。今当汗之,一过中亦绝其命,况不当汗而强汗之者乎!"

六、罗天益的临证治疗特点

(一)中风

对于中风,罗天益主张辨证分类,区别腑脏,分经论治。《卫生宝鉴·卷八·中风灸法》指出:"风中脉则口眼㖞斜,中腑则肢体废,中脏则性命危。"《卫生宝鉴·卷七·中风论》云:"其中腑者,面颜显五色,有表证而脉浮,恶风恶寒,拘急不仁,或中身之后,或中身之前,或中身之侧……其中脏者,唇吻不收,舌不转而失音,鼻不知香臭,耳聋而眼瞀,大小便秘结。"通过论述可知,中脏与中腑两者的区别在于"大抵中腑者多著四肢,中脏者多滞九窍"。

中风治疗方面,罗天益主张"风中腑者,先以加减续命汤随证发其表;如忽中脏,则大便多秘涩,宜以三化汤通其滞"。对于风中腑,罗天益强调"审六经之形证加减"。太阳经中风,"若中风无汗恶寒,麻黄续命汤主之""中风有汗恶寒,桂枝续命汤主之";阳明经中风,"中风无汗,身热不恶寒,白虎续命汤主之""中风有汗,身热不恶风,葛根续命汤主之";太阴经中风,"中风无汗身凉,附子续命汤主之";少阴经中风,"中风有汗无热,桂枝附子续命汤主之";并指出"凡中风无此四经六证混淆,系于少阳厥阴,或肢节挛痛,或麻木不仁,宜羌活连翘续命汤主之"。

在论述中风治疗时,罗天益根据四时变化之不同,在药味加减上也随之变化。《卫生宝鉴·卷七·中风门》论述诸方:小续命汤,"春夏加石膏、知母、黄芩。秋冬加官桂、附子、芍药";羌活愈风汤,"如望春大寒之后,本方中加半夏、人参、柴胡各二两,木通四两,谓迎而夺少阳之气也。如望夏谷雨之后,本方中加石膏、黄芩、知母各二两,谓迎而夺阳明之气也。如季夏之月,本方中加防己、白术、茯苓各二两,谓胜脾土之湿也。如初秋大暑之后,本方中加厚朴一两,藿香一两,桂枝一两,谓迎而夺太阴之气也。如望冬霜降之后,本方中加附子、官桂各一两,当归二两,谓胜少阴之气也。如得春气候,减冬所加药,四时加减类此。"

对于中风的预防,罗天益强调宜防过汗、过下。《卫生宝鉴·卷七·中风见证》指出:"凡人之初觉大指次指麻木不仁或不用者,三年内有中风之疾也。宜先服愈风汤、天麻丸各一料,此治未病之先也。是以圣人治未病,不治已病。"但罗天益同时指出:风本为热,热胜则风动,宜以静胜其躁,是养血也。治须少汗,亦宜少下,多汗则虚其卫,多下则损其荣。

(二)妇人病

《卫生宝鉴·名方类集》中单列妇人门一节,以补血、调畅气机的原则调经顺气,治疗崩漏、带下以升阳为主,产后病不忘调理,治在荣卫气血,补气和血,针药合用,善用单药。

1. 治崩漏、带下重视升阳

罗天益认为"治血脱益气,古人良法也。先补胃气,以助生发之气,故曰阳生阴长",提出"人之身内,谷气为宝,故用诸甘剂,为之先务,甘能生血,此阳生阴长之理也"。创益胃升阳汤(白术9g,黄芪、炙甘草各6g,人参、炒神曲各4.5g,陈皮、当归身各3g,柴胡、升麻、生黄芩各1.5g),治气虚漏下;升阳举经汤(黄芪、白术、归身各9g,柴胡、藁本、防风、羌活各6g,独活4.5g,川芎、地黄、白芍、甘草、人参各3g,细辛1.8g,黑附子、肉桂各1.5g,桃仁10个,红花少许)治疗命门火衰、经水不调。

2. 产后调理重视营卫气血

罗天益治疗产后病尤重视荣卫,调理气血。如产后常规以加减四物汤服至3周,对虚弱者服至1月而止,以达到调补气血的目的。另外创当归建中汤(当归120g,肉桂90g,甘草60g,白芍180g),每服15g,生姜5片,大枣1枚,同煎至八分。"治妇人一切血气虚损,及产后劳伤,腹中疼痛,少腹拘急,痛引腰背,时自汗出。"

3. 注重妊娠养胎并善用单味药

妇人妊娠，其气血必聚于胞中以养胎，因此，妊娠养胎应当益气养血。茯苓丸（葛根、枳实、白术、甘草各 60g，人参、干姜、赤茯苓、肉桂、陈皮、半夏各 30g，为末蜜丸），用温米饮空腹服用，治疗妊娠恶阻病；安胎阿胶散（阿胶、桑寄生、白术、人参、白茯苓各等分，为细末，每服 6g），用糯米饮汤调服，治疗妊娠伤寒。治疗妊娠小便不通之独圣散，以蔓荆子一味为末，每服 6g，浓煎葱白汤调服。治妊娠胎动不安及产后小腹痛不可忍，用知母为末蜜丸，清酒化服。

（三）外科

在《卫生宝鉴·疮肿门》中收录名方众多，较多来自其他医家的传授，所治范围包括疮肿、打仆损伤、疣瘤疥癣等，以医案的形式贯穿，加以自己的论述。罗天益辨治疮疾时根据病情将预后分为"五善七恶"，指出"五善"见三预后较好，"七恶"见四预后较差。治疗之时，罗天益善用汗法解疮疾，用方托里温经汤，治疗外寒袭表，阻遏经络，热郁于中，发而为肿，强调治疗并不能停留在表面，须深入病机，保证做到治病求本。

在治疗跌仆损伤方面，罗天益遵循《内经》之言，根据体表部位分经论治，病机总属瘀血留停。如若伤于胁下，辨证为厥阴少阳，治疗则应使用引经药柴胡为君，佐以生血、养血、破血、润血之药，方能治愈。

结 语

罗天益承李杲之学而有所发挥。其论劳倦伤脾则分"虚中有寒""虚中有热"，临证用方不囿于李杲之方，精选历代名方作为补充，使脾胃病的辨证论治更趋完善。罗天益从三焦论治疾病，多有独到之处，尽管理论欠缺，选方难称完备，但对后世研究三焦理论提供了丰富的临床资料，也为中医学的发展作出了重要的贡献。在针灸学方面，罗天益善用灸法，施灸既有成方，又善用成方以温补脾胃，又以放血疗法清泄实热。罗天益虽特别强调"春宜吐，夏宜汗，秋宜下，冬闭藏"的按时治疗原则，但在实际应用时并不死板，使用灵活。罗天益临床用药重在甘辛温补，慎用寒凉，并反对滥用下法，主张汗、下有序有度。对于中风的辨治，罗天益主张辨证分类，区别脏腑，分经论治。治妇人病以补血、调畅气机的原则调经顺气；治疗崩漏带下以升阳为主；产后病不忘调理，治在荣卫气血，补气和血；注重妊娠养胎，善用单味药。

罗天益是一位善于继承、勇于创新的医学家，东垣之学因罗天益而得以广泛传播。正可谓：李杲学冠天下，无罗天益则无以传其学；易水学派至李杲方为天下显学，无罗天益则无以行天下。

附：罗天益医案四则

案1

李杲医案载于《东垣试效方·卷九·杂方门》中，原文如下："中书黏合公，年三十三，病脚膝痿弱，脐下、尻臀皆冷，阴汗臊臭，精滑不固，省医黄道宁主以鹿茸丸，十旬不减。至戊申春（1248年）始求于先师。先师遂诊其脉，沉数而有力，乃曰：公饮醇酒以膏粱，滋火于内，逼阴于外，医见其证，盖不知阳强阴不能密，以致肤革冷而溢泄，以为内实有寒，投以热剂，欲泻其阴而补真阳，真所谓实实虚虚也。其不增剧者为幸矣，复何获效欤？即处以滋肾丸……再服而愈。"

罗天益医案载于《卫生宝鉴·卷二十二·医验纪述》中，原文如下："中书黏合公，年四旬有余，躯干魁梧。丙辰春（1256年），从征至扬州北之东武隅，脚气忽作，遍身肢体微肿，其痛手不能近，足胫尤甚，履不任穿，跣以骑马，控两镫而以竹器盛之，以困急来告……血实者宜决之，以三棱针数刺其肿上，血突出高二尺余，渐渐如线流于地，约半升许，其色紫黑。顷时肿消痛减，以当归拈痛汤重一两半服之，是夜得睡，明日再服而愈。"

当归拈痛汤：甘草（炙）、茵陈（酒炒）、酒黄芩、羌活各15g，防风、知母（酒洗）、猪苓（去皮）、泽泻、当归身各9g，苦参（酒洗）、升麻、黄芩（炒）、人参、葛根、苍术各6g，白术4.5g。

按： 两则医案中，李案发生的时间为1248年，患者黏合公当时33岁；罗案为1256年，患者四旬有余。从时间推算，年龄与纪年基本吻合。从两案的病情与处方来看，黏合公为湿热体质无疑，其两次病情均与体质相关。所犯疾病，李案为痿证，罗案为脚气。此两案遵循《内经》"湿淫于内，治以苦温"，对湿热的治疗，除了以苦寒药清热燥湿外，均用温药除湿。李杲以肉桂温化湿邪，罗天益以羌活、防风、苍术苦温除湿。两者所不同的是，李案邪火甚，故以苦寒清热为主；罗案湿邪盛，辅以淡渗利湿法治之。

案 2

《卫生宝鉴·饮食自倍肠胃乃伤治验》中有这样一段："有博兔赤马刺，约年三旬有余，因猎得兔，以火炙食之。各人皆食一枚，惟马刺独食一枚半。抵暮至背，极困倦渴，饮潼乳斗余，是夜腹胀如鼓，疼痛闷乱，卧而欲起，起而复卧，欲吐不吐，欲泻不泻，手足无所措，举家惊慌，请予诊之，具说饮食之由。诊其脉，气口大一倍于人迎，乃应食伤太阴经之候也；右手关脉又且有力。盖烧肉干燥，因而多食则致渴饮，干肉得潼乳之湿，是以滂满于肠胃，肠胃乃伤，非峻急之剂，则不能去。遂以备急丸五粒与服，觉腹中转矢气，欲利不利，复投备急丸五粒，又与无忧散五钱，须臾大吐，又利十余行，皆物与清水相合而下，约二斗余，腹中空快，渐渐气调。至平旦，以薄粥饮少少与之，三日后，再以参术之药调其中气，七日而愈。"

按：罗氏诊治疾病重视诊察研究，先了解发病起因，其次根据脉象、病理，再开方投药。本案为饮食停滞，初用吐下以挫其锋，纵然实邪当之，但脾胃生气已蒙受其伤；次则薄粥养之，再则参术调之。选方用药，恰中病机。随其后有答客问一段，尤为精辟，曰："或曰：用峻急之药，汝家平日所戒，今反用之何也？予对曰：理有当然，不得不然。《内经》曰：水谷入口，则胃实而肠虚，食下则肠实而胃虚，更虚更实，此肠胃传化之理也。今饮食过节，肠胃俱实，胃气不能腐熟，脾气不能运化，三焦之气不能升降，故成伤也。大抵内伤之理，伤之微者，但减食一二日，所伤之物自得消化，此良法也；若伤之稍重者，以药内消之；伤之大重者，以药除下之。"在这里，罗氏能客观地根据不断变化着的病情的不同阶段，采取不同的方药治疗。

案 3

梁济民因膏粱而饮，因劳心过度，肺气有伤，以致气出腥臭，唾涕稠黏，口舌干燥，以加减泻白散主之。《难经》云：心主五臭，入肺为腥臭，此其一也。

桑白皮 9g，桔梗 6g，地骨皮、甘草（炙）各 4.5g，知母 2.1g，麦门冬、黄芩各 1.5g，五味子 20 粒。

上㕮咀，作一服，水二盏，煎至一盏，去渣温服，食后，忌酒面辛热之物，日进二服。

案 4

己未岁初秋越三日，奉召至六盘山。至八月中，霖雨不止，时承上命治不邻吉歹元帅夫人，年逾五旬，身体肥盛，因饮酒吃湩乳过度，遂病腹胀喘满，声闻舍外，不得安卧，大小便涩滞。气口脉大两倍于人迎，关脉沉缓而有力。予思霖雨之湿，饮食之热，湿热大盛，上攻于肺，神气躁乱，故为喘满。邪气盛则实，实者宜下之，故制平气散以下之。

青皮（去白）、槟榔各 9g，大黄 21g，陈皮（去白）15g，白牵牛（半生半炒，取头末一半）30g。

上为末，每服 9g，煎生姜汤一盏调下，无时。一服减半，再服喘愈。止有胸膈不利，烦热口干，时时咳嗽，以加减泻白散治之。

知母、陈皮（去白）各 15g，桑白皮 30g，桔梗、地骨皮各 15g，青皮（去白）、甘草、黄芩（各 9g）。

上㕮咀，每服 15g，水二盏，煎至一盏，去渣，温服，食后。数服良愈。

【复习思考题】

1. 罗天益对李杲的脾胃学说做了哪些补充和发挥？

2. 试述罗天益如何从三焦论治疾病。

3. 罗天益在针灸学方面有哪些特色？

4. 罗天益遣药用方的特点有哪些？

5. 罗天益的因时制宜包括哪几方面的内容？

第八章

窦　默

【导读】

　　思政目标：学习窦默乐意授徒，将绝技传于后人，造福黎庶的无私奉献精神。

　　知识目标：掌握窦默的取穴方法和应用八脉交会穴的经验，熟悉窦默对针刺灸法的贡献。

　　能力目标：熟练运用窦默的针刺灸法。

第一节　生平著作及对中医教育事业的贡献

一、生平

窦默，字子声，初名杰，又字汉卿，元代广平府肥乡县兴教乡人（今河北省邯郸市肥乡区），生于金明昌七年（1196 年），卒于元十七年（1280 年），享年 84 岁，是我国元代杰出的政治家、理学家、教育家和医学家。

窦氏"幼好读书，志向坚定"，但是其生活年代正值金元交替时期，战乱颇多，窦汉卿也先后经历了多次逃难。如《元史》所载，窦汉卿在 20 岁时，蒙古兵南下攻金，家遭战祸，母亲重病身亡，窦氏只得南渡黄河，依母党吴氏居住二年，适逢清流河医者王翁招之为婿，并授以方脉之术。后转至蔡州（汝南），遇名医李浩，习得铜人针法。窦默得到李浩的传授，加上自己的刻苦钻研，终于成为一代针灸大家。后隐居于河北大名，元世祖即位后，奉诏入京，官拜右丞相，翰林侍讲学士。至元十七年而卒，谥号"文正"，归葬肥乡，后人常将其尊称为窦太师。

二、著作

窦默被视为理学名臣，曾在元代理学发展过程中起过重要作用，但是他没有留下任何与理学有关的著作，而他在针灸方面的成就在元代却是人所公认的，成为一个重要的医学流派，并且有作品传世。他的主要著述文章篇目有以下七种。

1.《流注通玄指要赋》

《流注通玄指要赋》又称《通玄指要赋》《流注指要赋》《窦太师流注指要赋》《通玄赋》。本赋语言精简，不分章节，借其声律，便于记忆，对后世产生了深远影响，先后被《卫生宝鉴》《针经指南》《普济方》《针灸大全》《针灸聚英》《针灸直指》《针灸大成》《针方六集》《类经附翼》《针灸逢源》等诸多

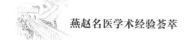

针灸著作及综合医著涉及并转载。其中《卫生宝鉴》《针灸大成》转载时，还对它进行了注释。

本篇侧重于临床治疗穴位的选取，对针灸临床有着重要的参考价值和指导意义。篇中穴位选取着重于肘、膝以下的井、荥、输、经、合、原66穴，多以《内经》《难经》为取穴准则。本篇归纳的有效治法，由博返约，深入浅出，指出了其中的关键之处，只要深入体会，就不难掌握针灸处方取穴的规律。本篇作为医学研究和临床实践的准绳，具有重要的临床参考价值。

2.《针经标幽赋》

《针经标幽赋》又称《标幽赋》，首载于《针经指南》。自后《针灸大全》《普济方》《杨敬斋针灸全书》《针灸聚英》《针灸大成》《针方六集》等均转载此赋，它是针灸歌赋中的名篇。标幽，是把幽微、深奥的针灸原理标而明之的意思。赋文首谈经络，递次为候气、论针、取穴、标本论治、特定穴位、子午流注、补泻、治疗、禁针、禁灸等，凡有关针灸学术中的重要问题，均一一论及，有一定的指导意义，历来被认为是针灸学的一篇重要文献。

3.《窦太师针经》

这是一本流传不广的腧穴专书，现仅存有抄本两部，其一本题作《杨氏家传针经图像》（藏于中国中医科学院图书馆）；另一本题作《玉龙歌》，"玉龙歌"原文后接抄本书内容，但第一页也残缺，不详原本有无书名，应成书于公元1280年之后、1295年之前，因而不是窦默亲著，应是其弟子整理所成。

4.《铜人针经密语》

原书已佚，《医籍考》引《清江文集》中《增注针经密语·贝琼序》称："窦文贞公述《标幽赋》行于世，后注《铜人针经密语》一卷，未成而段，兰溪王镜潭及其子瑞巷者，增注而成之。"是书至今未见。

5.《六十六穴流注秘诀》

《六十六穴流注秘诀》见于《医藏目录》，原书已佚。

6.《流注八穴》

朱良能序中称作"八穴真经"，载于《针经指南》。

7.《疮疡经验全书》

《疮疡经验全书》又名《窦氏外科全书》，旧题窦汉卿撰，实为 1569 年窦梦麟补辑明代以前外科诸书而成。本书内容庞杂，不限于外科疮疡。现存明刻本和十余种清刻本。

三、对中医教育事业的贡献

窦默不仅针法精湛，而且乐意授徒，将绝技传之后人，造福黎庶。在传道授业的过程中，他创造性地运用"赋"这种文体来陈述针灸学内容，弥补了只有针灸歌之不足，一篇《标幽赋》，短短 79 句，1318 字，说尽针灸奥妙。这种歌赋的体裁浅显地标举出针灸经典中的幽微、深奥、隐晦等难以理解之处，言简意赅，朗朗上口，便于读者学习、理解和记诵，为普及针灸开创了先河。当时，凡言针者，均以得窦太师法而认为正宗。

窦默传人中，可考者有王镜潭、郑琪、朱彦晖、许衍、刘执中、罗天益等。另外，还有其故里从学及私淑者。大量史料表明，华东地区的针灸医学多与窦氏针法一脉相承，密切相关。从已查到的载诸史册的 240 多位明、清针灸家来看，大多为华东各省人，而他们的学术特点，又多受窦氏观点影响。

王镜潭（一作"泽"），名开，又名仁，字启元，浙江兰溪人，师从窦默 20 余载，尽得其传。以王镜潭为代表的浙江针派，一门四代"皆克世其业"。王镜潭之子王国瑞为《标幽赋》作注，继承并发展创立了"飞腾八法"，著《扁鹊神应针灸玉龙经》，足见其对窦氏针法的推崇。明代有很多针灸学家，如徐凤（著《针灸大全》）、高武（著《针灸聚英》）、杨继洲（著《针灸大成》）、吴昆（著《针方六集》）等，皆在个人著作中多次辑采和注解窦氏著作，可以说整个明代的针灸学术都是在窦太师的影响下发展的。

至 1246 年，窦默 50 岁，他从大名返回故里肥乡县，更其旧名曰默，字子声，依旧行医治病，传授医学和经学。据《神道碑》记载："乡人好学者来问经书，疾病者来求医药，率皆欣然应答。人无贫富、贵贱，视之如一。针石所加，医药所施，病辄痊安，而未尝有一毫责报之心，久之道誉益重。"至今，在窦氏故里肥乡，凡业针灸者，无不持诵"窦氏八穴"《标幽赋》和《流注指要赋》。

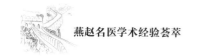

第二节　窦默的学术思想及临床经验

一、精研经络腧穴

（一）强调准确取穴

准确取穴是针刺取得良好针感和疗效的关键。《窦太师针经》不分卷，基本内容为236个腧穴（甲抄本），每穴均配定位图，每个腧穴的体例基本为腧穴性质、别名、腧穴定位及取穴法、脉气所发、刺灸方法及主治症，在每一具体主治症后，详述补泻法或刺灸法。

窦默确定腧穴位置或取穴的方法，根据《标幽赋》云："足见取穴之法，必有分寸；先审自意，以观肉分。"此处的"自意"，徐凤注解为"此言取量穴法……此乃同身之寸……审于我意，次察病者瘦肥、长短、大小、肉分、骨节、发际之间，量度以取之"，是指医者在自己心中先揣摩清楚，随后观察患者的体表部位。

窦默十分重视正确取穴。《标幽赋》说："不穷经络阴阳，多逢刺禁。"又说："精其心而穷其法，无灸艾而坏其皮。正其理而求其原，免投针而失其位。"指出为医者既习针灸，就应当专心究其经络、腧穴、刺灸法，避免针灸失误。为了取穴准确，窦氏提出了近乎苛刻的要求："取五穴用一穴而必端，取三经用一经而可正。"（《针经标幽赋》）即在选用一个穴位之前，必须将该穴前后左右四穴都取好，以便根据五穴之间的相互关系来定准穴位；选用一条经脉，必须明确左右两经的位置，这样才能保证经脉的定位不偏不倚。

为了更好地选穴定穴，窦默还总结出经穴的定位规律，有"或沟池溪谷以歧异，或山海丘陵而隙共"（《通玄指要赋》）和"在阳部筋骨之侧，陷下为真；在阴分郄腘之间，动脉相应"（《标幽赋》），即关节周围的阳经穴位多在凹陷处，阴经穴位多在动脉旁，从而为各关节部位的腧穴定位提供了简便易行的方法，数百年来一直为针家所习用。

（二）倡用交经八穴

交经八穴，即八脉交会穴，又称流注八穴，是奇经八脉与十二经脉交通的 8 个腧穴，即公孙、内关、后溪、申脉、外关、足临泣、列缺和照海 8 个穴位。其中冲脉在公孙与脾经相通，阴维脉在内关与心包经相通，督脉在后溪与小肠经相通，阳跷脉在申脉与膀胱经相通，带脉在足临泣与胆经相通，阳维脉在外关与三焦经相通，任脉在列缺与肺经相通，阴跷脉在照海与肾经相通。八穴联系了全身的经脉，可治全身的病证。因窦氏善用此八穴，故后世又称此八穴为窦氏八穴。

窦氏在前人经验的基础上，经过长期的临床实践，不断深化对八穴的认识，总结出八穴主治 213 证。如内关 25 证中包括 9 种心痛、心胸痞满、中满不快、吐逆不定、米谷不化、腹胁胀痛等症。

在临床应用八穴时，窦氏指出，要"先刺主证之穴，随病左右上下所在取之，仍循扪导引，按法祛除。如病未已，必求合穴，未已则求之须要停针待气，使上下相接，快然失其所苦，而后出针"。这说明在用八脉交会穴时，要有主次之分，先针主证穴位，再针相应的加减腧穴；若病情没有好转，则配同组的腧穴，如公孙配内关，外关配足临泣，以此类推；若配穴后仍没有好转，则必须等待气至，这样才可以交通上下经气，以达到治疗疾病的效果。

可以说，窦氏的八脉交会穴丰富了特定穴的理论。后经徐凤、杨继洲扩充，主治范围又有所增加，《针灸大成》记载八穴主治病证增加至 244 种，极大地扩展了针灸的治疗范围。后世医家又根据文王后天八卦，提出"飞腾八法"与"灵龟八法"的按时取穴方法，至今仍被临床所沿用。

（三）用穴少而精

从窦默的针灸著作中可以看出，其针刺处方的穴位精妙，多为 1～2 个，这种十分精炼的处方，是与窦氏对腧穴的功能和特性的详尽了解分不开的。《通玄指要赋》中介绍了头面五官部、四肢部、胸腹部和肩背腰脊部等 50 余种疾患的针刺取穴，均是以独取一穴进行治疗，如"行步难移，太冲最奇""尺

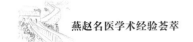

泽去肘疼、筋紧""咳嗽寒痰，列缺堪治"等。

除使用独穴进行治疗外，窦氏还善于使用五输穴和原穴治疗疾病。《通玄指要赋》中列举五输穴治疗常见病有 20 余例，如"胸结身黄，取涌泉即可""然谷泻肾""脊间心后者，针中渚而立痊""疟生寒热兮，仗间使以扶持""阴陵开通于水道"等。

（四）重视按时取穴

窦默能以较少的穴位取得较好的疗效，除他选穴恰当、取穴准确、手法精巧以外，还与他十分重视针刺时机有关。他在《标幽赋》中提出，要"知孔穴之开阖"，而孔穴开阖之法即为子午流注纳甲法。该法又称"纳干法"，是按天干的演变和十二经脉的气血流注规律开穴的取穴法。阳经当值之日的阳时阳经穴为开，而阴时阴经穴为阖；阴经当值之日的阴时阴经穴为开，而阳时阳经穴为阖。开则可针刺，阖则不可针刺。例如，心属火，甲乙日为胆和肝主气之日，五行属木，木能生火，故心病以甲、乙之日、时为旺；水能克火，故以壬、癸之日、时为衰。这也是选择针刺时机的一种方法。

另外，《针经标幽赋》中还有"一日取六十六穴之法，方见幽微；一时取一十二经之原，始知要妙"的记载。"一日取六十六穴之法"当指养子时刻注穴法，该法以时干为主，每一时辰注井、荥、输、经、合五穴，每穴占 24 分钟。阳经开输穴时"返本还原"，同时正值时经的原穴，一日共六十六穴。"一时取一十二经之原"，是另一种形式的纳子法，该法亦将十二经分别与十二地支相配，但每个时辰开相应经脉的原穴。如寅时气血注于肺经，则开肺经原穴太渊。此法简便易行，临床上常与补母泻子法同用。

二、发展刺灸方法

（一）重视用针

在窦默以前的针灸书籍中，大部分都推崇艾灸治百病，窦氏则偏主用针，其为后世毫针刺法奠定了基础。在九针当中，窦氏对毫针最为推崇。他认为毫针虽细，长不过一寸六分，然包含玄机妙理甚多，且治疗范围广泛。他在《标幽赋》中说："拯救之法，妙用者针……观夫九针之法，毫针最微。七星可应，众穴主持。"《流注通玄指要赋》曰："必欲治病，莫如用针。"窦氏还指出，毫针"有蠲邪扶正之道""有决凝开滞之机""可平五脏之寒热，能调六腑之虚实"，意指毫针能扶正祛邪、疏通气血经络和平衡脏腑阴阳，故证明窦默非常注重毫针。

（二）注重针刺治神得气

窦默的学术思想主要遵循《内经》《难经》之要旨，在《内经》的研究中十分重视针刺治神和得气。

窦默在《针经指南》中指出，在针刺过程中，应使用"循扪导引，按法祛除"等手法促进得气；如果不能得气，则"停针待气，使上下相接"，即留针候气；而当患者出现"快然失其所苦"这种神志上的感觉、表现时，可判断为已得气，此为针刺中神气互参运用之例。

在《标幽赋》中，窦氏根据自己的临床经验，将得气作了生动形象的描述，把气至具体化。窦氏指出，应"先详多少之宜，次察应至之气。轻滑慢而未来，沉涩紧而已至。既至也，量寒热而留疾；未至者，据虚实而痀气。气之至也，若鱼吞钩饵之浮沉；气未至也，似闲处幽堂之深邃"。而后，又进一步提及留针与否的相关处理，即"未至也，据虚实而候气""既至也，量寒热而留疾"，也说明了留针的重要作用之一为候气，且是否留针应根据临证具体情况来决定；最后，窦氏明确提出得气与针刺起效的相关性，"气速至而速效，气迟至而不治"。

窦默还强调了治神的重要性。他在《标幽赋》中指出："凡刺者，使本神朝而后入，既刺也，使本神定而气随，神不朝而勿刺，神已定而可施。"这是对《灵枢·本神》篇"凡刺之真，必本于神"理论的进一步发挥。只有在"神朝""神定"的情况下进行针刺，才能刺穴准确，进针顺利，手法对证，得气明显，运针自如，取效必宏，事半功倍。

（三）主张双手进针

窦默在进针操作技巧方面的主张源于《难经》，"知为针者，信其左；不知为针者，信其右"。窦氏在针刺时主张双手进针，尤其重视押手的作用。进针前，押手重而多按，爪切可以宣散气血，还可分散患者注意力；进针时，刺手宜轻而缓，即进针时刺手将针轻微捻转，轻轻刺入皮肤，可以减轻患者的针刺疼痛。如《标幽赋》言："左手重而多按，欲令气散；右手轻而徐入，不痛之因。"这一记载同时也充分体现了其重视手指补泻的学术思想。

（四）强调手指补泻

早在《内经》中，就有关于补泻刺法的描写，其所载的补泻手法一直应用于临床。到了唐代，孙思邈在其所著《千金翼方》中写道"重则为补，轻则为泻"，将轻重作为一对重要的要素纳入补泻手法中。至窦默，在前人的基础上，结合自己习得的针刺手法，进一步整理、精炼、创新，指出针刺补泻主要在于手法操作。《标幽赋》言："循扪弹怒，留吸母而坚长；爪下伸提，疾呼子而嘘短。动退空歇，迎夺右而泻凉；推内进搓，随济左而补暖。"又称手指十四法（表8-1），即"动、退、搓、进、盘、摇、弹、撚（捻）、循、扪、摄、按、爪、切"，后经徐凤的《针灸大全》归纳为"下针十四法"，高武的《针灸聚英》将其简称为"十四法"，杨继洲的《针灸大成》则将其发展为"十二字手法"和"下手八法"，可见窦氏手指十四法之影响深远。

表8-1 《针经指南·手指补泻十四法》中十四种针刺手法特点

名称	操作手	适用时间	具体操作	临床作用
动	左右皆可	进针前	两手大指甲于穴旁上下左右四周掐动	宣散气血
退	右手	出针时	出针前先退针至皮下，留针片刻，再出针	出针时的一般操作
搓	右手	行针时	向左或向右转针，如搓线状	寒热刺法的要素之一

名称	操作手	适用时间	具体操作	临床作用
进	右手	进针时	男左女右，边转边进	气不至时催气助气
盘	右手	进针后	环形盘转针尾，向左插为补，向右提为泻	适用于腹部浅刺时做补泻手法
摇	右手	出针时	一边动摇针柄一边出针	引邪气外泄
弹	左右皆可	行针时	用大指甲轻弹针尾	用于补法以促气行
撚（捻）	右手	行针时	向左或向右捻转针柄	气不至时以引气、行气
循	左手	进针后	依经络上下往来抚摩	气不至时使气血循经至
扪	左手	出针时	以左手手指迅速掩闭其穴	补法推针时使气勿泄
摄	左手	进针后	用大指、次指、中指三指指甲循经按压	下针后气滞或涩时，用以消滞行气
按	右手	进针后	手指捻针紧按如诊脉，不使针进退	补法时助气添气
爪	左手	进针时	左手大指甲用力掐穴，令右手持针刺穴准确	准确取穴
切	左手	进针前	大指甲于穴位处左右按压	宣散气血，保护营卫

（五）完善补泻手法，发展寒热刺法

窦默在补泻手法方面，总结前人的呼吸、开阖的补泻要素，又进一步发挥，增加了捻针方向及生成数作为重要的要素。窦默在其《针经指南·直言补泻手法》中，不仅阐发了《黄帝内经》的"呼吸补泻"法、《难经》的"泻南补北法""生成数法"，将口鼻呼吸结合河图生数、成数与五行的对应，作为补泻的又一要素，以鼻中吸气、口中呼气合生数作为补法要素，以鼻中呼气、口中吸气合成数作为泻法要素，使补泻手法更为完整，也充分凸显了古人天人合一的思想。

窦氏将寒热刺法作为多种单式手法的组合，属于复式针刺手法，结合了患者的口鼻呼吸、生成数、进针的速度与深度、捻转的方向与速度、进针退针的次数、出针的速度与是否按压针孔等多种要素（表8-2）。后世的"烧山火""透天凉"手法就是基于窦氏的"寒热补泻""生成数法"理论发展而来的。

表8-2 《针经指南·寒热补泻》中寒热刺法特点

手法名称	呼吸	生成数	针刺深度	出针
冷补	鼻吸口呼	生数以补之	先深刺至阴分（六七分、肝肾之部），得气后再缓慢引针至阳分（三四分、心肺之部）	速以手扪穴，使气不外泄
热泻	鼻呼口吸	成数以泻之	先浅刺至阳分（三四分、心肺之部），得气后再缓慢进针至阴分（六七分、肝肾之部）	不需扪穴，使邪气速出

（六）善用刺血疗法

刺血法自《内经》以来代有应用，金元时期刘完素、李杲、张从正等医家均有各自特点。窦默对刺血法亦有大量使用，在《窦太师针经》中对刺血部位、腧穴、针具、方法、适应证、注意事项等记述十分具体、详细，说明其应用刺血法经验极为丰富。

窦氏刺血法的特点可以归纳为以下三个方面：一是刺血腧穴增多，与《铜人》相比，《窦太师针经》新增23个经穴和8个奇穴应用刺血法，经验更加成熟；二是刺血治疗的病证更加广泛，窦氏应用刺血法的适应证以红肿热紧痛、痞满、癫狂等实性、阳性病证为主，主要为局部、邻近部位病证，也有远端、全身病证，临床应用病证更广泛；三是刺血手段更多，窦氏除使用三棱针、锋针出血法外，还应用弹针出血法。

（七）灵活运用灸法

窦默在灸法的应用上也颇有见地，其"灸须气至、灸分补泻"的观点现在依然为很多医家推崇。窦氏运用灸法，既守常法，又灵活多变，使用灸法极为娴熟。

在《标幽赋》有类似的表述，如"气速至而速效，气迟至而不治""灸之亦不发"，承前句之意，应是以艾灸治疗亦须气至而有效，气不至而不效。窦氏强调"灸须气至"，亦是建立在人体气血是否充实的基础上，可能是由他对针刺气至的深刻理解延展而来。窦氏对于艾灸补泻法的认识源于《灵枢·背俞》的"气盛则泻之，虚则补之。以火补者，毋吹其火，须自灭也；以火泻者，疾吹其火，传其艾，须其火灭也"。在《窦太师针经》记载的可灸、禁刺的腧穴中，窦氏运用艾灸补泻法也十分明显。如鹤顶穴，乙抄本载："禁刺，灸二七壮。治风湿腿脚膝腰疼痛，步履艰难，先泻后补。"

除此之外，《窦太师针经》中还记录了丰富的腧穴灸法内容，大致可分为可灸类、禁灸类两大类，可灸类又可分为三、五、七壮小剂量灸法，二七、三七壮中等剂量灸法，五十、一百、二百、三百壮等大剂量灸法，又有艾灸可治疗的特效病证和艾灸时须特别注意的事项；禁灸类又可分为一般禁灸和特殊禁灸（特殊情况或病证禁灸）两类。可见窦氏灸法运用纯熟，有常亦有变。

（八）重视针刺安全

窦默十分重视针刺安全，在《标幽赋》中从观察患者状态、选穴定穴、参合时间等多个方面，对针刺安全提出了要求。

1. 细察患者状态，气血营卫失调勿刺

《标幽赋》中说"饥饱醉劳而切忌""空心恐怯，直立侧而多晕""神不朝而勿刺，神已定而可施"，意指针灸应在患者情志安定、气血调顺、饮食起居适宜、没有恐惧感的情况下运用；在大怒、大醉、大饱、大饥、大劳、大渴、大惊、大失血之时，患者气血逆乱，营卫失调，经脉之气运行失常，则不宜针灸，否则易生晕针等变故。

2. 参合四时日月之气，非时勿刺

《标幽赋》说："察岁时于天道。"针刺切忌"寒热风阴"。又说："望不补而晦不泻，弦不夺而朔不济。"意在强调针刺要符合自然界变化规律。因为人生于天地之间，与大自然密切相关，所以针刺要讲究四时气候、季节、日月的变化，非时勿刺。在大寒、大热、大风、阴晦之天气及一月之晦、朔、弦、望日，不可针刺或者不可施不适宜的针刺补泻手法。

3. 对于危重疾病，色脉不顺勿刺

《标幽赋》说："慎之，大患危疾，色脉不顺而莫针。"即在治疗中，如果遇到脉象与疾病不相符者，不可针刺。

4. 重视选穴定穴，对于禁针禁灸穴，勿犯其忌

窦默强调选穴的重要性，认为选穴准确是针刺安全的首要条件，相关内容在窦氏腧穴经验中已有论述，不再赘述。除此之外，窦氏还强调了针刺的禁忌部位，《标幽赋》说："避灸处而和四肢，四十有九；禁刺处而除六腧，二十有二。"

结　语

窦默是元代杰出的针灸大家，精研经络腧穴，强调准确取穴；倡用八脉交会穴，丰富了特定穴的理论，极大地发展了针灸的治疗范围；其针刺处方的穴位少而精；并重视按时取穴，创子午流注纳甲法。其发展刺灸方法，重视用针，注重针刺治神得气，主张双手进针，完善补泻手法，发展寒热刺法，善用刺血疗法，灵活运用灸法，重视针刺安全。

窦默在总结汲取前人针法精髓的基础上，结合自身跟师学艺、临床实践的宝贵经验，执简驭繁，以歌赋的形式表其学说，条分缕析，文辞精妙，易于记诵，便于流传。又由于窦默因际遇元世祖而大显于中朝，死后加赠太师，谥文正，这一特殊的社会地位与称号，为此后的针灸学习起到了推动作用，以致明代各家的针灸著作都盛称窦氏。

近年来，医者们对窦默的学术思想展开了大量的临床研究，验证了窦默所提倡的针灸学术思想至今仍然可以使用，且疗效比目前临床上常规辨证取穴高，为当今习针之人提供了很好的学习依据。

附：今人应用窦默经验医案三则

案1

患者，女，49岁。入睡难1年余，其间服阿普唑仑、甜梦口服液效果不明显。刻下症：入睡困难，头昏，乏力，烦躁，纳差，脘痞，大便黏腻不畅，

小便可，舌淡胖有齿痕，苔白腻，脉滑。病机辨为脾胃不和。

选穴：主穴取后溪、列缺、申脉、照海、神门，配穴选内关、足三里、阴陵泉。

操作：患者取仰卧位，选择 0.30mm×50mm 一次性无菌毫针，使用 75% 的酒精消毒皮肤后进针，神门直刺 8～13mm，后溪、内关直刺 13～20mm，列缺向上斜刺 13～25mm，申脉、照海直刺 25～30mm，阴陵泉、足三里直刺 25～38mm，得气后申脉行补法，照海行泻法，余穴行平补平泻法，留针 30 分钟，每 15 分钟行针 1 次。

疗程：每日 1 次，每周治疗 5 天后休息 2 天，10 次为 1 个疗程，治疗 2 个疗程。

疗程结束后，患者睡眠明显改善，已能安然入睡，且心情舒畅，头昏、乏力好转，大便较前顺畅，食欲增加，胃脘无不适感。

案 2

患者，男，17 岁。因"右胁肋部疼痛 2 天"于 2011 年 9 月就诊。自诉 2 天前打球用力时突感右胁肋部疼痛，活动受限、咳嗽、吸气、走坐、转侧疼痛加重。服用木香顺气丸等药物后效果不佳，故求针灸治疗。外院急诊查胸透心肺无异常，查体未见器质性病变。表情痛苦，烦躁，舌红，苔少，脉弦紧。综合主诉及症状特征，诊断为胁痛，证属络瘀气滞。

治以行气通络，针取对侧支沟穴，行针时嘱其深呼吸，慢慢做扩胸运动，留针期间行针 2 次，治疗 1 次即愈，未见复发。

案 3

患者，男，23 岁。近三四年来，健忘、失眠，不时头晕，头痛，盗汗甚多。曾在近处医院治疗，曾用谷维素，补脑汁，胎盘组织液，中药柏子养心丸、天王补心丹治疗，盗汗始终未愈。

治疗：选择阴郄穴，常规消毒后，针尖略向上刺入 3～5 分，捻转后留针半小时。临睡前进行针刺，针刺时针感上达肘、肩部，项部有酸痛感，当夜盗汗即止。

【复习思考题】

1. 窦默在经络腧穴方面有何创见与发展?

2. 窦默的针刺手法有何特色?

3. 窦默对中医教育事业有何贡献?

第九章

王清任

【导读】

　　思政目标：学习王清任勇于创新、致力于解剖学研究，大胆
质疑、精心求证的实践精神。

　　知识目标：掌握王清任的气血学说、活血化瘀法和常用方剂，
熟悉王清任的补气活血法，了解王清任对解剖学的贡献。

　　能力目标：临床熟练运用王清任的名方。

第一节　生平著作

一、生平

王清任（1768—1831），又名全任，字勋臣，今河北省玉田县鸦鸿桥镇河东村人。其先祖王凝机是当地一大名医，王氏幼时曾一边习武、一边学医，这为他以后敢于解剖尸体奠定了基础。青年时曾考取武秀才（武庠生），后纳粟得千总衔。但由于其性情磊落，耿直不讳，21 岁时正式弃武行医。因得罪当地权贵，被迫出走他乡，先后到河北滦县稻地镇（今河北省唐山市丰南区）、东北奉天（今辽宁省沈阳市）等地行医。王清任后到北京开设医馆"知一堂"，其用药独到，治好不少疑难杂症，渐成京城名医。据道光十年（1830 年）重修的《玉田县志》卷二十记载："王清任，字勋臣，武庠生，纳粟得千总衔，性磊落，精岐黄术，名噪京师。其论人脏腑，与古方书异……虽涉诡诡，亦可备一家言。尝有人夜寝，必以物镇胸始能寐，又有人恒仰卧，胸间稍著被，辄不能交睫，清任以一方愈两症，尤其奇者。说详其《改错》书中。"梁启超评论："王勋臣……诚中国医界极大胆革命论者，其人之学术，亦饶有科学的精神。"范行准在其所著的《中国医学史略》中评价王清任："就他伟大实践精神而言，已觉难能可贵，绝不逊于修制《本草纲目》的李时珍。"

二、著作

《医林改错》成书于道光庚寅年（1830 年），是王清任生前仅有的著作。全书 3 万余字，分为上、下两卷，记载了王清任 42 年的医学心得和临证经验。上卷以"脏腑记叙"开篇，提出"夫业医诊病，当先明脏腑"的观点，绘有"亲见改正脏腑图"，记载了王清任对脏腑解剖和人体生理功能的基本认识。随后在"方叙"部分，王清任将自身"平素所治气虚、血瘀之症，记数条示人以规矩"，阐述了 50 余种血瘀之症，以理气活血、补气活血、温经活血、通络活血、解毒活血、回阳活血、化痰活血、逐水活血等法治之，并创制了不少传世名方，阐明了其"治病之要诀，在明白气血"的学术观点，经临床实践反复验证，这些方剂多有效验。下卷则主要记载了王清任根据气血学说对半身不遂、瘫痿、瘟毒吐泻转筋、小儿抽风、痘疹、痹症等疾病的理论认识及临证经验。其中对于气虚血瘀的辨证论治，均从临床实际出发，不尚空谈。后世医家遵其理、执其方者，大多药到病除，效如桴鼓。

第二节　王清任的学术思想及临床经验

一、重视对人体解剖学的研究

《内经》中有很多解剖学名词及对人体脏腑部位、大小、形态的论述，被认为是中医解剖学的基础。如《灵枢·经水》所说："若夫八尺之士，皮肉在此，外可度量切循而得之，其死可解剖而视之。其脏之坚脆，腑之大小，谷之多少，脉之长短，血之清浊，气之多少……皆有大数。"说明先秦两汉时期的解剖学知识是通过尸体解剖得来的。

王清任一生阅读了大量医书，其谓："尝阅古人脏腑论及所绘之图，立言处处自相矛盾。"王氏认为"本源一错，万虑皆失"。后机缘巧合之下，他于稻地镇行医时，适逢流行"瘟疹痢症"，小儿"十死八九""余每日压马过其地，初未尝不掩鼻，后因念及古人所以错论脏腑，皆由未尝亲见。遂不避污秽，每日清晨赴其义冢，就群儿之露脏者细视之……始知医书中所绘脏腑形图，与人之脏腑全不相合"。嘉庆四年，王清任为解除对古医书中所说小儿"五脏六腑，成而未全"的怀疑，在奉天、北京两地多次观察尸体。但对于膈膜的形态，始终无法确定，后因江宁布政司恒敬描述，最终明确了横膈膜是人体内脏上下的分界线。他在《医林改错·脏腑记叙》中记载："余于脏腑一事，访验四十二年，方得的确，绘成全图。"可见其专注解剖之用心，甚至在叙述中阐明"余著《医林改错》一书，非治病全书，乃记脏腑之书也"。

王清任通过大量的观察实践，认为解剖学中还存在很多不足和谬误，需要补充或修正。王清任发现了左、右颈总动脉，主动脉及腹主动脉等解剖结构，可惜他观察到的尸体中，动脉血管血液已经流失，误把这些血管以"气门"命名。他还细致描述了肺的结构，提出了肺有两叶，气管分为左、右支气管，分别通于两肺，左、右支气管又分为各级细支气管，直通到肺的底部；指出了"肺外皮实无透窍，亦无行气之二十四孔"，纠正了以往肺有六叶两耳、二十四孔的错误认识。他对消化系统的各个器官包括肝、胆、胰、胃、肠系膜皆作了更为精确的描述，所绘制的图谱也更为细致。他还指出"两肾凹处有气管两根，通卫总管，两傍肾体坚实，内无孔窍，绝不能藏精"，此处气管指的是肾动脉；他认为肾为实质脏器，不能藏精，此说虽存疑，但是，其勇于质疑的精神是值得借鉴的。

膈膜的形态是困扰王清任很久的问题，他提出"膈膜以上仅止肺、心、左右气门，余无他物。其余皆膈膜以下物，人身膈膜是上下界物"，此处"膈膜"应该是现代解剖学中所讲之膈肌。此外，他还根据恒敬公的描述，写道："血府即人胸下膈膜一片，其薄如纸，最为坚实，前长与心口凹处齐，从两胁至腰上，顺长加坡，前高后低，低处如池，池中存血。"此处膈膜的描述更像现代解剖学中的胸膜。可能由于恒敬公所见多为战场伤后死尸，胸膜腔已破，内有瘀血，因此王清任将其称为血府。

尤其值得一提的是，他明确提出"灵机记性不在心而在脑"，人之视、听、闻、记皆与脑有关。当然，由于条件所限，王清任的解剖观察也存在不少错误。如他对心脏及动脉血管的认识是由观察尸体和屠宰后的猪、羊得来的，认为"心中无血""心乃出入气之道"，将动脉血管称为"气门"。但不能否认，《医林改错》一书的解剖学内容反映了王清任对人体解剖进行了大量细致的观察研究，他孜孜以求、勇于质疑的创新精神值得后辈学习。

二、以气血为治病要诀

王清任虽认为《医林改错》一书"乃记脏腑之书也"，但后人几乎一致认为，其对气血理论的贡献远超解剖学的贡献。他在《医林改错·气血合脉说》

中指出:"治病之要诀,在明白气血。无论外感内伤,要知初病伤人何物,不能伤脏腑,不能伤筋骨,不能伤皮肉,所伤者无非气血。气有虚实,实者邪气实,虚者正气虚。正气虚,当与半身不遂门四十种气虚之症、小儿抽风门二十种气虚之症互相参考。血有亏瘀,血亏必有亏血之因,或因吐血、衄血、或溺血、便血,或破伤流血过多,或崩漏、产后伤血过多;若血瘀,有血瘀之症可查,后有五十种血瘀症互相参考。"

(一)分部位逐瘀

王清任以膈膜为界,划分疾病的部位。《医林改错·方叙》中云:"立通窍活血汤,治头面四肢、周身血管血瘀之症;立血府逐瘀汤,治胸中血府血瘀之症;立膈下逐瘀汤,治肚腹血瘀之症。"

通窍活血汤为头面、四肢、皮肤等浅表部位的血瘀证而设,主要治疗脱发、糟鼻子、耳聋、白癜风、紫癜风、紫印脸、青记脸如墨、牙疳、出气臭、妇人干劳、男子劳病、交节病作、小儿疳证等。方中以麝香为君,芳香走窜,通行十二经,通络逐瘀止痛;配伍桃仁、红花、赤芍、川芎活血化瘀,老葱通阳入络。

血府逐瘀汤用于瘀血停于胸膈以上部位的病证,如头痛、胸疼、胸不任物、胸任重物、天亮出汗、食自胸右下、心里热、瞀闷、急躁、夜睡梦多、呃逆、饮水即呛、小儿夜啼、心跳心忙、夜不安、肝气病、干呕、晚发一阵热。方中以桃仁、红花为君,破瘀润燥,活血通络;合用四物汤养血活血;辅以柴胡、桔梗、枳壳、牛膝,升降同调,理气止痛,气行则血瘀得除。

膈下逐瘀汤用于治疗膈膜以下部位的血瘀证,常见病如积块、小儿痞块、卧则腹坠、肾泻、久泻等。方中当归、赤芍、川芎养血行血为君;配合桃仁、红花、五灵脂、牡丹皮,散瘀破结止痛;香附、乌药、枳壳、延胡索行气止痛,活血祛瘀之力较血府逐瘀汤更强。血府逐瘀汤与膈下逐瘀汤两方都用了不少理气药,说明王清任认为理气在活血化瘀治疗中起着重要作用。

此外,王清任还根据瘀血部位不同,创制了其他方剂。如痘后饮水即呛,为瘀血阻于会厌,用会厌逐瘀汤;少腹积块疼痛为瘀血阻于少腹,用少腹逐瘀汤；肩臂腰腿或周身疼痛，痛有定处，为瘀血阻滞，方用身痛逐瘀汤；痘后症见烦躁不眠，为瘀血阻滞血管，用通经逐瘀汤。

在以上分部位逐瘀的方剂中，红花、桃仁是最常用的活血化瘀药，其药量以 9g 为主，仅有少数方剂用量至 12～24g；红花、桃仁常配伍生地黄、赤芍、当归、川芎使用，可知王清任的逐瘀汤是以桃红四物汤作为基础的，说明他在使用活血化瘀药时，还重视配伍养血药。

理气药的使用是逐瘀汤另一特色。如通窍活血汤以麝香、葱、姜通窍逐瘀；血府逐瘀汤以柴胡、桔梗之升配合枳壳、牛膝之降，以祛胸中瘀血；膈下逐瘀汤以乌药、香附、枳壳疏利肝胆，祛除膈下瘀血；会厌逐瘀汤用桔梗、柴胡、枳壳理会厌胸膈之气，以行气活血。疼痛症状明显时，配伍延胡索、五灵脂理气行血止痛，久病入络时配伍地龙、麝香入络搜剔。可见逐瘀汤类方中活血药差异不大，但配伍的理气药不同。王清任精妙地利用了不同药物升降浮沉的作用趋势，达到调畅气机的目的，来治疗不同部位的瘀血证。

（二）补气以活血

气虚血瘀证是王清任论述血瘀证的一大特色。他在《医林改错·方叙》中云"将平素所治气虚、血瘀之症，记数条示人以规矩"，他认为半身不遂、口眼歪斜、口角流涎、大便干燥、小便频数、遗尿不禁、语言謇涩、口噤咬牙、小儿半身不遂、瘫痿皆可由气虚血瘀所致，以补阳还五汤治之。方中重用黄芪至 120g，其他药物一共只有 22.5g，用大剂量补气的黄芪配伍小剂量桃仁、红花、当归、川芎、赤芍、地龙活血化瘀，意在补气以行血，令气行则血行，瘀祛络通。他认为大补元气"能使周身之气通而无滞，血活而不瘀"；但一味补气又会"气愈补而血愈瘀"，因此应补气以治本，活血以治标。

在论述半身不遂病机时，王清任认为"半身不遂若果是风，风之中人，必由皮肤入经络，亦必有由表入里之证可查。常治此症，初得时，并无发热恶寒、头痛身痛、目痛鼻干、寒热往来之表证。既无表证，则知半身不遂非风邪所中""如果是风火湿痰，无论由外中，由内发，必归经络，经络所藏者，无非气血，气血若为风火湿痰阻滞，必有疼痛之症，有疼痛之症，乃是身痛之痹证，非是半身不遂，半身不遂无疼痛之症。余平生治之最多，从未见因身痛痹症而得半身不遂者，由此思之，又非风火湿痰所中"。王氏提出"亏损元气是其本源""若元气一亏，经络自然空虚，有空虚之隙，难免其气向一边归并。如右半身二成半归并于左，则右半身无气；左半身二成半归并于右，则左半身无气。无气则不能动，不能动，名曰半身不遂，不遂者，不遂人用也"。据此，王氏首先提出气虚血瘀可致中风，以补阳还五汤治之。

《医林改错》中注重补气的方剂共计 11 首，除补阳还五汤外，还有治疗吐泻脱证的急救回阳汤，小儿惊厥的可保立苏汤，小儿痘后泄泻的止泻调中汤，小儿痘后痢疾的保元化滞汤，小儿痘后作痒、抓破无血的助阳止痒汤，小儿痘后抽风、周身溃烂的足卫和荣汤，产后抽风的黄芪桃红汤，瘫腿、诸疮的黄芪赤风汤，脱肛的黄芪防风汤，老人尿痛的黄芪甘草汤。在黄芪桃红汤中，黄芪的用量高达 240g。此外，妇人难产"素常虚弱，用力太早，及胎儿欲出已无力，令儿停住，产户干涩，产亦艰难"，可治以古方开骨散，以黄芪 120g 大补元气，以鼓动气机，帮助胎儿顺利产出。

（三）祛邪以活血

王清任在论述瘟毒吐泻转筋时，认为"瘟毒自鼻入气管，由气管达于血管，将气血凝结，壅塞津门，水不得出，故上吐下泻"，在治疗上将清热解毒药与活血化瘀药相结合，创制了解毒活血汤，以连翘、葛根、柴胡、甘草清热解毒，配伍桃红四物去川芎加枳壳活血祛瘀。在治疗"哭笑不休，詈骂歌唱，不避亲疏"的癫狂症时，王氏认为此"乃气血凝滞脑气，与脏腑气不接，如同作梦一样"，将祛痰药与活血化瘀药配伍使用，创制了癫狂梦醒汤，以半夏、桑白皮、大腹皮、苏子化痰降气，香附、柴胡、青陈皮疏肝理气，配伍桃仁、赤芍活血化瘀。

（四）药简而效宏

在王清任自创的 33 首方剂中，有 8 首方剂用药仅 2 味，可谓药简而效佳。

如治疗腹大、周身肿，创制抽葫芦酒，以抽干葫芦焙干为末，黄酒调服 9g。"治通身肿，肚腹不大"，创制蜜葱猪胆汤，以酒煎葱头，冲服胆汁白蜜。"治遗精，梦而后遗，不梦而遗"，创制刺猬皮散，用刺猬皮焙干，黄酒调服。"治白浊""汤药全不效"者，创制小茴香酒，以茴香炒黄，煮沸黄酒泡之。治痫证，创制龙马自来丹，用马钱子、地龙通络醒神。"治脱肛不论十年、八年"，创制黄芪防风汤。治疗老年人尿痛，黄芪甘草汤立效。治疗"溃烂诸疮"，创制木耳散，以焙干木耳研末和白砂糖，"效不可言"。

（五）善用药引

王清任非常擅长应用"药引"，以求药物直达病所。如在通窍活血汤、抽葫芦酒、蜜葱猪胆汤、刺猬皮散及小茴香酒中，他都以黄酒为引，煎服、冲服或调服，目的在于通过黄酒滑利走窜，温通血脉，加强其他活血化瘀药物的作用。加味止痛没药散用于治疗"初期眼痛白珠红，后起云翳"，以清茶调服没药、血竭、大黄、朴硝、石决明，以助诸药清利头目。在龙马自来丹中，若五、六岁小儿以"红糖水送"，恐因小儿胃气未充，用红糖水护其胃气。

结　语

王清任著《医林改错》一书，大胆质疑，精心求证，对中医理论中的解剖学问题进行了新的补充。他对肺、胃、肝、脾、肠系膜、肾的形态描述都更为精确，对脑的生理功能论述也十分正确。但由于其观察的尸体为"犬食之余，刑杀之后"，在认识上还有很多谬误。

相较于解剖学上的贡献，王清任对活血化瘀理论及活血化瘀治法的贡献更值得称道。他提出"治病之要诀，在明白气血，无论外感内伤……所伤者无非气血"。除重视血瘀，善用活血化瘀法之外，他还认为气虚是导致血瘀的重要原因，创制了补气活血的治法及系列方剂。此外，由于导致瘀血的病因各异，还相继衍生出了温经活血法、解毒活血法、化痰活血法等，创制了诸多方剂沿用至今，药简力专。

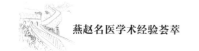

附：今人应用王清任名方医案四则

案1

徐某，女，22岁。1994年11月4日初诊。患者自述1993年5月始，无任何诱因发现右眼眶下一褐青色斑片，不痛不痒，在当地口服中西药无效。初诊时见患者右眼眶下一直径为2cm大小圆形的褐青色斑片，不高出皮肤，压之不褪色，不痒痛，饮食可，睡眠佳，二便调，月经周期正常，经量少，有血块，舌淡红，苔白，脉弦。诊断为太田痣。采用通窍活血法化裁：川芎6g，桃仁10g，红花10g，赤芍10g，菊花10g，茯苓10g，细辛3g，白芷10g，僵蚕10g，白附子10g。服上方20余剂后，右眼眶下色斑明显变淡缩小，当时碰巧患者调动工作，没有坚持治疗。

二诊：1996年11月8日。见患者右眼眶下直径为1cm大小淡褐色圆形斑片，患者自述不痒痛，饮食睡眠均正常，二便调和，月经周期正常，经量可，有时有少许血块，舌质淡红，苔白，脉弦滑。继用前法处方加减：川芎10g，桃仁10g，红花10g，赤芍10g，丹参15g，当归10g，防风6g，荆芥6g，僵蚕10g，白附子6g，白芷10g，细辛3g。服上药30余剂，右眼眶下淡褐色斑片全部消失，月经正常。

按：《医林改错》中通窍活血汤常用于治疗头部瘀血所致各种病症，如头发脱落、眼疼、白珠红、糟鼻子、耳聋年久、白癜风、紫癜风、紫印脸、青记脸如墨、牙疳、出气臭、妇女干劳、男子痨病、交节病作、小儿疳症。治青记脸如墨，"血瘀证，长于天庭者多，三十付可愈"。对于本方的应用，王清任特别强调麝香的重要性，"此方麝香最要紧，多费数文，必买好的方妥，若买当门子更佳"。《本草纲目》载麝香"通诸窍，开经络，透肌骨"，王清任治上部瘀血常用麝香，足见其活血通络之功。但现代麝香药源稀少，医者多以白芷、石菖蒲代替，亦可起到一定疗效。

案2

于某，男，47岁，某企业负责人。2007年5月10日初诊。患者近一年来睡眠不佳，易醒、入睡迟，近3个月加重，不能入睡，彻夜不眠，服用2～3

片安定头部昏沉似有睡意，但仍不能入睡。服中药百余剂，大多为养心神之剂，皆无效，来门诊求治。自述夜间不能入睡，须外出走一走，后方能朦胧，似睡非睡，白日精神疲惫，不能工作，甚为痛苦。见其面色晦暗，眼角有血丝，自述入夜即感心中有事不能放松，处于紧张状态。验其舌光紫无苔，脉弦滑稍数。处方：当归 15g，生地黄 15g，桃仁 15g，红花 15g，枳壳 15g，赤芍 15g，柴胡 15g，川芎 15g，桔梗 10g，牛膝 15g，郁金 10g，石菖蒲 15g，甘草 15g，黄连 10g。7 剂，水煎服，每日 1 剂，早晚分服。

二诊：2007 年 5 月 18 日。服上方 7 剂后自述心胸舒畅，夜间能入睡 3 小时，患者喜出望外，认为继服必能痊愈。上方不变继服 10 剂，患者能入睡 5 小时，自感稍有心悸短气。为防开郁太过伤心气，上方加人参 10g、茯神 15g、五味子 15g、酸枣仁 15g，益气养心安神，继服睡眠 6 ～ 7 小时，从而痊愈。

按：《医林改错》论述血府逐瘀汤所治之症中包括夜睡梦多、不眠、夜不安。"夜睡梦多是血瘀。此方一两付痊愈，外无良方。""夜不能睡，用安神养血药治之不效者，此方若神。""夜不安者，将卧则起，坐未稳，又欲睡，一夜无宁刻，重者满床乱滚。此血府血瘀方服十余付，可除根。"前医养心神之剂无效，知此非心血虚神不藏之证。《黄帝内经》谓"肝藏血，血舍魂""人卧则血归于肝""心藏脉，脉舍神"，此属心肝二经气滞血瘀之证。心肝二经气血瘀滞则神不归，故不能眠。宜疏气活血法治之，血府逐瘀汤加减治疗。

案 3

继某，男，47 岁。2009 年 8 月 12 日初诊。患者胃稍有不适随即上吐下泻已 12 年，与劳累、食凉（食绿豆必吐）、喝酒、生气、紧张、心情压抑等有关，10 ～ 15 天即犯 1 次，最短时 1 周 1 次，5 天前宿恙再作，每次发作多在下午或夜间。胸膺憋胀，只有呕吐泻下后方觉舒，先吐后泻。舌胖大黯红，苔白腻，脉沉弦，两关涩。腹部触诊，以脐上一寸处压痛最为严重，且觉腹主动脉搏动有力。处方：桃仁 10g，牡丹皮 10g，赤芍 10g，乌药 10g，延胡索 10g，当归 10g，川芎 10g，五灵脂 10g，红花 10g，枳壳 10g，香附 10g，炙甘草 6g。7 剂，水煎服，每日 1 剂。

二诊：2009 年 8 月 19 日。诉服上方后至今还未发上吐下泻。唯恐近日将犯，续与原方7剂，煎服法同前。

三诊：2009年8月26日。告知"未发上吐下泻"，再续服原方7剂，并嘱患者用一些以前的诱发因素稍微刺激，看是否再犯。四诊来时告曰"回家后少饮酒亦未再犯"，嘱再服上方7剂停药。

按：中焦脾胃斡旋周身气机，为一身之气运转的枢纽。胃气不降反逆于上，郁于胸中则见胸憋胀不适，进而上逆则出现呕吐；脾主升清，不升反下陷则出现腹泻。此即《素问·阴阳应象大论》云："清气在下，则生飧泄；浊气在上，则生䐜胀。"患者先吐后泻，知其脾气下陷乃因胃气不降，然究之胃气不降的根本原因在于脐上一寸处停有瘀血。每次发作多在下午或夜间，因下午、夜间阳气内藏，阴气用事，血行缓慢，瘀滞益甚。其呕吐、泄泻后觉舒，乃因大势的吐泻激发人体的阳气，且此过程中必伴大量的活动，动则生阳，使郁积的瘀血有所消散。故用膈下逐瘀汤活血祛瘀、行气止痛，使瘀血消散，胃降有权，脾自能升，而诸症见愈。《医林改错》中膈下逐瘀汤主治下焦病证，瘀血结于膈下，见积块、小儿痞块、痛不移处、卧则腹坠、肾泻、久泻。本方不宜多服、久服，一般病去停药。

案4

李某，女，40岁。2004年8月3日初诊。因左下腹痛1年而就诊。该患者1年前无明显诱因产生左下腹痛，曾多次进行妇科及外科检查，未见异常。刻下症：左下腹痛，连及肛周闷痛，喜暖喜按，舌淡红，苔薄白，脉沉弦而迟。诊断：虚寒腹痛。治法：散寒行气，化瘀止痛。处方：茴香15g，炮姜15g，延胡索15g，五灵脂15g，没药5g，当归15g，前胡15g，荔枝核15g，橘核15g，胡芦巴5g，姜黄10g。水煎服。服药6剂而痊愈。

按：该患者腹痛喜温喜按，故属虚寒腹痛。寒凝日久，气滞血瘀，腑气不通，故左下腹连及肛周闷痛。处方以少腹逐瘀汤化裁，方中茴香、炮姜温经散寒，通达下焦；延胡索、五灵脂、当归、没药行气化瘀止痛。上6味药气血兼顾，温通并行。因肺与大肠相表里，故以前胡宣肺通腑而行滞气；荔枝核、橘核理气止痛，祛寒散滞，治疗肛周闷痛；姜黄破血立通，下气最速，故可活血行气，通经止痛。全方温经理气，化瘀止痛，故而奏效。《医林改错》中少腹逐瘀汤"治少腹积块疼痛，或有积块不疼痛，或疼痛而无积块，或少腹胀满，或经血见时先腰酸，少腹胀，或经血一月见三五次，接连不断，断而又来，其色或紫，或黑，或块，或崩漏兼少腹疼痛，或粉红兼白带，皆能治之，效不可尽述""更出奇者，此方种子如神，每经初见之日吃起，一连吃五付，不过四月，必存胎"。

【复习思考题】

1. 如何评价王清任致力于解剖学研究？

2. 为什么说"治病之要诀，在明白气血"？

3. 试述通窍活血汤、补阳还五汤、血府逐瘀汤、膈下逐瘀汤的处方及主治异同。

4. 王清任论述血瘀治疗大法有哪些？

第十章

张锡纯

【导读】

思政目标：学习张锡纯勇于接受新知，倡导中西医结合的创新精神。

知识目标：掌握张锡纯的"大气说"和治肝经验，熟悉张锡纯治疗中风的经验和对妇科学所作的贡献，了解张锡纯处方用药的特点。

能力目标：临床熟练运用张锡纯的名方和常用药。

第一节 生平著作及对中医教育事业的贡献

一、生平

张锡纯，字寿甫，河北省盐山县人。生于 1860 年，卒于 1933 年，中西汇通学派的代表医家之一。张氏生于书香之家，自幼读经书，习举子业，喜诗书。1893 年秋试落第后，淡于进取，改学医学。上自《内经》《伤寒论》，下至历代诸家之说，无不披览参阅，其中尤精于《内经》《神农本草经》《伤寒论》等经典著作。同时开始接触西学，受时代思潮的影响，萌发了衷中参西的思想。经过多年的读书、应诊，其学术思想趋于成熟，1909 年完成《医学衷中参西录》前三期初稿，此时医名渐著于国内。1918 年，沈阳开设了近代中国第一家中医院立达医院，聘张锡纯为院长。1928 年定居天津，创办国医函授学校。因其高明的医术和高尚的品德，医名显赫。

二、著作

张锡纯一生勤于医学耕耘，著述颇多，惜多散佚。其殁后 6 年，天津洪水没其居，遗书荡尽。现行于世者仅有《医学衷中参西录》1 ～ 7 期，为 1918 ～ 1934 年陆续刊行稿汇编；第 8 期为未经刊行出版之遗稿，由其孙张铭勋所献。该书曾多次刊行，流行颇广，其学术思想主要体现于此书中。"今汇集十余年经验之方""又兼采西人之说与方中义理相发明，辑为八卷，名之曰《医学衷中参西录》"，所谓衷中参西，就是试图以中医为主体，沟通中西医，以发展中医学。另有种菊轩诗草一卷。

三、对中医教育事业的贡献

1926 年，张锡纯前往天津行医，同时传授医学。为培养高水平的中西医汇通人才，他在 73 岁时开办 4 年制中医函授学校，亲自兼教务，制定函授课目，首为伤寒，继则温病，再则杂病、临床医话等，并亲手编写教材。尝曰："吾老矣，今将未了之事，托诸函授，四年之后，吾门中必有人才辈出，以行吾志，则可息影田园乐吾田园也。"（《医学衷中参西录·高崇勋序》）《医学衷中参西录》被各省中医学校用作教材讲义，其中前三期为《处方学》，四期为《药物学讲义》，七期为《伤寒讲义》。

《处方学》8 卷，出版于 1911 年，记载张锡纯自拟方 160 余首，古人成方或民间验方约 200 首。其在书中写道："本编所载之方多系拙拟，间有用古人成方，亦恒有所加减，或于方中独有会心之处，亦偶载其方而详为疏解，又于各门方后，附录西人恒用之效方，及西药试之果有实效者。"此书出版后不仅风行海内外临床，更被全国各省中医学校作为方剂教材。如皋门生李慰农在《医学衷中参西录》第四期前序中写道："著《医学衷中参西录》一书，出版三次，每次增加二十余万言，不胫而走，风行海内，远至台湾、香港，亦多有购此书者……近时各省所立医学校，多以此书为讲义；各种医学社会所出志报，又莫不以得登先生撰著为荣。"

《药物学讲义》5 卷，出版于 1924 年。张锡纯在例言中云："此书为四期《医学衷中参西录》，因专讲中西药物，是以又名'药物讲义'。"前 4 卷为中药解，记载了 70 味中药；第 5 卷为西药解，记载西药 45 种。张氏结合其临床体会来阐述每味中药，对其应用能独辟新义，发千古所未发，于生平得力之处，尽情披露无遗。

《伤寒讲义》4 卷，1933 年编撰成，为张锡纯天津中医函授学院讲义遗稿。本讲义以六经为纲，以证统方，逐一讲解。附录通过临床体会、中西医结合治疗经验、答疑、病案等来对伤寒六经各方证进行阐发。

张锡纯虽然晚年才开办函授教育，但桃李满天下，及门弟子如隆昌周禹锡，如皋陈爱棠、李慰农，通县高砚樵，祁阳王攻醒，深县张方舆，天津孙玉泉、李宝和，辽宁仲晓秋等，均为一方名医，而私淑其学问者不可胜计。

第二节　张锡纯的学术思想及临床经验

一、阐发大气理论，重视从肝论治

（一）发展大气学说

张锡纯根据《灵枢·五色》"大气入于脏腑者，不病而卒死"及《金匮要略·水气》"大气一转"的论述，参考了李杲、喻嘉言的学说，对大气的概念、生成与作用、病因病机、鉴别诊断、治疗等，均作了详尽的阐发，形成了颇具特色的"大气论"。张锡纯所云之大气，即宗气也，"宗气亦积胸中，则宗气即为大气，不待诠解"，其功能为"撑持全身，为诸气之纲领，包举肺外，司呼吸之枢机，故郑而重之曰大气""振作精神以及心思脑力，官骸动作，莫不赖乎此气"。

关于大气下陷证的病因，张锡纯说："力小任重，或枵腹力作，或病后气力未复勤于动作，或因泄泻日久，或服破气药太过，气分虚极自下陷，种种病因不同。"又说："大气下陷之证，不必皆内伤也，外感证亦有之。"由此可见，大气下陷证可由肺气虚、心气虚、脾胃气虚、肾气虚、过劳伤气及外邪侵袭多种原因所致。由于大气下陷，失去其行呼吸、贯心脉等功能，并影响了全身的气化功能，可出现一系列症状。如大气陷后，肺失所养，可致劳嗽不已；或呼吸不利而自觉满闷；或心无所依附而心悸怔忡；气陷不能上达，清窍失养，出现神昏谵语等。

大气下陷证的症状及其鉴别诊断如下：脉象微细迟弱，气短不足以息，为其主证。张锡纯曰："气短不足以息，或努力呼吸，有似乎喘，或气息将停，危在顷刻。""其脉象沉迟微弱，关前尤甚。其剧者，或六脉不全，或参伍不调。""此气一虚，呼吸即觉不利，而且肢体酸懒，精神昏愦，脑力心思为之顿减。若其气虚而且陷，或下陷过甚者，其人即呼吸停顿，昏然罔觉。"兼证有往来寒热、心中怔忡，或大汗淋漓，或神昏健忘，或声颤身动，或胸中满闷，或咽干作渴，或常常呵欠，或肢体痿废，或食后易饥，或二便不禁，或癃闭身肿，或女子下血不止等。

张锡纯不仅在理论上对大气有发挥，在实践上也有卓绝贡献。他创制了升陷汤、回阳升陷汤、理郁升陷汤、醒脾升陷汤等，为大气下陷出现的各种兼证而设。目前升陷汤在临床上广为应用，如内脏下垂、神经衰弱、肺心病、肝胆疾病、胃病、冠心病、糖尿病、出血、休克、肺心脑功能衰竭等，皆广为用之。

（二）完善肝病理论

1. 肝主气化

张锡纯认为，肝脏是人整体气化中最关键、最活跃的脏腑，是"人身元气萌芽之脏""气化发生之始"，并提出"肝主气化"说。关于肝主气化的机理，张锡纯认为有三个方面：一是萌发元气，形成大气，布达全身。"盖人之元气，根基于肾，萌芽于肝，培养于脾，积贮于胸中为大气，以斡旋全身""人之元气自肾达肝，且达于胸中，为大气之根本"。二是肝脏为全身脏腑气化之总司。"肝气能上达，故能助心气之宣通（肝气下连气海，上连心，故能接引气海中元气上达于心）。因为肝气能下达，故能助肾气之疏泄（肾主闭藏，有肝气以疏泄之，二便始能通顺）""肝肾充足则自脊上达之督脉必然流通"。三是肝主气化有赖他脏（尤其是脾胃）之协助。张锡纯根据《内经》"厥阴不治，求之阳明"及仲景"见肝之病，知肝传脾，当先实脾"之论述，提出"实脾即为理肝"的观点，其缘由即在于"肝胆之用，实能与脾胃相助为理""脾气上行则肝气自随之上升，胃气下行则胆火自随之下降也"。

2. 肝气虚与肝阳虚

肝之虚弱，按其程度，可有肝气虚和肝阳虚两种证型。

其一，肝气虚。肝为厥阴之脏，中见少阳，内寄少火。肝气冲和条达，气血畅行，相火随气血逍遥游行，布达周身，内温脏腑，外煦经络。肝气虚弱，疏泄升发无力，气血流行不畅，相火随之郁结。张锡纯在曲直汤方解中曰：

"肝虚不能疏泄，相火即不能逍遥流行于周身，以致郁于经络之间，与气血凝滞，而作热作痛。"

其二，肝阳虚。肝气虚极，气血大伤，肝中相火亦受损而虚，气化功能下降，发展为阳虚。肝虚证临床表现较为复杂，先生治案中有腿痛、左臂热、两胁下连腿作痛、阴挺、心中寒凉、白带、心痛、黄疸、饮食不化等，但先生对其诊断均强调以左部脉微弱为主要依据。《医学衷中参西录》全书所载肝虚案例，大多言及脉象，其脉象均是左部脉弱，如"诊其左关脉太弱，知系肝阳不振""左脉甚微弱""其脉右部如常，左脉微弱""左脉微弱不起"等。张锡纯治疗上非常重视调补脾胃之中气，补肝喜用黄芪、山茱萸。

3. 肝虚致脱

肝何以致脱？张锡纯认为是由于肝虚至极，疏泄太过，虚风内动，耗伤肾气，元气外泄所致。"人之脏腑，唯肝主疏泄，人之元气将脱者，恒因肝脏疏泄太过。""人虚极者，其肝风必动，肝风动，即元气欲脱之兆也""元气之上行，原由肝而敷布；而元气之脱，亦即由肝而疏泄也……盖元气上脱由于肝，其下脱亦由于肝，诚以肝能为肾行气，即能泻元气自下出也。"张锡纯治疗肝脱证重用山茱萸，味酸性温而敛肝，"使肝不疏泄，即能杜塞元气将脱之路"。

二、辨治妇科病证，善调冲脉脾肾

（一）首重冲脉

张锡纯根据《素问·上古天真论》中女子"二七而天癸至，任脉通，太冲脉盛，月事以时下"之旨，论治妇科病证首重冲脉。他说："人之血海，其名曰冲。在血室之两旁，与血室相通。上隶属于胃阳明经，下连于肾少阴经。有任脉以为之担任，督脉为之督摄，带脉为之约束，阳维、阴维、阳跷、阴跷为之拥护，共为奇经八脉。此八脉与血室，男女皆有。在男子则冲与血室为化精之所，在女子则冲与血室为受胎之处。"提出冲脉"在女子则上承诸经之血，下应一月之信"。他把握冲为血海的理论，调经先理冲脉，跳出了"肝为女子之先天""调经先治肝"的旧说。

依据以上理论，张锡纯自创理冲汤、安冲汤、温冲汤、固冲汤等著名方剂，临床疗效显著，为后世所称道。其治冲之法，可概括为镇逆降冲、补虚固冲、温阳暖冲、活血调冲之法。张锡纯创妇科 17 方，而治冲者居其七，于此可见一斑。

1. 镇逆降冲

此法主要用于倒经和妊娠恶阻等证。张锡纯认为，倒经虽属胃气上逆，然其本缘于冲气上逆。冲脉上隶阳明，下连肾经，"少阴肾虚，其气不能闭藏以收摄冲气，则冲气易于上干；阳明胃虚，其气不能下行以镇安冲气，则冲气亦易于上干。冲中之气既上干，冲中之血自随之上逆，此倒经所由来也"。方用"加味麦门冬汤"，即用半夏降胃平冲，芍药平肝镇冲，山药补肾敛冲，再以丹参、桃仁开其下行之路，使冲中之血得循故道，倒经自止。对于妊娠恶阻，张锡纯认为"其冲气、胃气皆上逆"，故首用赭石镇冲，清半夏降胃，继以芍药、青黛平肝泻木，生地黄、山茱萸、山药滋肾敛冲。张锡纯视半夏、赭石为降逆平冲之要药，凡冲气上逆之呕吐、倒经、吐血、咳喘、呃逆、痰饮、中风等皆用之。

2. 补虚固冲

此法用于冲任滑脱之崩漏、带下证。张锡纯云："女子血崩，因肾脏气化不固，而冲任滑脱也。"故肾虚不藏，冲脉不敛，转致滑脱，可见经血大下之崩漏、带下及胎元不固。张锡纯多用"安冲汤""固冲汤"治疗，方用白术、黄芪益气健脾而摄血，山茱萸、白芍补肝肾而敛元气，煅龙骨、茜草、海螵蛸、五倍子、棕榈炭固涩滑脱以止血。该方补涩并用，标本相兼，止血固脱之力甚佳，确为治血崩、带下之良方。同时也强调"安冲所治者缓，固冲所治者急。养血安胎，着眼脾肾"。

3. 温阳暖冲

温阳暖冲法主要用于阳虚冲寒不孕者。张锡纯本《内经》"太冲脉盛，月事以时下，故有子"之说，"在女子则冲与血室实为受胎之处""冲脉无病，未有不生育者"，故"女子不育，多责之冲脉"。为此，张锡纯创立了温冲汤，治妇人血海虚寒不育。方以附子、肉桂、补骨脂、小茴香、紫石英壮命火以温冲，当归养血，鹿角胶、胡桃仁益肾填精，山药补脾肾而培其生化之源。方中独重用紫石英者，取其性温质重，能引诸药直达于冲而温暖之。全方着眼于肾阳，补而不滞，温而不燥，切中病机，为妇科治疗不孕的常用方剂，尤其对子宫发育不良及卵巢功能失调所引起的不孕，该方常可获满意疗效。温冲法亦用于癥瘕、月信不通、带证、血崩者。

4. 活血调冲

冲为血海，乃气血运行之要冲。"若经期产后，风寒外侵，或情志内伤，或任重闪跌，或用药失宜，致妇女经闭不行，或产后恶露不尽，凝结于冲任之中……遂渐积而为癥瘕矣。"瘀血不去，新血不生，脏腑失去濡养，致阴虚作热，阳虚作冷，食少劳嗽，虚证沓来。证虽似虚，然根蒂在于血瘀气滞，理冲汤、理冲丸即为此而设，功能扶正祛邪，消瘀行滞，活血调冲。

（二）善调脾肾

1. 血枯经闭，首重脾胃

女子血枯不月，俗以通经破血法治之，往往病未除而正已伤；或具劳热之征，复又滋阴退蒸，阴未复而脾已败。张锡纯从脾胃入手，以资生汤及资生通脉汤治之。张锡纯调脾胃，兼李杲、叶桂之长，以山药滋脾阴，以白术益胃阳，刚柔相济，润燥并施，更加鸡内金健胃化食消积，二方皆举为主将，三味为不可挪移之品。

2. 胎元不固，补肾安胎

前贤安胎，朱震亨以产前多热，谓"黄芩、白术为安胎圣药"；陈修园则笃信热药始能安胎；陈自明云："滑胎多是气血不足。"张锡纯则主张滑胎从肾论治，曰"男生女育，皆赖肾脏作强""肾旺自能荫胎也"，立寿胎丸，以菟丝子强腰壮肾为君，辅以桑寄生、续断、阿胶益肾荫胎。

三、论治脑病诸候，汇通中西理论

（一）脑病诸候，首辨虚实

脑病之候繁杂，诸如眩晕头痛、昏仆厥逆、肢体偏枯颓废，皆责之于脑，其症虽同，而病机则有虚实之别。张锡纯先生认为，实者为"气血上冲"于脑则成脑充血之证，虚者为"宗气不足"脑失所养而成脑贫血之证，二者虽均有上述诸症，而兼症迥异。脑充血证多兼阳热实证，如面目红赤、头痛而胀、痛及两目、脉弦长或洪长；而脑贫血证则兼见一派虚弱之象，如呼吸短促，或面黄唇白，或心中怔忡，头与目或间有作痛，但不若脑充血之胀痛，似有收缩之感觉而作痛，脉象微弱或至数兼迟。所以临证须详审其症，细辨其脉，方不致谬误矣。

张锡纯在"论脑充血证可预防及其证误名中风之由"一文中明确提出了脑充血发病的几个预兆：①脉象：弦硬而长，或寸盛尺虚，或大于常脉数倍而无缓和之意。②头部：时常眩晕，或头痛，耳聋目胀。③胃部：时常有气上冲，饮食不下，或有气从下焦上行作呃逆。④神志：常烦躁不宁，或心中发热，或梦中神魂飘荡。⑤感觉、运动：舌胀，言语不利或口眼歪斜，或半身似有麻木不遂，或行动脚踏不稳，时欲眩仆。

上面 5 个预兆，有脉象的变化，再具备后面的一个或两个预兆，就可诊断为脑充血之征兆。张锡纯拟定建瓴汤，自述服后能使脑中之血如建瓴之水下行，脑充血之证自愈。方中以赭石、怀牛膝平肝降逆、引血下行为主，以龙骨、牡蛎平肝潜阳为辅，生地黄、山药、白芍滋补肝肾之阴，柏子仁养心安神为佐，诸药合用而起到滋阴潜阳、平肝降逆、引血下行之功效，直中病机。

（二）脑充血乃"气血上冲"，法应"引血下行，清火平肝"

张锡纯先生宗《素问·调经论》"血之与气并走于上，则为大厥"之理论，认为"气血上冲"是脑充血病机之所在，并进一步阐述，老年调养失慎，肝火内盛，或伤于七情，心火内炽，心肝火旺挟气血上冲于脑，轻者脑中血管受冲激而膨胀致头痛眩晕；重者管之血隔血管渗出，或血管少有罅隙，甚至破裂而致偏瘫、昏迷乃至死亡。适其病机，张锡纯提出"引血下行、清火平肝"的治疗法则。张锡纯治疗此病拟方镇肝息风汤，方中重用怀牛膝、生赭石以降逆降冲，引脑中过充之血下行；用龙骨、牡蛎、龟甲、白芍等以助平肝潜阳、滋阴息风之效；麦冬、玄参清肺气以佐金平木；又因肝性升发，主疏泄而性喜条达，故加生麦芽、川楝子、茵陈以引肝气下达。若有真阴虚损，则加用熟地黄、山茱萸等以补肾敛阴，从而达到治愈脑充血的目的。

此外，张锡纯还强调，柴胡、麻黄、桂枝、黄芪等祛风发表、补气升提之药皆能助血上行，而脑充血证乃因血之与气并走于上，如若此时应用该类方药，可致病情加重，故当谨慎应用之。

（三）脑贫血乃"宗气不足"，治宜"峻补宗气兼滋养精血"

《内经》云："上气不足，脑为之不满，耳为之苦鸣。"张锡纯认为"上气不足"即是脑贫血病机关键之所在。他进一步阐述，所谓"上气"，即居胸中而助心血上输于脑的宗气，宗气不足，不能贯心脉以助上升，脑中气血不足而成脑贫血之证。另外，张锡纯还指出，色欲过度，脑髓空虚，清窍失养，也为脑贫血的重要因素。据此其提出"峻补宗气兼滋养精血"的治疗大法，临证以加味补血汤大补气血，适加鹿角胶以滋精养血。

（四）脑病痿废偏枯，治宜活血通络

脑病痿废偏枯临证甚多，脑充血、脑贫血均可罹患，一虚一实，病机迥异，治之得法，病机得转而复生，失之偏颇病情恶化而危急，故临床应审证求因、治病求本。盖脑充血偏枯，肝胆之火挟气血上冲于脑，临证可见偏枯、脑中疼如锥刺，难忍须臾，脉见弦长或洪长，治疗当急予清火潜阳、引血下行，如牛膝、白芍、龙胆草、赭石、生龙骨、生牡蛎之药。脑贫血痿废之证乃由宗气不足，不能助心血上升于脑，同时肾精亏虚而致脑髓失之濡润而见肢体痿废、头晕目眩、心中怔忡、脉极微细无力等症。治宜大补中气，重用黄芪补胸中大气，助气血升达于脑；佐以鹿角胶、枸杞子补肝益肾、填补精髓，其目的亦在于补旺元气，培宗气之根。如振颓汤、补脑振痿汤，常有验于临床。

无论脑充血偏枯还是脑贫血痿废，张锡纯指出活血通络在其治疗中均有重要作用。张锡纯曰："肢体痿废不愈者，皆因其经络瘀塞也。"再如张锡纯治脑充血偏枯证善加大黄一味，其认为"大黄降血兼能破血最有力之药"。由此可见，活血通络为脑充血偏枯的又一治疗大法。他还指出："其身体脉象壮实者，

可酌加大黄数钱以降血破血，不甚壮实者加桃仁、丹参诸药。"于脑贫血而言，张锡纯认为在补气养血、益精填髓的同时宜加"化脑中瘀血"、宣通气血、活血通络之品，诸如当归、乳香、没药，张锡纯谓其"善开血痹，血痹开则痿废者久瘀之经络自流通矣"。张锡纯活血通络法的运用为现代脑血管病的活血化瘀治疗又提供了一条理论依据和实践经验。

"上气太过"之脑充血及"上气不足"之脑贫血皆可累及脑髓神经，使脑神经司运动功能失常而致偏身废痿不用。可见同为偏枯，致病原因却大不相同，其治法遣方也应各有所异。"若其脉细弱无力……投以补阳还五汤，恒见效……若其脉洪大有力，或弦硬有力……惟确信王勋臣补阳还五之说……脑中血管必将至破裂不止。"可见，应详细四诊，辨证审因，不可轻投补阳还五汤。同时，张锡纯提出对于中风偏枯偏于实证者可运用建瓴汤化裁，并随证加丹参、乳香、没药、丝瓜络等化瘀活络之品，可使偏身不用之肢体渐愈。对于中风偏枯日久顽固不愈者，还可在此基础上加地龙、土鳖虫、马钱子等，此即张锡纯所设补脑振颓汤之意。

四、用药味少量重，擅长中西并用

张锡纯所制之方具有药味少而精，药量重而纯，针对性强，立意明确，疗效确切，易于掌握等优点，其对临床常用药物的使用亦有独到之处。据张锡纯自述云："凡所载者皆自抒心得，于寻常讲解之外，另有发明。"张锡纯对药物研究功深，有其别出心裁之处。在所著《医学衷中参西录》有"药物"一节，载药79味（因同类功能如附子、乌头、天雄合为一条，实际载药88味）。现选择几味代表药物进行介绍。

（一）药物单用，力专效宏

1. 黄芪

黄芪性温，味微甘。能补气，兼能升气，善治胸中大气（宗气，为肺叶阖辟之原动力）下陷。《神农本草经》谓主大风者，以其与发表药同用，能祛外风；与养阴清热药同用，更能息内风也。谓主痈疽、久败疮者，以其补益之力能生肌肉，其溃脓自排出也。表虚自汗者，可用之以固外表气虚。小便不利而肿胀者，可用之以利小便。妇女气虚下陷而崩带者，可用之以固崩带。为其补气之功最优，故推为补药之长而名之曰耆也。

张锡纯根据黄芪善治胸中大气下陷，创制"升陷汤"，用以治疗大气下陷之证，并在此基础上创制回阳升陷汤、理郁升陷汤、醒脾升陷汤，治疗各种因大气下陷导致的病证。

张锡纯治痿首推黄芪，是因其能助血上行，以养脑髓神经。他强调指出，对脑充血之痿则应慎用黄芪，因黄芪之性补而兼升，气升血则必随之上升，致脑中之血充而益充，大犯实实之诫，故病初忌用黄芪，误之则凶危立见。只有当脉象柔和而肢痿仍不愈时，方可以黄芪扶助正气，再辅以活血之品，以宣畅气血，畅达经络，肢痿自然缓缓而愈。

另外，张锡纯认为黄芪具有利小便、止崩带之功，在黄芪这味药的讲解之后均附医案。

2. 山药

张锡纯认为山药"色白入肺，味甘归脾，液浓益肾，能滋润血脉，固摄气化，宁嗽定喘，强志育神。性平可以常服多服，宜用生者煮汁饮之，不可炒用，以其含蛋白质甚多，炒之则其蛋白质焦枯，服之无效。若作丸散，可轧细蒸熟用之"。可见张锡纯主张运用生山药，生药更能保证山药的有效成分不被破坏，从而使机体充分吸收山药的有效成分，以获得更好的疗效。如在其开篇首方资生汤中君药用生山药一两，并备注"此方若用炒熟山药，则分毫无效"。张锡纯亦认为，山药虽可多服久服，但也有黏腻壅滞之弊，故常配伍牛蒡子，防久服山药而生滋腻。张锡纯认为"山药之性，能滋阴又能利湿，能滑润又能收涩，是以能补肺、补肾兼补脾胃。且其含蛋白质最多，在滋补药中诚为无上之品，特性甚和平，宜多服常服耳"。

张锡纯对山药颇为推崇，运用山药治疗虚劳发热、咳喘、淋浊、痢疾、泄泻、消渴等病。所载内服方剂中有48方运用山药，其中以山药为主药之方27方，以山药为主药煮成粥者有4方，137个医案中在治疗上有92个用到山药。

张锡纯临床中力主重用山药，一般剂量为30g；对于急症、重症，用量可达 120g 以上。如治疗喘嗽、怔忡、小便不利、大便滑泻的一味薯蓣饮,山药重用达 120 ~ 180g。另外,治疗一切羸弱虚损之证的薯蓣粥,以生山药煮粥食之,用量达到了 500g。

张锡纯对"山药粥"的应用,可谓得心应手,灵活多变。其创制山药鸡子黄粥疗久泄;珠玉二宝粥疗虚热劳嗽,即一切阴虚之证。张锡纯强调,山药、薏苡仁皆清补脾肺之药,单用山药,久则失于黏腻;单用薏苡仁,久则失于淡渗;唯等分并用,乃可久服无弊。薯蓣半夏粥疗呕吐;三宝粥疗赤痢:先用山药末煮粥,以粥送服三七末、鸦胆子;薯蓣苤苣粥疗小便不利,大便滑泻:山药与车前子同煮做粥,一日连服 3 次。

3. 山茱萸

张锡纯在《医学衷中参西录》中记载:"山茱萸,味酸性温,大能收敛元气,振作精神,固涩滑脱。因得木气最厚,收涩之中兼具条畅之性,故又通利九窍,流通血脉,治肝虚自汗,肝虚胁疼腰疼,肝虚内风萌动。且敛正气而不敛邪气,与他酸敛之药不同,是以《神农本草经》谓其逐寒湿痹也。其核与肉之性相反,用时务须将核去净。近阅医报有言核味涩,性亦主收敛,服之恒使小便不利。锥破尝之,果有涩味者,其说或可信。"

张锡纯善用山茱萸治疗脱证,认为元气虚脱证的病机与肝密切相关,建立了"肝虚极而脱"的论点。张锡纯治元气之脱可分上、下、外诸证,而山茱萸之用量亦有不同。上脱者,方用参赭镇气汤治疗,见阴阳两虚,喘逆迫促,有将脱之势,方中用山茱萸 18g。下脱者,方用急救回阳汤治疗,见霍乱吐泻已极,精神昏昏,气息奄奄,至危之候,方中用山茱萸 24g。上下皆脱者,方用既济汤治疗,见大病后阴阳不相维系,阳欲上脱,或喘逆,或自汗,或目睛上窜,或心中摇摇如悬旌;阴欲下脱,或失精,或小便不禁,或大便滑泻,方中用山茱萸 30g。外脱者,方用来复汤治疗,见寒热外感诸证,大病瘥后不能自复,寒热往来,虚汗淋漓;或但热不寒,汗出而热解,须臾又热又汗,目睛上窜,势危欲脱;或喘逆,复解或怔忡,或气虚不足以息,方中用山茱萸至 60g。至于大汗怔忡、脉浮弱无根者,甚则可用山茱萸 120g。

综上，治疗元气之脱，以外脱大汗淋漓而脉弱者山茱萸用量最大，为60～120g；而以上下皆脱者次之，用量约30g；以下脱者再次之，用量约24g；以上脱者最次，约18g。

张锡纯对山茱萸的用量总体上偏大，且药量变化幅度也大。在治疗重症或急症时，重用山茱萸，有些类似于人参的用法特点。在升陷汤（由生黄芪18g、知母9g、柴胡4.5g、桔梗4.5g、升麻3g组成，主治大气大陷）加减法中，有"气分虚极下陷者，酌加人参数钱，或再加萸肉数钱，以收敛气分之耗散，使升者不至复陷更佳"之语，反映了他对山茱萸药性的谙熟和应用的独到，张锡纯认为山茱萸的固脱敛汗之功可与人参相较。

张锡纯应用山茱萸开痹止痛治疗痹证。张锡纯遵《神农本草经》之旨，山茱萸主"逐寒湿痹"，凡人身内外有疼处，皆其气血痹而不通，故常用山茱萸治疗心腹肢体疼痛等症，因肝气虚不能条达而作疼者，服之皆可奏效。如其自拟方曲直汤（山茱萸、知母、乳香、没药、当归、丹参）。其认为"萸肉得木气最厚，酸敛之中大具条畅之性，故善于治脱，尤善于开痹也"。可见，山茱萸不但酸敛，而更善开通可知，实值得后人借鉴和发扬。

张锡纯认为山茱萸之性又善于治疗内部血管破裂或肺络破裂以致咳血、吐血、衄血久不愈者，创立补络补管汤（生龙骨、生牡蛎、山茱萸、三七），用治咳血、吐血久不愈者。方中龙骨、牡蛎、山茱萸性皆收涩，又兼具开通之力，能补肺络与胃中血管，以成止血之功，而不致留瘀血为恙；又佐以三七，取其化腐生新，使损伤之处易愈，且其性善理血。

此外，张锡纯尚应用山茱萸收敛心气，治疗怔忡；封固肾关，治疗消渴；补肝息风，调营敛汗；补益肝肾，纳气平喘。张锡纯临证运用山茱萸范围极为广泛，获效甚多。其所用山茱萸都特别写明净萸肉，认为山茱萸之核不可入药，以其能令人小便不利也。在临证运用时，他必亲自检点，或告诉病家检查，务要将核去净，而且药量还要足，才不至于误事。

张锡纯又提醒山茱萸之功用长于救脱，而所以能固脱者，因其味之甚酸，然间有尝之微酸者，此等山萸肉实不堪用。用以治险证者，必须尝其味极酸者，然后用之，方能立见奇效。

4. 生石膏

张锡纯认为石膏之质中含硫氧，"其性凉而能散，有透表解肌之力，为清阳明胃腑实热之圣药，无论内伤、外感用之皆效，即他脏腑有实热者用之亦效。《神农本草经》原谓其微寒，其寒凉之力远逊于黄连、龙胆草、知母、黄柏等药，而其退热之功效则远过于诸药。《神农本草经》谓其微寒，则性非大寒可知。且谓其宜于产乳，其性尤纯良可知。医者多误认为大寒而煅用之，则宣散之性变为收敛，以治外感有实热者，竟将其痰火敛住，凝结不散，用至一两即足伤人，是变金丹为鸩毒也。迨至误用煅石膏偾事，流俗之见，不知其咎在煅不在石膏，转谓石膏煅用之其猛烈犹足伤人，而不煅者更可知矣。于是一倡百和，遂视用石膏为畏途，即有放胆用者，亦不过七八钱而止。夫石膏之质甚重，七八钱不过一大撮耳。以微寒之药，欲用一大撮扑灭寒温燎原之热，又何能有大效。是以愚用生石膏以治外感实热，轻证亦必至两许；若实热炽盛，又恒重用至四五两，或七八两，或单用，或与他药同用，必煎汤三四茶杯，分四五次徐徐温饮下，热退不必尽剂。如此多煎徐服者，欲以免病家之疑惧，且欲其药力常在上焦、中焦，而寒凉不至下侵致滑泻也。盖石膏生用以治外感实热，断无伤人之理，且放胆用之，亦断无不退热之理。惟热实脉虚者，其人必实热兼有虚热，仿白虎加人参汤之义，以人参佐石膏亦必能退热"。

张锡纯一生善用石膏，病证不同，使用石膏的目的各异，其用量也不同。如治疗外感实热或实热炽盛时多重用，少者 60 ～ 90g，多则 210 ～ 240g，甚者用量之大可谓惊叹。如治伤寒方中的馏水石膏饮用石膏 60g，治伤寒温病同用方的仙露汤用生石膏 90g，震逆白虎汤用生石膏 90g 等。正如书中云："愚临证四十余年，重用生石膏治愈之证当以数千计。有治一证用数斤者，有一证而用至十余斤者，其人病愈之后，饮食有加，毫无寒胃之弊。"张锡纯在主张重用生石膏的同时，又强调应随证候的不同酌情加减石膏的用量。治疗中风的搜风汤用石膏 24g，治温病方的清解汤中用生石膏 18g，治伤寒方的加味越婢加半夏汤石膏用量仅为 9g。

张锡纯运用石膏的方法多样，如大剂量单用；与西药阿司匹林同用或先后用；昼夜连续服用；用石膏煎取清汤三四茶杯，分四五次徐徐温饮下，热退不必尽剂；用鲜梨片，蘸生石膏细末嚼咽之；配合数个生鸡蛋黄，温开水调开，徐徐温服。张锡纯运用石膏治疗外感实热、产后阳明腑实证、小儿发热、腹痛、脑漏、产后出血不止、痢疾发热、疟疾、热性关节肿痛、阳痿、手足拘挛、痔疮、小儿眼疾、肺痨喘嗽、女子热入血室子宫溃烂者等，充分表明石膏在治疗疾病中的广泛作用。

关于石膏的煎法，从病例记载中可以探知，其临床应多将石膏打碎水煎，如书中记载："遂用生石膏细末半斤，煮水一大瓶。""食梨一颗，蘸生石膏细末七钱余，其吐顿止，可以进食"。

（二）重视中药煎服方法

张锡纯强调"凡汤剂，药汁不可煎少，少则药汁仍多半含于渣中""凡用重剂之处，必煎汁数杯，分数次服下"，并指出药物煎干应弃之，切勿服用，若服用病必增剧。张氏尤为推崇前人的宝贵经验，"古之医者，药饵必须以手修制，即煎汤液，亦必亲自监视""古人用药，多是煎一大剂，分三次服下，病愈不必尽剂，不愈者必一日服尽"。他在实践中总结了丰富的经验，如寒温病证采用煎大剂分次服法，虚脱证采用急煎灌服法，呕吐不止采用煎汤徐徐温服法，大便燥结不通采用浓煎顿服法等。

（三）倡导中西药并用

张锡纯提倡中西结合，认为中药、西药不应相互抵牾，而应相济为用，以彼之长，补我之不足，不分畛域，择善而从。在临证中，他善于中西药合用，并指出"西医用药在局部，是重在病之标也；中医用药求原因，是重在病之本也。究之标本原宜兼顾，若遇难治之证，以西药治其标，以中药治其本，则奏效必捷，而临证也确有把握"。如治血崩证，用麦角止血以治标，用固冲汤扶正固脱以治本，疗效显著。曾治一妇人，下血不止，诸医延治两旬，下血益多。张锡纯诊视时，已奄奄一息，其脉如水上浮麻，不分至数。急用麦角和乳糖研粉，以固冲汤煎汤一大盅送服，其血顿止。再如治癫病用三溴镇静止抽，病情稳定后用健脾利痰、通络清火等药以治本。诸如治呕吐、消化不良、疟

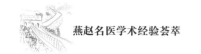

疾、肺结核、淋证等，皆以中西药合用而获效。

张锡纯创制的石膏阿司匹林汤，是中西药合用的代表方，临证广泛用治温病、热病发斑、咽喉疼痛、关节肿痛及风水证、黄疸兼外感证。他认为阿司匹林发汗之力甚猛，但清热之力不足，与石膏合用解表清里相得益彰，退热迅速，效力持久，不易反复，更证实中西药合用确能相助的理论是可取的。

结　语

张锡纯在继承中医传统的基础上，撷取西人之说，撰著《医学衷中参西录》。他力图从人体生理、病理，到诊断、治疗等各个方面，融合中西医理论以解之，创立新说而不忘根本，积累了不少行之有效的经验，为后世广为应用。虽然所论瑕瑜互见，但其勇于接受新知、勇于探索的精神还是令人钦佩，值得我们学习。

张锡纯对大气的概念、生成与作用、病因病机、鉴别诊断、治疗等，均作了详尽的阐发，形成了颇具特色的"大气论"。在前人所论的基础上加以发挥，立方遣药，形成了独具特色的系统理论。其重视肝的气化功能，完善了肝气虚和肝阳虚两种病证的辨治，并重用山茱萸治疗肝脱重证。在妇科学方面，张锡纯重视冲脉，善调脾肾，自创理冲汤、安冲汤、温冲汤、固冲汤等著名方剂。张锡纯认为脑病诸候当首辨虚实，实者为"气血上冲"于脑，则成脑充血之证，治法应"引血下行，清火平肝"，拟方镇肝息风汤；虚者为"宗气不足"，脑失所养而成脑贫血之证，治宜"峻补宗气，滋养精血"，以加味补血汤大补气血；脑病痿废偏枯，治宜活血通络。此外，张锡纯所制之方具有药味少而精，药量重而纯，针对性强，立意明确，疗效确切，易于掌握等优点，其对临床常用药物的使用亦有独到之处，重视中药煎服方法，倡导中西药并用。

张锡纯勤于思考，注重实践，对各种疾病的治疗颇多心得。《医学衷中参西录》不仅在理论上独树一帜，而且留得大量治病验案，诚为后人临证之楷模。

附：张锡纯医案七则

案 1

患者，年 20 余。因力田劳苦过度，致胸中大气下陷，四肢懒动，饮食减少，自言胸中满闷。其实非满闷，乃短气也。粗人不善述病情，往往如此。医者不能自审病因，投以开胸理气之剂，服后增重。又改用半补半破之剂，两剂后病又见重。又延他医，投以桔梗、当归、木香各数钱，病大见愈，盖全赖桔梗升提气分之力也。医者不知病愈之由，再服时竟将桔梗易为苏梗，升降异性，病骤反复。自此不敢服药，迟延二十余日，病势垂危，喘不能卧，昼夜倚壁而坐，假寐片时，气息即停，心下突然胀起，急呼醒之，连连喘息数口，始觉气息稍续，倦极偶卧片时，觉腹中重千斤，不能转侧，且不敢仰卧。延愚诊视，其脉乍有乍无，寸关尺三部或一部独见，或两部同见，又皆一再动而止。此病之危，已至极点。因确知其为大气下陷，遂放胆投以生黄芪 30g，柴胡、升麻、山茱萸（去净核）各 6g。煎服片时，腹中大响一阵，有似昏愦，苏息须臾，恍然醒悟，自此呼吸复常，可以安卧，转侧轻松。其六脉皆见，仍有雀啄之象。自言百病皆除，惟觉胸中烦热。遂将方中升麻、柴胡皆改用 4.5g，又加知母、玄参各 18g，服后脉遂复常，惟左关参伍不调，知其气分之根柢犹未实也。遂改用党参 30g，玄参、天冬、麦冬各 9g，两剂痊愈。或问：喘者皆系气上逆而不能下达，此证系胸中大气下陷，何以亦作喘乎？答曰：人之胸中大气，实司肺脏之呼吸。此证因大气下陷过甚，呼吸之机关将停，遂勉强鼓舞肺脏，努力呼吸以自救，其迫促之形有似乎喘，而实与气逆之喘有天渊之分。观此证假寐之时肺脏不能努力呼吸，气息即无，其病情可想也。设以治气逆作喘者治此证，以治此证之喘者治气逆作喘，皆凶危立见，临证者当细审之。

按：大气下陷之甚者，其努力呼吸迫促异常之状，与喘之剧者几无以辨。然喘证无论内伤外感，必然肩息。大气下陷者，呼吸有声，必不肩息。盖肩息者，因喘者之吸气难；不肩息者，因大气下陷者之呼气难也。欲辨此证，可作呼气难与吸气难之状，以默自体验，临证自无差谬。又喘者之脉多数，或有浮滑之象，或尺弱寸强；大气下陷之脉，皆与此成反比，尤其明征也。

案 2

在奉天曾治一高等检察厅科员，年近五旬，因处境不顺，兼办稿件劳碌，渐觉头疼，日浸加剧，服药无效，遂入西人医院。治旬日，头疼不减，转添目疼。又越数日，两目生翳，视物不明，来院求为诊治。其脉左部洪长有力，自言脑疼彻目，目疼彻脑，且时觉眩晕，难堪之情莫可名状。脉证合参，知系肝胆之火挟气血上冲脑部，脑中血管因受冲激而膨胀，故作疼。目系连脑，脑中血管膨胀不已，故目疼生翳且眩晕也。因晓之曰："此脑充血证也。深考此证之原因，脑疼为目疼之根；而肝胆之火挟气血上冲，又为脑疼之根。欲治此证，当清火、平肝、引血下行，头疼愈而目疼、生翳及眩晕自不难调治矣。"遂为疏方，用怀牛膝 30g，生白芍、生龙骨、生牡蛎、生赭石各 18g，玄参、川楝子各 12g，龙胆草 9g，甘草 6g，磨取铁锈浓水煎药。服一剂，觉头目之疼顿减，眩晕已无。即方略为加减，又服两剂，头疼、目疼痊愈，视物亦较真。其目翳原系外障，须兼外治之法，为制磨翳药水一瓶，日点眼上五六次，徐徐将翳尽消。

按： 此案以牛膝为主药者，诚以牛膝善引上部之血下行，为治脑充血证无上之妙品。此愚屡经试验而知，故敢公诸医界，而用治此证，尤以怀牛膝为最佳。

案 3

邻村龙潭庄高姓叟，年过六旬，渐觉两腿乏力，浸至时欲眩仆，神昏健忘。恐成痿废，求为诊治。其脉微弱无力。为制此方服之，连进 10 剂，两腿较前有力，健忘亦见愈，而仍有眩晕之时。再诊其脉，虽有起色，而仍不任重按。遂于方中加党参、天门冬各 15g，威灵仙 3g，连服 20 余剂始愈。用威灵仙者，欲其运化参、芪之补力，使之灵活也。

加味补血汤：生黄芪 30g，当归 15g，龙眼肉 15g，鹿角胶 9g（另炖同服），丹参 9g，乳香 9g，没药 9g，甘松 6g。

主治：身形软弱，肢体渐觉不遂，或头重目眩，或神昏健忘，或觉脑际紧缩作疼，甚或昏仆，移时苏醒，致成偏枯；或全身痿废，脉象迟弱，内中风证之偏虚寒者（肝过盛生风，肝虚极亦可生风），此即西人所谓脑贫血病也，久服此汤当愈。

案 4

友人毛仙阁之哲嗣印棠，年 20 余。于孟冬得伤寒证，调治十余日，表里皆解。忽遍身发热，顿饭顷，汗出淋漓，热顿解，须臾又热又汗，若是两昼夜，势近垂危，仓促迎愚诊治。及至见汗出，浑身如洗，目上窜不露黑睛，左脉微细模糊，按之即无，此肝胆虚极而元气欲脱也。盖肝胆虚者，其病象为寒热往来，此证之忽热、忽汗，亦即寒热往来之意。急用山茱萸 60g 煎服，热与汗均愈其半；遂为疏方，用山茱萸 60g，生龙骨、生牡蛎各 30g，生白芍 18g，党参 12g，炙甘草 6g，连服两剂病若失。

案 5

长子荫潮，7 岁时感冒风寒，四五日间身大热，舌苔黄而带黑。孺子苦服药，强与之即呕吐不止。遂单用生石膏 30g，煎取清汤，分三次温饮下，病稍愈。又煎生石膏 60g，亦徐徐温饮下，病又见愈。又煎生石膏 90g，徐徐饮下如前，病遂痊愈。夫以七岁孺子，约一昼夜间，共用生石膏 180g，病愈后饮食有加，毫无寒中之弊，则石膏果大寒乎？抑微寒乎？此系愚初次重用石膏也，故第一次只用 30g，且分三次服下，犹未确知石膏之性也。世之不敢重用石膏者，何妨若愚之试验加多以尽石膏之能力乎？

案 6

一妇人，年 30 余。癥瘕起于少腹，渐长而上。其当年长者稍软，隔年即硬如石。七年之间，上至心口，旁塞两胁，饮食减少，时觉昏愦，剧时昏睡一昼夜，不饮不食，屡次服药竟分毫无效。后愚为诊视，脉虽虚弱，至数不数，许为治愈，授以此方。病患自揣其病，断无可治之理，竟置不服。次年病益进，昏睡四日不醒。愚用药救醒之，遂恳切告之曰：去岁若用愚方，病愈已久，何至危困若斯。然此病尚可为，甚勿再迟延也，仍为开前方。病患喜，信愚言，连服 30 余剂，磊块皆消。惟最初所结之病根，大如核桃之巨者尚在。又加生水蛭 3g，服数剂痊愈。

按：理冲汤的组成为生黄芪 9g，党参 6g，白术 6g，生山药 15g，天花粉 12g，知母 12g，三棱 9g，莪术 9g，生鸡内金 9g。用水 3 盅，煎至将成，加好醋少许，滚数沸服。理冲汤主治妇女经闭不行，或产后恶露不尽，结为癥瘕，以致阴虚作热，阳虚作冷，食少劳嗽，虚证沓来。服此汤 10 余剂后，虚证自退，30 剂后癥血可尽消。亦治室女月闭血枯。并治男子劳瘵，一切脏腑癥瘕、积聚、气郁、脾弱、满闷、痞胀、不能饮食。

案 7

友人张洁泉善针灸，其夫人素有滑胎之病，是以洁泉年近四旬，尚未育麟。偶与谈及，问何以不治。洁泉谓每次服药皆无效验，即偶足月，产下亦软弱异常，数日而殇。此盖关于禀赋，非药力所能挽回也。愚曰：挽回此证甚易，特视用药何如耳。时其夫人受孕三四月，遂治以此方。服药两月，至期举一男，甚强壮。

按： 寿胎丸主治滑胎，由菟丝子 120g、桑寄生 60g、续断 60g、阿胶 60g 组成，将前 3 味药轧细，水化阿胶为丸 0.3g 重，每服 20 丸，开水送下，日再服。此方重用菟丝子为主药，而以续断、桑寄生、阿胶诸药辅之，凡受妊之妇，于两月后徐服一料，必无流产之弊。此乃思患预防之法，非救急之法。若胎气已动，或至下血者，又另有急救之方。张锡纯谓："保胎之药，当注重于胎，以变化胎之性情气质，使之善吸其母之气化以自养，自无流产之虞。"

【复习思考题】

1. 如何评价张锡纯衷中参西的观点？
2. 试述张锡纯"大气论"的学术思想。
3. 试述张锡纯在妇科学方面的主要贡献。
4. 试述张锡纯辨治类中风的经验。
5. 张锡纯在药学方面的主要贡献有哪几个方面？

第十一章

袁鹤侪

【导读】

思政目标：学习袁鹤侪淡泊名利、不谄权贵、周济贫苦、济世活人的高尚品行和仁爱之心。

知识目标：掌握袁鹤侪治疗结石和胃脘痛的经验，熟悉其论经方的特点。

能力目标：熟练掌握切脉的要旨。

第一节　生平著作

一、生平

　　袁鹤侪（1879—1958），名琴舫，字其铭，河北省雄县人。生于书香门第，早年随父，幼承庭训，攻读经史。14岁时，双亲皆身染热病，两月间相继去世，遂以不知医为恨事，自学医书。1903年考入京师大学堂医学馆，系统学习中医。1906年从医学馆毕业，同年以名列前茅的成绩考入清太医院，破格任用为御医兼医学馆教习，并被选为慈禧随侍御医。辛亥革命后悬壶京城，以"医技精良、品端术正"名噪一时。曾任京都内城官医院内科医长，创办了北京第一个中医学术团体——北京中医学社，任副社长。1933年应施今墨先生之请，任华北国医学院教授。中华人民共和国成立后，曾任中华医学会常务理事，中国科学普及协会理事，北京中医药学会耆宿顾问，北京中医进修学校教授，协和医院、北京医院中医顾问，并任第二届全国政协委员、北京市政协委员、中苏友好协会理事。

二、著作

　　袁鹤侪致力于中医事业50余年，对《内经》《难经》理论、伤寒、温病皆有深入研究。著有《太医院伤寒论讲草》《伤寒方义辑粹》《温病概要》《温病条辨选注》《中医诊疗原则》《医术经谈》《袁氏医案》《医学入门》等。20世纪20年代，由他主持组织北京中医学社集资，将原清宫所藏的一批古医籍予以修订重刊，如《灵枢》《素问》及明代医学丛书《医统正脉》等。此外，还将清朝太医院的建制、结构、晋秩等作了较为详尽的记述，编成了《太医院晋秩纪实碑》，是研究清朝太医院的珍贵史料。

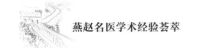

第二节　袁鹤侪的学术思想及临床经验

一、精研伤寒，详论经方

袁鹤侪对《伤寒论》尤有精研，不仅在理论上有所建树，临证上也积累了丰富的经验。其谓："余潜心研讨者，伤寒也……自习医以来，每于医籍中涉及伤寒者，则必加意研究。及读《伤寒论》，更详参各家论说，以期明晰。故自问世以来，经诊此病最多，而治愈者亦最夥，惟经诊即愈，不待其剧而后救之。"说明他熟谙伤寒病规律，治病多治其萌芽，防患于未然。临证若此，难能可贵。

袁鹤侪在《伤寒论》方面的著述是积数十年临证及教学经验写成的，其理论精辟，条理清晰，深入浅出，言简意赅。如在《伤寒论讲草》中论小建中汤云："小建中汤即桂枝汤倍芍药、加饴糖也。饴糖名胶饴，以稻熬成者，入药用，味甘、大温。稻为肺谷，然凡谷食皆能益脾，饴糖则从烹炼之余而得甘味，气遂由温而大温，俾畅中土生发之气。即从气取汁，变化精微，和气且润，俾中土生者之能化。此饴糖之用也。此方名建中者，建中土之气也。病因木气过盛，中土受制，因之以虚。中虚则太阴之脉络不充，故腹中痛。君饴糖者，治在温中也。此外各药与桂枝汤同，惟芍药倍之。盖桂枝汤，桂枝、芍药等分，以芍药佐桂枝，辛甘相合，治卫气而散表。此方倍芍药者，以桂枝佐芍药，酸甘相合，敛营气而补中。盖营出中焦，中不建则营不畅也。方中饴糖、甘草、大枣，以缓中而补土，然纯甘性滞，故以姜、桂之辛，以宣畅阳气。然专治在土，则木仍不得其平也。故以芍药敛营，而抑有余之木气。且重用芍药，则营得敛而固于内，不致随姜、桂之辛，达于表而为汗。此中土之所以能建也。推而言之，凡虚寒腹痛，或痢而腹中大痛者，此方皆能奏效也。"

袁氏又详辨小建中汤与桂枝加芍药汤之别。"小建中汤，辛甘胜酸敛者；桂枝加芍药汤，酸敛胜辛甘者。辛甘胜酸敛宜乎当汗，实不可汗也；酸敛胜辛甘，似乎不可汗，诚可汗出也，即此而折中之。夫小建中汤为表邪已罢，而脾过虚，肝木制之。故脾为荣之源，荣不充于脉，而阴阳脉见弦涩也。故加饴糖以益中土，倍芍药以益肝阴而抑肝阳也。肝阳不独炽，自不制土矣。且用桂、姜之辛，以畅饴、枣、甘、芍之滞性，尤能运脾液达于脉也。惟恐达脉过力，倍芍以固敛荣阴，不俾泻肝也。是芍药一则益肝阴而敛阳，一则固荣阴而止汗，以饴糖培中土之气，足以敌肝木之制，则肝木气亦微也。用芍药一半益肝阴，而肝阳亦不制脾土；一半芍药以固护桂、姜辛甘发汗之性，此所以不当汗也。桂枝加芍汤以邪纯在表，误下则伤脾气，而在表之风邪内陷也。风气通于肝，风邪触肝而疏泄过力，则乘脾虚而制之，脾虚受制故满，脾虚不滋则痛。是时不用饴糖之滞性，恐补散涣之风邪也。只重用芍药以益肝阴而敛肝阳，且益脾阴，脾主肌腠，脾阴足则能敌内陷之邪，佐桂、姜之辛以助脾之力而驱其邪，则邪自无地可容，而邪由肌腠解也。彼饴糖性滞，益脾，倍芍以益肝阴固汗，是滞性、敛性足以敌桂、姜之散性也，故不汗出。而此之倍芍药，益肝阴而培中土，是倍敛性一味，不能敌桂、姜之散性也。"

二、切脉之法，执简驭繁

（一）持脉秘旨，法宗修园

袁鹤侪认为："切脉之法，详于《脉经》及《李濒湖脉诀》。然在问世之初，一诊患者便觉指下茫然，直不能辨其为浮、为沉，他无论矣。因忆其学医时，有陈修园《医学实在易·持脉秘旨》，颇疑其简略，而应用时则甚喜其便，当即依此为大法，久则熟能生巧矣。"今摘录于后：

一曰浮，浮者轻手著于皮肤之上而即见，为表病也。一曰沉，沉者重手按于肌肉之下而始见，为里病也。浮、沉二脉，以手之轻重得之，此其显而易见也。

一曰迟，迟者一息脉来二三，或一息一至，为寒病也。一曰数，数者一息脉来五六至，或七八至，为热病也。迟、数二脉，以息之至数辨之，又显而易见也。

一曰细，细者脉状细小如线，主诸虚之病也。一曰大，大者脉状粗大如指，主诸实之病也。细、大二脉，以形象之阔窄分之，又显而易见也。

一曰短，短者脉来短缩，上不及寸，下不及尺，为素禀之衰也。一曰长，长者脉来迢长，上至鱼际，下至尺泽，为素禀之盛也。长、短二脉，以部位之迢与不及验之，又为显而易见也。

又有互见之辨，浮而数为表热；浮而迟为表寒；沉而数为里热；沉而迟为里寒。又于表、里、寒、热之中，审其为细则属于虚；审其为大则属于实。又须于表、里、寒、热、虚、实六者之中，审其为短，知其素禀之衰，疗病须兼培其根基；审其为长，知其素禀之盛，攻邪必务绝其根株。此凭脉治病之秘法也。

或曰信如斯言，则前人所传之许多脉象，可以尽弃而不论欤？陈念祖曰：以此八脉为提纲，余脉即于八脉中辨其兼见之象，亦易之耳。古人所说之许多脉象，弃之可也，不弃之亦可也。

又诊脉之法，以浮、沉、迟、数为提纲，余脉则分别隶属之。如浮脉，洪、虚、芤、散、濡、微、革七脉，皆见于浮者也。沉脉，伏、牢、实、弱、细五脉，皆见于沉者也。缓、涩、结、代类于迟者也，滑、紧、促、动类于数者也。惟短、长、弦不能括于浮、沉、迟、数之内，别为三脉，共为二十七脉也。

袁鹤侪临证之初，宗陈氏之说为切脉大法，但微有不同。如滑、涩之脉，滑类数，涩类迟。滑则脉体充盈而流利，涩则脉不充盈而涩滞。其诊脉时，往往注意滑、涩，以证有余、不足，而弦脉则在此八脉之外，弦者多为木旺，有浮弦、沉弦，或弦迟、弦数之分。盖弦主饮，亦主痛，诊脉时亦须别为留意也。弦主诸痛，所谓不通则痛也。阴脉弦则主痛于阴，腹者至阴之地，故主腹中急痛。宜用温中、益气、散寒之法，故与小建中汤。

（二）脉证合参，师法仲景

袁鹤侪认为："脉有余而证不足则从证，证有余而脉不足则从脉，有余可假而不足为真，此仲景心法。从脉不从证，表证汗之，此其常也。仲景曰：病发热头痛，脉反沉，身体疼痛，当救其里，用四逆汤。此从脉之沉也，里证下之，此其常也。日晡（日晡或即申酉二时，指潮热而言）发热者，属阳明（主胃气），脉虚浮者宜发汗，用桂枝汤，此从脉之浮也。结胸证具常以大小陷胸下之矣，脉浮大者不可下，下之则死，是宜从脉而知其表也。身疼痛者，常以麻黄、桂枝解之矣，然尺中迟者不可汗，以营血不足故也，是宜从脉而调其营矣。此皆从脉不从证也。世有问证而忽脉者，得非仲景之罪人耶。"

无拘伤寒杂证，凡阳证现阴脉，治宜从脉不从证，伤寒则为外邪入里之候，内伤则为阳虚下陷暴热之候；凡阴证现阳脉，治宜从证不从脉，伤寒则为真气将复之候，内伤则为阴虚火炽之候。凡诊脉遇有极大无力者，须防阳气浮散于外；若极微之脉，久久寻而得之，手指稍稍加力，按之至骨愈坚牢者，不可认作虚寒。今脉左右三部，初按愈无，再以食指按其尺部，中指、无名指按其尺后，脉来实数有力，所谓伏匿脉也。此乃阳匿于下，亢之极矣。若果虚寒，脉当浮大无力，此乃实数有力，正热极似水之象。《内经》云："亢则害，承乃制。"所以极大极微之脉，最宜斟酌。

三、论治结石，调气和荣

袁鹤侪谓："治结石，要在调气和荣。结石所成，乃因湿郁热生，煎熬津液所致。虽有在胆在肾之别，然成因相同，故医家每以清热、利湿、化石为其正治。大热之生乃因于湿，湿之成乃水不运，水不运乃气不化。盖津道之顺逆，皆一气之通塞而为之。气行则水散，气滞则水停，故助气化、疏三焦乃利湿化水之关键。湿得化而热自消，结石不复成矣。"其治结石，或散于上以宣肺，或调于中以开郁，或通于下以畅达，调气之法在所必用。

结石一病，多有疼痛，胆石者胁痛，肾石者腰痛，皆因湿热阻络，结石壅塞所致。气不通则筋不温，血不荣则筋不润，筋脉失养，故挛急而痛。治宜辛甘化阳以调气，酸甘化阴以和荣。筋脉得养，疼痛自除；痛止、气道通则石可下。此调气和荣以治结石之理。兹对肾结石、胆结石之治而分述之。

（一）治肾结石，通三焦而利水气

治肾结石多用温通止痛法、开郁清肺法，以通三焦而利水气。

1. 温通止痛法

此法多用于结石在膀胱者，以五苓散为主方，取仲景治膀胱蓄水之法，专利膀胱之水结。所变化者，乃甘草为草梢，以增其通淋止痛之效。此外，加车前以利尿，佐大葱以通阳化水，此为助下焦化水之用。同时，加桔梗一味。桔梗为升提肺胃之气所用，用于此者，意在正肺气而升清，通水道而调气。使上焦通，中焦行，下焦利，三焦通则石可渐下。若中气虚者，可少佐益气升清之品，诸如黄芪、升麻、柴胡之类，或合用补中益气丸，效果尤佳。

2. 开郁清肺法

此法多用于肾结石而致肾绞痛者。以莪术开郁结而通气，厚朴、乌药理中下二焦而行气，赤芍凉血敛阴以和荣，茯苓利湿行水而益气。川贝母清宣肺气而开郁，用于此者，以启水之上源，有"提壶揭盖"之意；其与厚朴、乌药相伍而通利三焦；与莪术合用，意在开郁结而下石。莪术虽为破气行血之味，然于此法用量轻清，与川贝母皆不过9g，仅取其开郁而不用其破气也。临证应用，应手而效者甚多。

（二）治胆结石，缓肝和脾

袁鹤侪治胆结石多用甘缓和中、养血清热法，此二法往往相兼并用。甘缓和中乃遵经旨而立，《素问·脏气法时论》云："肝苦急，急食甘以缓之。"《难经·十四难》亦云："损其肝者，缓其中。"肝胆互为表里，关系甚密，虽结石在胆，其治亦同，故以甘缓和中法为治。以甘草为君药，甘草有生有炙，证候有虚有实，亦须据证选用。偏虚者，用炙甘草补元气而止痛；偏热者，以生甘草泻火而益脾；虚而热者，则生、炙同用，亦补亦清，既有缓肝之用，亦奏补脾之功。辅以酸苦微寒的白芍，柔肝养血，安脾止痛；与甘草配伍，酸甘化阴，以缓肝和脾、解挛急而止痛。热重者，加金银花清热解毒。此法中引动全局者，乃调气之品。虽每方选用不多，用量亦轻，但在止痛、下石方面，往往起到画龙点睛的作用，常用者有白豆蔻、郁金、延胡索、莪术、砂仁之类。虽每次选用仅一两味，用量也在3g以内，却可收到较满意的疗效。

四、治胃脘痛，要在肝脾

袁鹤俦认为胃痛一证，其作痛之因甚多，虚实寒热故当详辨。然究其根本，乃因胃失和降所致。盖胃者汇也，乃冲要之道，司受纳腐熟，主降宜和。若身体素虚，烦劳恼怒，或饥饱无常，不慎口腹，致使胃失和降，则为患最易。

"本病虽痛在胃脘，但诸脏之有余不足皆可影响及胃，而脾、肝对胃关系尤切。故须详察致痛之源，究其气血阴阳，乃为大要。"

（一）和调脾胃为本

脾胃相和，表里相应，升降交错，化纳相助，则能食而化，生气血、养脏腑而荣百脉。若胃失和降，饮食不化，升降失司，无以充胃气，则化纳不行。《中藏经·卷上·论胃》曰："胃者，人之根本也。"凡病之重证，若胃纳尚可，犹有转机。若胃不纳食，则良药弗为，预后严重。惟使脾胃和调，清升浊降，方可使胃气恢复，正气渐充，其愈可期。此李杲之论也，袁鹤俦亦宗此法以为治胃之本。

（二）醒胃必先制肝

七情内伤，脾胃先病；胃土久伤，肝木愈横，此为侮其所胜也。故叶桂有"肝为起病之源，胃为传病之所"之说。木郁土位，制肝补脾，升阳散郁，皆理偏就和为治。仲景有治肝当先实脾之说，叶桂有醒胃必先制肝之论，实为对待之法。袁鹤俦宗此说而广为变通，每获良效。

（三）治痛之要在通

胃为六腑之一，《素问·五脏别论》曰"六腑者，传化物而不藏"，以通为用。无论食滞、气郁、血瘀、阴虚、虚寒，其发为疼痛者，皆因胃失和降，气血不通所致。故治胃痛，要在于通。然"通"字之义须全面理解。调气以和血，调血以和气；上逆者使之下行，中结者使之旁达；虚者补之使通，寒者温

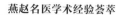

之使通。凡此种种，皆使之通降而已。

袁鹤侪临证治胃，遵此法而又灵活变通，遣方用药据其证而各有侧重，主次分明，贴切妥当。

结　语

袁鹤侪治学法度严谨，临证一丝不苟，用药精当而有所创新，药味平淡却出奇制胜，对许多疑难重症的治疗颇有建树。临床以擅治伤寒、精于脉诊著称，杂病方面以治疗胃病、结石和妇科诸疾见长。

附：袁鹤侪医案三则

案 1

今有妇人，年30许，经后辄胃空，非多食不能饱。其脉两寸数，两关及右尺无力。此因血虚，火上炎而不能温下焦，故下肢及腰部觉酸痛。拟方如下：当归12g，酒黄芩4.5g，狗脊9g，熟地黄12g，茯苓9g，小茴香3g，姜黄连1.8g，玉竹6g，白芍9g，炙甘草6g。

按：本病主要原因为血虚，故以当归辛温补血，白芍苦酸养血和肝，熟地黄甘平补血，多食能生中满，故胃空者以此治之以补血；狗脊平补肝肾，玉竹平补脾胃，茯苓甘淡祛湿所以健脾，炙甘草补脾胃以益气，姜黄连苦清心火，酒黄芩清肺火、去上焦之热；右尺无力为下焦虚寒之象，故用小茴香温下焦以散寒。此制方之大意也。

案 2

患者平素体虚，每晨大便多溏，忽因感受表邪，牙龈左部肿，口不能开，左眼缘生小疮。其脉两寸浮，右寸微数，左关弦，两尺弱。拟方如下：荆芥穗6g，金银花9g，防风4.5g，赤芍9g，大豆卷9g，藿梗4.5g，钩藤3g，菊花6g，生甘草3g。

患者服前方，泻两次，当加炒山药甘平补脾胃止泻，焦苍术苦燥祛湿建中，茯苓淡渗利湿。因其素来血虚，故加当归；经水当行不行，故加红花行瘀血。

三诊时，病稍减，仍用原方加川芎 6g，辛温行血。此后逐渐减轻矣。

按：本病之起因由于受风，故方中予以荆芥穗、防风辛温升散，以祛风邪；因其上焦有风热，故以金银花辛凉清热，菊花辛凉清肺；阴中有热，故用大豆卷性平升散阴中之表邪；病当暑夏微欲作呕，故用藿梗辛散祛湿，为暑中和胃药；其肿痛在左，故用钩藤清肝经络邪，以祛风。病者每于经前辄发此病，故加赤芍苦酸能行血平肝。此本方之意也。

案 3

邵某，女性，18 岁。经水 6 个月未行，身倦无力，食欲不振，大便秘结。脉象：左关弦数而大，右寸小数，右关脉濡弱。系气滞血凝兼脾胃虚弱所致，拟用和肝化瘀、健胃之法为治。处方：当归 9g，莪术 4.5g，酒赤芍 6g，川芎 6g，藿香 9g，茯苓 12g，延胡索 9g，枳实 3g，炒白术 12g，半夏曲 9g，生姜 3 片。

二诊：服上药 1 剂，病情略见减轻。脉象：左寸略弱，两关脉均见好转。拟照前法化裁。处方：当归 9g，远志 9g，酒赤芍 9g，浙贝母 12g，炒白术 9g，红花 9g，茯苓 12g，桃仁 4.5g，枳实 3g，半夏曲 9g，藿香 6g。

三诊：经水已通，诸症均已痊愈，惟身体疲乏，小有劳则不支，拟用健脾益气兼和肝养血之法为治。改用丸剂，以期缓缓图功。处方：当归 18g，炒白术 15g，川贝母 12g，佩兰 12g，川芎 9g，延胡索 9g，姜半夏 12g，远志 12g，陈皮 12g，茯苓 12g，白芍 12g，枳实 6g，炙甘草 9g。

上药共为细面，蜜丸，如绿豆大，每早、晚各服 20 丸。

按：此案系一 18 岁女子，经水 6 个月未行，关键在于气滞血瘀，左关脉弦数而大，右寸小数乃为其候。其身倦无力，食欲缺乏，大便秘结者，系脾胃虚弱所致，右关脉濡即此兆。气滞血凝则经道不通，脾胃虚弱则生化不足，故经闭六月未至。此虚实夹杂之证也。肝实而脾虚，故其治主以和肝化瘀，辅以健胃益脾，攻补兼施，肝脾同治。而化瘀尤以理气为先，故用莪术、枳实、延胡索之属。轻用其量，旨在通气化瘀，不致破气伤正。归、芍以柔肝养血。其用酒赤芍者，取其养血而有活血之用。健脾益胃，则重用白术、茯苓，意在实脾而养正。袁鹤侪云："白术之用在除湿，其功在除湿即能益气，益气而便能活血，故补中益气则白术之力为尤。待气道通、症轻减之后，则减莪术、延胡索，加红花、桃仁以活血通经。"可见，其治气滞血瘀者，先以治气，继以活血，随病势进退而遣药。故二诊后经水通，诸症除。然虑其脾胃气虚，非一日能复，故改为丸剂，主以健脾益气，辅以和肝养血，以缓缓图功，巩固疗效。此乃统顾全局、攻补兼施、标本同治之法。

【复习思考题】

1. 袁鹤侪对经方的运用有何特色？

2. 袁鹤侪论脉法有何特色？

3. 试述袁鹤侪治疗结石的经验。

4. 试述袁鹤侪治疗胃脘痛的经验。

第十二章

岳美中

【导读】

思政目标：学习岳美中抨击时弊、同情民间疾苦的爱国精神和发奋习医、亲尝中药的治学精神。

知识目标：掌握岳美中治疗泌尿系统疾病和老年病的经验，熟悉岳美中的养生方法和临证处方用药的特点，了解岳美中在中医教育方面的贡献。

能力目标：熟练实践岳美中的养生六法。

第一节　生平著作及对中医教育事业的贡献

一、生平

岳美中（1900—1982），名钟秀，字美中，号锄云，以字行，河北省唐山市滦县人。他是当代著名中医学家、临床家、教育家，我国中医研究生教育的奠基人。

岳美中是自学成才的一代名医。少年时期曾读过 8 年私塾，16 岁考入滦县师范讲习所，毕业后在家乡边教书，边攻读文学历史，发表了许多抨击时弊、反映民间疾苦的作品。25 岁时因患严重肺结核病咳血，求医无效，乃发奋习医，以期自救和拯救他人。其研读了许多医家著作，为体察药性，曾亲自尝试 200 多味中药。1928 年秋，开设"锄云医社"正式行医，几年间便闻名于乡里。1935 年到山东省菏泽县医院任中医部主任，在看病授徒的同时，坚持参加陆渊雷先生所办的遥从（函授）部学习，医术有了更大长进。陆渊雷先生曾在他的一份题为"述学"的考卷上写下"中医界得此人才，足堪吐气"的评语，并发表在《中医新生命》上。

1937 年山东沦陷，书物尽失，只身返回家乡。1938 年，经友人介绍到唐山行医，后自开诊所。他在困窘的环境下，清贫自处，精心施医，刻苦治学，过着"日里临床夜读书"的生活。其精研经方和中医各家学说，系统地进行中药学整理研究，寻求师友进行针灸学的研究和应用，医术日益精进，加之清修廉直、扶贫解危的医德，成为唐山地区最著名的中医师。1949 年后，担任过唐山市卫生局顾问、市中医公会主任委员等职。

1954 年初，他奉调到北京华北中医实验所任医务处主任。1956 年调入卫生部中医研究院，先后任内科主任、研究生班主任等职务，并在从事医疗、科研、教学工作的同时，长期负责党和国家领导人及重要外宾的保健工作，先后 9 次到国外执行治疗和学术交流任务，圆满完成了工作，赢得了很高声誉。

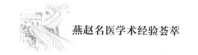

二、著作

岳美中曾在《中医杂志》《中华内科杂志》等医学刊物上发表论文百余篇。经门人陈可冀等整理的著作有《岳美中论医集》《岳美中医案集》《岳美中老中医治疗老年病的经验》《岳美中医话集》。《岳美中论医集》是对中医辨证论治体系及常见病辨证论治和用药规律的论述;《岳美中医案集》是运用辨证论治法则,在内科领域治疗急性病、慢性病和疑难疾病取得显著疗效的真实记录;《岳美中老中医治疗老年病的经验》是中医老年病学著作中影响较深远的论著之一;《岳美中医话集》收集其从医近 60 年间的心得体会 71 篇,其中包括治疗方法、医籍评价、理论探讨、方剂药物、临证体会、个人治案等,书中反映岳美中治学严谨,讲求实际,谈医不流于空泛,论治不流于粗俗,笃信医疗实践是检验真理的客观标准,以及他主张辨证论治与专病、专方、专药相结合,强调人与自然是统一整体的学术思想。2012 年出版的《岳美中全集》,主要收录岳美中传略及其已出版的医学著作和已发表的医学论文。其中,论医话 72 篇、论方剂与药物 38 篇、临床经验 99 篇、治疗老年病的经验 10 篇,共计 219 篇;增加了大量未发表的医学文章、医事建言及诗词,读之使人耳目一新。《岳美中医案集》于 1981 年被评为优秀科技书籍,《岳美中医话集》获 1982 年卫生部乙级科研成果奖。

三、对中医教育事业的贡献

岳美中一生从事中医医疗和教学工作,时刻关注着国家中医事业的发展,重视中医教育,致力于中医人才的培养。在几十年从医生涯中,他从未间断过授业教徒,培养了一批又一批中医人才。20 世纪 30 年代初,在任山东省菏泽县医院中医部主任时,岳美中就边治病边授徒。20 世纪 40 年代在唐山教授的学生中,出现了王国三、高濯风、王继述等知名中医。

中华人民共和国成立之初,他更加致力于中医队伍的建设。针对中医队伍素质偏低的情况,他在唐山主办中医学习班,利用业余时间培训开业医生。1952 年由其倡议举办了唐山市中医进修班并亲任主任,短短几年毕业学生就达 200 多人,其中很多人成为河北省中医队伍骨干。

到中医研究院工作后，他先后参与培养了陈可冀等一批优秀人才。此外，他还多次上书党中央和卫生部，就中医事业发展和中医人才培养等重大问题提出建议。1951 年向当地政府上书，陈述了开展中医教育的重要性，提出了开办正式中医院校培养后备力量与举办业余性质的中医进修学校相结合，满足中医人员提高业务技术水平的要求，全面发展、共同提高的设想。1954 年，面对中华人民共和国中医事业百废待兴的状况，在唐山市领导同志的支持下，他用一个多月时间起草了数万言的"整理中国医学的初步方案"，对中医的历史和地位、中医队伍的建设与管理、中医院校设置、中医科学研究等问题提出了系统的设想和建议，同李振三先生一起上报中央。1963 年，他再次上书卫生部，建议采取措施加快中医高级人才培养。

1974 年，面对中医人才特别是高级中医人才后继乏人的状况，他殚精竭虑并上书中央领导同志，建议举办全国高级中医研究班，抓紧培养中医高级人才。经获准后，他以七十多岁高龄四处奔走，积极筹备，开中医研究生教育之先河，第一期全国中医研究班（后改为研究生部）于 1976 年正式开学。开学后，他不顾日渐加重的病体，亲自授课和指导教学，直至 1978 年 7 月的一次讲课后病倒。在卧床不起的四年中，他仍时时挂念中医事业的发展和中医人才的培养，精神稍好就坚持在病床上为学员讲课和指导学术经验的总结，为国家培养了一大批中医高级人才，受到了全国中医、中西医结合工作者的爱戴，在学术界享有极高的威望。其门人弟子如岳沛芬、陈可冀、时振声、王国三、王占玺、李春生、江幼李等，均为当代知名中医、中西医结合专家。

第二节　岳美中的学术思想及临床经验

一、发皇古义，融会新知

（一）学宗三家，治重临床

岳美中在中医学术上博采各家之长，对李杲、朱震亨、王肯堂、张介宾、赵献可等医家的学术经验，叶桂、王士雄、吴瑭的温病学说，王清任的血瘀学说，傅青主女科治疗经验，以及近代恽树珏、唐宗海、何廉臣、张锡纯等医家的思想，均做到了博观约取，终于使自己在中医学术上达到了炉火纯青的境界。

总结以前的医疗经验和学术思想，他又有了新的认识：执死方以治活人，即使综合古今、参酌中外，也难免有削足适履之弊。实践中，岳美中逐渐认识到，专执古方亦有不足。他在博览群书的基础上总结：只学伤寒而不精，容易侧重温补；单学温热而不博，容易涉于轻淡。必须学古方而能入细，学时方而能务实。

岳美中强调，治重症大病，要用张仲景的经方；治脾胃病、虚弱证，用李杲的效方较好；治温热证及时病，叶派方剂细密可取。他指出："此三子者，筚路蓝缕，斩棘披荆，于医术有所发明，对人民有所贡献。历代医药著作，国亦不乏人，或长于一技，或擅于一专，不能与三子同日而语。"三家之中，张仲景之《伤寒论》和《金匮要略》更为岳氏所推崇，其认为，《伤寒论》的主要特点在于从时间、空间立论，把疾病分为三阴三阳，治疗上首重"扶正祛邪"；《金匮要略》的最大特点是按病用药，专病、专方、专药，更具普遍性。张仲景之书"察证候不言病理，出方剂不言药性，从客观以立论，投药石以祛疾"，千百年来，一直对临证治疗起到巨大的指导作用，故岳美中有"法崇仲圣思常沛，医学长沙自有真"之警句。

岳美中习医的另一个特点是十分注重临床。他在长期医疗过程中体会到"中医学术的奥妙，确在于临床"，只有长期深入临床实践，才能细致地掌握生命和疾病发展的规律，不断提高疗效，领悟中医学的真谛。他从医 50 余年，从未脱离过临床。到中医研究院工作后，他结合医疗和科研任务，对很多病种在理论与实践的结合上进行了深入研究，在消化系统疾病、传染病、泌尿系统疾病及老年病等许多方面，都取得了重要的成果，获得了良好的疗效。在大量临床和深入研究的基础上，他形成了自己独特的学术思想和医疗经验。

（二）专病、专方、专药与辨证论治相结合

岳美中于 1958 年提出了"辨证与辨病相结合、辨证论治与专方专药相结

合"的重要观点，促进了中医治疗水平的提高。岳美中指出，辨证论治是中医学术特点和精华所在，数千年来，它在中医学术的发展和促进诊断治疗水平的提高方面起着重要作用。临床上通过辨病因、辨病位、辨病态、辨病机、辨证候、辨方药、辨人的虚实强弱，采用积极主动、恰如其分的治疗，既注意到人体内外环境的联系和统一性（如内外相应与脏腑经络相关的辨证），又注意到个体体质差异等特点，因而有一病多方、多病一方的同病异治与异病同治，不仅临床效果好，而且是中医研究工作中的重大理论问题。

岳美中认为，辨证论治即"因势利导"，因势概括辨证，利导概括论治。岳美中主张在临证时，要先辨病，后辨证，再论治。其理由是，每种疾病的基本矛盾决定疾病的发生、发展和预后，证候的寒热、表里、虚实等，仅是从属基本矛盾的不同表现。所以，先辨病是要了解疾病的本质和特殊性，以便解决疾病基本矛盾；后辨证是要了解证候的属性，以助基本矛盾的解决；再论治是要找出解决矛盾的方法。三者是密切相关的统一体，只不过是主次先后而已。但病是本、是纲，证是标、是目，证依附于病。根据本标原委、纲举目张之理，在临诊时不能停留于辨识证候，以免本末倒置，以偏概全，务必以辨病为重心。首先辨明疾病，然后辨病的证候属性，病证既明，再辨古今专方、专药的应用。如患者辨病为黄疸者，用专方、专药茵陈剂治疗。辨证属于阳黄者，茵陈蒿汤主之；阴黄者，茵陈四逆汤主之。

岳美中指出，《伤寒论》开宗明义，以"辨某病脉证并治"为篇名，并在每篇中都详论主病、主证、主方；《金匮要略》以专病、专证成篇，以"病脉证治"为题，二者都是在专病、专证、专方基础上进行辨证论治的著作，为后世提倡这一学术思想奠定了基础。例如，太阳病中风，桂枝汤主之；太阳病伤寒，麻黄汤主之；阳明病经热证，白虎汤主之；阳明病腑实证，承气汤主之；痉病属刚痉者，葛根汤主之；痉病属柔痉者，瓜蒌桂枝汤主之等。其皆以病概证，以证明治，治有专方，形成了病证与方药的统一。像百合病特设百合剂治疗，疟母用鳖甲煎丸治疗，柴胡证由小柴胡汤主之，五苓散证由五苓散主之等。病有病的专方，证有证的专方，为辨病论治与专方、专药的应用树立了典范。岳美中指出，书中某病、某证、某方"主之"，即为"专病、专方、专药"。某病证"可与"或"宜"某方，是在辨证之下随宜治之。后世《千金要方》《外台秘要》皆依此法。因此，"可知汉唐医家辨证论治是外感、杂病分论各治，在专方、专药的基础上照顾阴阳表里虚实寒热"。这种诊治疾病的思路方法，对当前中医临床研究，仍有一定借鉴意义。

岳美中明确指出，强调专病用专方治疗，并不违背辨证论治精神，二者非但不悖，而且相辅相成。所谓辨证论治就是根据四诊八纲、脏腑经络辨认病证，再依据病证予以相应的方药治疗。而专病、专方的初始阶段恰源于辨证论治，一旦形成了"专病、专方"，就发展了辨证论治。因此，专病、专方是辨证论治的升华，是千万人实践和智慧的总结。中医治病，必须辨证论治与专方、专药相结合。对于有确实疗效的专方、专药，必须引起高度的重视。

岳美中依据自己的临床体会，将内科杂病分为两大类：一为气化病，即一般所说的功能性疾患；二为实质病，即一般所说的器质性疾患。就治法言，气化病多用通治法，而实质病则取特殊治法。在特殊治法中，再照顾机体的内外情况，辅以其他治法，即专病、专方、专药与辨证论治相结合的治法。例如痢疾，《金匮要略》治下利脓血的热痢所用白头翁汤，是已为临床证实的专方，白头翁、黄连为下利脓血的专药。后世专方有《普济方》地榆丸、《仁斋直指方论》香连丸、东垣升阳渗湿汤等，专药有马齿苋、鸦胆子、大蒜等。他说，这些专病、专证、专方中的专药，与方剂配伍中的"主药"意义颇相接近，且有一定联系。使用它们，既符合辨证论治原则，又都有明显效果，体现了专病、专方与辨证论治相结合的治疗特点，这是提高中医疗效的可靠措施。

由于岳美中较为成功地解决了中医、中西医结合内科实践中如何应用传统医药提高疗效的理论问题，从而提高了中医学术水平。他本人临证应用这一原则，以疗效显著而闻名遐迩。

岳美中注重专病、专方，绝不仅仅限于经方，而是遍览群书，博采众方，勤于验证。无论经方还是时方，杂书所载方或民间流传的单方、验方，他都细心研究，凡可取者无不录之备用。岳美中有个女儿，每一感冒即剧烈头痛，面红发热，迭服中西药物不能根除，颇为苦恼。岳美中从《止园医话》查得方，说治偏头痛极灵，药用连翘、菊花、桑叶、黄芩、薄荷、苦丁茶、夏枯草、藁本、白芷、荷叶边、鲜茅根。投原方，果然一剂痛减大半，三剂痊愈，后未再犯。其他如治疗慢性肾炎的芡实合剂，治疗心胃作痛的延年半夏汤，治疗慢性肝炎肝肿大的抑肝散等，都是岳美中从万千方剂中精选出来又经验证的有效方剂。

岳美中重视专病、专方，并不拘于一病一方。他说："所谓专病，也并不是孤立与静止的，是变化与运动着的，所以在专病、专药应用中，若不注意先后的阶段性，不问轻重缓急，一意强调固定专药，也是不对的。"如他治疗肝炎恢复期虽无明显症状，但残留某项肝功能不正常的患者，并不拘泥于肝炎多病湿热，治疗必用茵陈、柴胡的惯例，而是细致地寻找辨证线索，抓主要矛盾，随机应治。如患者郑某，诊得脉虚无力，舌质及眼睑色淡，岳美中认为属血虚见证，他不拘泥于"黄疸多湿不宜滋补"之诫，治以补血之品，辅以清利药物，用四物汤加茵陈、茯苓治疗，使肝功能得以明显好转，充分显示了其辨证论治的灵活性。

在临床实践中，岳美中根据病证创制了许多经验良方，如治冠心病心绞痛的加味冠通汤、治顽固性气管炎的固本丸、治咳嗽的锄云止咳汤、治支气管哮喘的锄云利肺汤、治虚劳咳嗽的参蛤三七散、治女性不孕症的妇宝胜金丹，以及治小儿肾炎的玉米须、治寻常疣的单味薏苡仁粉等，临床均获满意疗效。

（三）治急性病要有胆有识，治慢性病要有方有守

对于急性病和慢性病的治疗，岳美中提出了"治急性病要有胆有识，治慢性病要有方有守"的原则。

岳美中认为对急性病要有胆有识，迅速抓住当前证候特点，迎头痛击，因势利导，以解除患者病痛。急性病来势凶猛，证多凶险，病情瞬息万变，治疗的有利时机转瞬即逝，任何犹豫和疑惧都会贻误病机，酿成后患。医者须当机立断，在准确辨证的基础上敢于用药，包括敢于用峻猛之剂。治之宜准、宜重，同时又要准确把握分寸，即所谓要"有胆"。岳美中谓："有胆有识要学仲景，大剂量，单刀直入，速战速决。"当然，光有胆还不行，还必须要"有识"。识是胆的指导，胆是识的执行，眼明而后手快。唐代孙思邈说："胆欲大

而心欲小。"意思是既要有敢想敢干、当机立断的精神，又要小心谨慎，周密思考。故清代名医吴瑭说："治外感如将，兵贵神速，机圆法活，去邪务尽，善后务细。"

岳美中指出，古人在治急性病的紧要关头"急下之""急温之"，"急"字之意，应包含着有胆；同时在"下之""温之"之中，应包含着有识。方剂中白虎汤、大承气汤、大陷胸汤、大剂清瘟败毒饮、附子汤、四逆汤、干姜附子汤、桂枝附子汤等，都是猛剂、峻剂，必须认准证候，掌握分寸，既不可畏缩不前，更不可孟浪从事。医生投药，关系至重，有识无胆会坐失时机，而有胆无识更会误人杀人于顷刻。

至于慢性病的治疗，岳美中指出："要注意病变质与量的变化规律，治疗时要做到有方有守。若病程较久，量变达到一定程度，不守方则难获全效。有时久病沉疴，虽服数剂药病情明显好转，临床上看似痊愈，其实只是病情向好的方面发展，由量变向质变的开始。此时停药，稍有诱因即可复发。即使在用药过程中病情亦常有反复，原因就是量变尚未达到质变的程度。"岳美中曾治一例病已30余年，是每年均反复发作腹痛胀气，大便溏薄、日3～5行的脾胃虚寒患者（西医诊断为慢性胃炎、溃疡性结肠炎），用理中汤加木香、焦三仙，药服17剂痊愈，再进15剂巩固疗效，后改为丸剂连服2年，观察4年，虽经多种诱因，仍未见复发，原因就在于病情由量变达到了质变。有方有守，是指准确辨证后，当守方勿替。清代医家吴鞠通谓"治内伤如相，坐镇从容，神机默运……而人登寿域"，即是指此。

岳美中说："有方有守要学东垣，小剂量缓投，假以时日，由量的积累到质的变化。"在古代医家中，除张仲景外，岳美中尤其推崇医家李杲。"内伤脾胃，百病由生"，是李东垣脾胃学说的基本思想，它开辟了一条治病由脾胃入手的路子，岳美中继承并发展了其脾胃论思想。李杲调理脾胃主要以益气升阳除阴火为主，岳美中在此基础上，更注重于补脾气，调五脏，顺六腑。他自述："余到晚年，在治疗一切杂证和老年慢性病方面，运用东垣方剂，灵活变通，受益匪浅。治慢性病，若终得培土一法，常可峰回路转，得心应手，调理后天脾胃，确是治疗内伤杂病的善策。"

在慢性病的治疗上，岳美中主张用方要准、使用要稳。有一非特异性结肠炎患者，轻时日泻两三次，重时日泻十余次，甚则日泻廿余次，消瘦，纳呆，缠绵不愈，西药治疗无效，曾两次住院中医治疗，缓解出院后又复发。岳美中认为，此为不知培土之法、培植之方之过。遂以资生丸为主方，小剂量频服，培土以治其病本；间用附子理中汤暖土，以治其泻不止之标。守法守方，经治三年，大便成形，二十年痼疾得愈，并恢复工作。

在用药方面，岳美中说，急性病用药要单纯，要有力量。如张仲景治伤寒，三阳实证应"治病留人"，而三阴虚证应"留人治病"。他推崇轻量处方，但强调药量以有效为准则。如治急性高热，生石膏可一剂达240g，治结石，金钱草一剂至210g；但治慢性脾胃病，砂仁、陈皮常用1.5g即可。他认为，能小量则不用大量，因药有偏性，积久大剂频进，会使脏腑有不能应付之虞，发生难以预料的后果。

（四）燮理阴阳，平衡脾胃

岳美中认为，人体必须保持阴阳动态平衡，才能维持正常的生理状态，否则非病即死，即《素问·生气通天论》所云"阴平阳秘，精神乃治。阴阳离决，精气乃绝"。阴阳相互斗争是绝对的，而平衡只能是相对的，"阴胜则阳病，阳胜则阴病，阳胜则热，阴胜则寒"，说明如果阴阳失调，任何一方偏胜，必然影响到对方，产生病象。可见阴阳平衡是维持人体健康的必然条件，而阴阳失调是导致疾病的根本原因。但这个平衡是运动的、发展的、变化的，即具有相对性，属于动态的平衡。所以凡"亢则害"者，调和阴阳，使之"承乃制"，恢复相对平衡，就是中医治疗的基本特点，也是中医辨证论治的核心。

疾病的发生与人体阴阳失衡有关，而疾病的康复常借助于脾胃功能之强健。脾恶湿，胃恶燥，湿有黏滞之性，必得燥以制约，燥又必需湿之柔润以和，这样燥湿相得，才能运化水谷之精微，进而变生为气血。湿之化，又需肝的和柔之气以助之，湿化才能遂其生长之功，使津液上升，布达固流。若脾气虚弱或脾为湿困，则肝之化源不足，肝之气不足，病将至矣，方宜补中益气汤；若脾为寒湿所困者，温其阳，除其湿，轻则理中汤，重则实脾饮。

（五）重视药剂配伍，强调应用成方

岳美中重视"药物配伍规律"研究，在《药物学辑要》和《方剂学辑要》中，辑录单味药 146 种，两味配伍 187 组，三味和多味配伍 87 组，成方方解 187 个，足见他高度重视药物配伍及方剂使用。岳氏常有学医恨晚之感，认为背、读是学习经典医籍的首要功夫，也是研究方剂的重要方法，其谓："方剂中药物配伍的规律和用量的准则，都有它的原则性和灵活性。"只有将它背诵下来，才能加以体验。岳美中指出，临证时，如证与方合，最好不要随意加减；若欲加减，宜谙习古人之加减法而消息之；若证候不完全符合原书成方的主治证和加减证，便应更方。除非万不得已，否则不会独出心裁。他还强调，要背诵与精读张仲景书，张仲景方药不传之秘在用量。经方的运用，既要牢记其证候，又要注意其配伍、剂量比例、加减进退，甚至都要熟记煎服法，其中蕴涵深意，亦是疗效之所在。岳氏一生涉猎中医医籍 4000 余种，熟记古书成方上千首，在当今医界实不多见。

（六）养生六法，益寿延年

岳美中经常引用清代中医学家黄凯钧《一览延龄》里的话说明养生的重要性："松有千年之固，雪无一时之坚。若植松于腐壤，不期而必蠹；藏雪于阴山，历夏而不消。违其性则坚者脆，顺其理则促者长，物情既尔，人理岂殊。然则调摄之术，又可忽乎？"可见，凡是违物性者，虽坚易脆；顺物性者，虽促能长。自然界的事物是这样，人体也是这样。欲求健康长寿，养生调摄是应当讲求的。岳美中根据多年来读书临证的经验，对养生有自己的独特认识，提出了 6 条养生具体的方法，于健康长寿多有裨益。

1. 保精

精、气、神是生命的源泉，古称"三宝"。精足则气裕，气裕则神充，三者又以精为首。如何才能做到保精？岳美中应为当戒早婚，远房帷，少欲念，惜精力。诚如《寿世保元》所说"男子破阴太早，则伤其精气；女子破阴太早，则伤其血脉"，故主张"必须待壮而婚"。除了早婚，房劳也可以伤肾损

精。肾之元精在维持生命现象及抗老延年中有着重要的作用，所以损及肾精可直接影响寿命。此外，还有精存于目则视明，精存于耳则听聪，精留于口则言当，精集于心则虑通等。所以，中医养生特别强调节欲保精。节欲，包括节制性欲和其他不适当的欲念，使精气不散，则可积精养神而延年。保精还在于爱惜精力，既不作无谓的消耗，又使劳而有度，荣卫冲融，四时若春；否则一味耗精耗力，欲其永年，岂可得乎？

2. 调息

生命在于运动，自不待言，岳美中认为还须注意人体经气的周流。天地之气，不升则不降，不出则不入。虚管溉满，捻上悬之水固不泄，为无升气而不能降也；空瓶小口，顿溉不入，为气不出而不能入也。升降出入得其宜，则为养生之道，亦遣方用药之术，所以养生应当注意调气。能够研究气功，做到真气在体内正常运行，固然很好。注意调息，也可以养生。调息的方法，简言之，一是深呼吸，二是腹式呼吸，即使静息端坐片时，也很有益。

3. 节食

谚云："眉毫不如耳毫，耳毫不如老饕。"一般认为健饭嗜食为永年之征，其实并不尽然。因为饱食则胃气不展，反而易生疾病，尤以体弱、少劳之人受害为甚。多食致病，不仅鱼肉难消之物，即谷食粗蔬之常饭，若食多过饱，亦妨碍肠胃之正常运化。《素问·痹论》所说的"饮食自倍，肠胃乃伤"，就是最好的训诫。

岳美中认为"晚饭宜少"是养生之妙法，对此深有体会，如多吃了一口，则通宵梦寐难安。因为胃有积食，无力运化，以至影响睡眠，所谓"胃不和则卧不安"。其母享寿94岁，平生喜劳动，节食欲，体瘦形羸而寿。蒲辅周先生，一日进食不逾三两，晚餐只进牛乳半茶杯，胡桃仁两枚，年逾八旬仍能应诊。这些都是节食长寿的实例。

4. 五养五不负

脏腑于人体至关重要，故养生应养五脏。岳美中说："昔贤谓宠辱不惊，肝木自宁；动静以敬，心火自平；饮食有节，脾土不泄；调息寡言，肺金自全；恬然无欲，肾水自足。此为五养。心为一身之主，使心寂然，不著一念，我未见其人，亦难到此境。其实先贤主敬之说，亦不过不使放逸，收住此心，有事即应，如镜照物，过后便无，常活泼之地，养个欢喜神，果能不烦心，不劳心，于心为不负矣。肝主木，应东方，应春令，木喜条达，喜滋养，能无怒无郁，逍遥自得，则于肝为不负矣。脾主土，应中央，应长夏，喜燥，喜动静有节，能不过劳，节饮食，则于脾为不负矣。肺主金，应西方，应秋令，为娇脏，畏冷畏热，畏忧思，能未寒先衣，未热先解，不饮过热之酒，不食过寒之味，少言语，怡情悦性，则于肺为无负矣。肾主水，应北方，应冬令，喜润恶燥，畏意念无穷，畏色欲损精，能恬淡寡欲，少饮火酒并金石之药，则于肾为无负矣。能注意五养而不五负，使五脏安适，于延龄有望矣。"

5. 适节气

人知摄生者，每逢节气，皆宜保养，而二至尤为紧要。夏至欲宜节，冬至欲宜绝。因为二至为阴阳消长之际，最宜将护调摄，保养精气，稍有不慎，不是损阴，即是伤阳。冬至一阳生，夏至一阴生，其气均微，如草木萌生，易于伤伐。所以《易经》所说的"至日闭关"，《内经》所说的"冬不藏精，春必病温"，都是这个道理。在日常生活中，每见季节变换，节气前后，虚人多病，病者多重，提示我们养生必须注意适应四时气候的变化，依照不同的节气，而有养生、养长、养收、养藏及防寒、防暑、防风、防雨等调护方法。

6. 叩齿漱津

养生家每讲导引，有抱昆仑、鸣天鼓、撼天柱、摩足心、漱津叩齿等名目，更有五禽诸健身术。人能久习常行，亦去宿疾，身强耐老。岳美中皆依时合刻而行，反觉为难。旧有自述诗"卫生有术翻嫌苦，固齿无方悔嗜甜"，即谓此也。以后但于叩齿漱津之法讲求，久之有效。其法：于五更叩齿，晨起用冷水漱口，可以固齿。夜间遇心火上炎，卧不能寐之时，漱津满口，分作三次咽下，如是数行，其火自平，而可安寐。

岳美中认为古往今来绝无长生之人，养生之法亦非寥寥数语而能道，尤贵思想之修养，高尚之情操。

二、善治石淋，博采众方

（一）辨治石淋，证分虚实

中医学认为泌尿系结石属"石淋"范畴，是"肾"的疾患。肾属脏，中医所谓脏，是藏象，是从生理活动中归纳出来的，包括甚广，不尽同于西医解剖上的脏器。如《灵枢·本神》指出："肾藏精，精舍志。"《难经》亦以两肾分为肾与命门。此后，明代医家对命门的功用有不少阐述。

中医学认为肾与膀胱相表里，同为水府，结石既为水府疾患，则结石之形成自非一端。若水府失职，积湿蓄水，再遇到内因或外因的火热、湿热交蒸，煎熬成石，此是中医对病机的一般认识。肾附命门，若命门火衰，肾阳式微，虚寒以生，虚则运化不足，寒则凝固。水性属寒，与肾内停留之杂滓相合，势会导致结石的形成。若因腰部损伤而瘀血，或因情志惊恐而气滞，以致肾脏血流不畅，气机阻碍，也会形成与助长结石。总之，阴阳偏盛，气血乖和，都有导致结石的可能性。

岳美中认为，石淋多为下焦湿热酝酿而成；间有肾阳不足、肾阴亏损所导致之结石；气滞血瘀，使气道不行，血路阻塞，也可形成结石。原因不同，辨证治法亦异，分为湿热型、虚型、实型、气滞血瘀型，兹分列于下。

1. 湿热型

因湿热下注，煎熬成石，常突然发作，伴有血尿或发热，小腹绞痛，尿频、尿急，甚至头胀腹闷，脉弦数或滑数，舌苔黄腻。治疗法则以淡渗利湿、苦寒清热为主。选方《伤寒论》猪苓汤、《太平惠民和剂局方》石韦散。

2. 虚型

虚型分肾阴虚、肾阳虚、阴阳两虚。

（1）肾阴虚：主要症状有五心烦热，口干，舌干而不多饮，头晕目眩，耳鸣，面色憔悴，盗汗，失眠，或午后潮热，尿赤，大便干，遗精；脉细数，舌红少苔，或裂或剥。肾阴虚结石者比较少见，多因体质阴虚或过服利湿之剂有伤阴分所致。治疗法则应取清养滋补，但要注意清而不凉，滋而不腻，时时照顾脾胃，才能够长期进药。方用钱乙的六味地黄丸或加味地黄丸（六味地黄丸加墨旱莲、女贞子各 60g）。

（2）肾阳虚：主要症状为畏寒，冬日更甚，腰酸腿软，面色㿠白，大便溏，小便清长，气短，自汗，有的皮肤浮肿；脉沉迟，舌胖而润，或有齿痕。这种类型也比较少，多因体质素禀阳虚，或过服清热之剂，有伤阳分所致。治疗法则以强肾补虚、温阳化湿为主，药应远柔用刚。方用《济生》肾气丸，或六味地黄丸加小茴香、巴戟天各 60g。

（3）阴阳两虚：在治法上应权衡阴阳，或阴多阳少，或阳多阴少，针对不同情况，把动静药摆好，仔细地组成方剂，才能取得预期的疗效。张介宾曾谓："善补阳者，必于阴中求阳，则阳得阴助而生化无穷；善补阴者，必于阳中求阴，则阴得阳升而泉源不竭。"他创制的左归、右归二方可以化裁，以绾合阴阳而补其两虚。王旭高对左归、右归方曾有精辟的方论："左归是育阴以涵阳，不是壮水以制火；右归是扶阳以配阴，不是益火以消水。与古方知柏八味、附桂八味盖有间矣。虽壮水益火，所用相同，而绾照阴阳，尤为熨贴。"

3. 实型

患者体质素壮，结石久不移动，而脉搏、舌体、舌苔均无虚象者，治疗应大胆地行气破血，采取有力的药物，以推动结石的降下。方用《卫生宝鉴》八正散、《证治准绳》活命饮。

4. 气滞血瘀型

气滞可导致血瘀，血瘀也可导致气滞，二者互为因果。症状常见腰痛腹胀（气滞）或刺痛（血瘀），有时小腹绞痛，小便滴沥，甚至排出困难，出现血尿、脓尿，舌质黯红或有瘀斑，苔黄，脉弦紧或缓涩。多见于结石病程过久，气血不畅，梗阻尿路，水液潴留，有的肾盂积水。治疗原则为行气化瘀，排石通淋。方用《太平惠民和剂局方》木香流气饮、《医林改错》血府逐瘀汤。

总的治疗原则是要根据患者具体情况进行辨治。若形体壮实，以祛除结石为主；若形体虚衰，则须于治疗结石的专长药方外，辅以扶正药物，攻补兼施；若病情复杂，更须细辨，才能合乎病机，不致贻误。另外，按结石部位所在为治。如肾内结石，以补肾为主；输尿管结石，以下行加分利为主。

（二）石淋用药，灵活变通

岳美中治疗石淋的用药，按类别分述如下。

1. 渗湿利尿药

泽泻、赤茯苓、车前子、猪苓、金钱草、石韦、瞿麦、萹蓄、海金沙、猫须草、川木通（此味有影响肾功能的不良反应，肾虚者勿用）。

2. 通淋滑窍药

冬葵子、榆白皮、滑石。

3. 降下排石药

牛膝、王不留行、海金沙。

4. 溶解结石药

鳖甲、牛角粉（每日 9g，适量黄酒送下，多食醋）、核桃仁（每日 120g，分 2 次嚼服）、乌梅均有酸化尿液作用，对磷酸镁铵结石有溶解作用；青皮、陈皮有碱化尿液作用；广东（或江苏）金钱草每日 30g 泡茶频饮，大麦秆每日 30g 煎服，均有裨益。

5. 防止结石复发药

柳树叶、大麦秆、玉米须（根、叶）、金钱草等，都有利尿作用，于结石治愈后可选一二种，每日煎水代茶饮之。

6. 对孤立的鹿角状肾结石

双肾鹿角状结石或输尿管较大结石，有不同程度的梗阻者，加王不留行、川牛膝等药，酌加前述改善肾功能处方，密切观察。

7. 调气理滞药

青皮、陈皮、枳实、厚朴、香附、乌药、延胡索、郁金、琥珀、姜黄、佩兰、佛手柑、沉香、降香、木香。

8. 活血化瘀药

当归尾、赤芍、川芎、桃仁、红花、血竭、苏木、乳香、没药、三棱、莪术、泽兰叶、瓦楞子、王不留行、五灵脂、生蒲黄。

9. 涤痰泻浊药

半夏、橘红、茯苓、白前、旋覆花、白芥子、薤白、蚕沙。

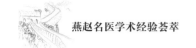

10. 消食除积药

莱菔子、焦山楂、焦神曲、焦麦芽、香稻芽、炒谷芽、草果仁（消瓜果积）、砂仁、鸡内金、枳椇子（消酒湿）。

11. 补气健脾药

黄芪、党参、白术、炙甘草。

12. 凉血止血药

生地黄、牡丹皮、白薇、墨旱莲、紫草、玄参、白茅根、大蓟、小蓟、侧柏叶、地榆、茜草根、藕节、艾叶。

13. 回阳祛寒药

附子、干姜、肉桂、蜀椒、小茴香、益智仁、巴戟天、细辛、杜仲、续断、仙茅、仙灵脾、核桃肉、沙苑子、菟丝子。

14. 解除痉挛药

地龙、蜈蚣、甘松、槟榔。

15. 控制感染药

紫花地丁、金线重楼、鱼腥草、连翘、蒲公英、败酱草、苦参、黄芩、黄柏。

岳美中指出，以上选方用药，只可治疗一般性的结石，还要在临证时兼顾到患者的体质、年龄、性别、职业、饮食习惯等。泌尿系结石虽系专病，比较单纯，但其类型既有所不同，而一个类型之中又不免夹杂着他证，在病程中更有发展和变化，必须掌握不同情况，因时、因地、因人辨证施治，安排好先后缓急的施治次序，才能使病无遁情，有的放矢，达到治愈疾病的目的。

三、开创老年医学，精研老年病诊治

（一）首重脾胃

20世纪六七十年代，除日常诊务外，岳美中还参加了多名中央领导的医疗和保健工作。他着力研究老年疾病和老年保健，《岳美中老中医治疗老年病经验》是中华人民共和国成立后第一部中医老年医学专著。他在老年病治疗上首重脾胃，注意老年人的生理、病理特点，将补益六法开创性地运用于老年病，成为现代著名的老年医学专家。

中国老年医学兴起和发展较早，唐代孙思邈《养老大例》和宋代陈直《养老奉亲书》奠定了老年医学的基础。明清时期医家防治老年疾病，多注重养生和食疗，相对地轻视药物治疗。加之孙思邈虽倡行补益而立法较少，故后世除多谈健脾补肾之外，缺少较为系统全面的补益法则，中医老年医学的许多理论和实际问题都有待于研究和解决。

岳美中将老年病治疗首重脾胃问题提到新的理论高度。陈直《养老奉亲书》简略提到"脾胃者，五脏之宗也"，后世医家宗之以发展老年食疗，治病健身。岳美中提出，人之衰老，肾精先枯，累及诸脏，此时全仗脾胃运化，吸收精微，使五脏滋荣，元气得继，才能祛病延年，故调整饮食，促进消化功能之康复，保持大小便通畅，实为防治老年病的关键。

岳美中治疗老年病，强调要首重脾胃。治疗脾胃病，应以清淡补脾为主，辅以少量行气消食调理之品，代表方剂是资生丸。此方岳美中常重用薏苡仁和芡实，薏苡仁是陆上的补药，芡实是水中的补药；一个补脾阳，一个补脾阴，能推动脾的运化。该方做成粗末或丸药小量长期服用，对老年人少食腹胀、脉象软弱、二便不调者，具"坤厚载物，德合无疆"之妙。

（二）创补益六法

老年病多虚证，补药能振奋脏腑功能，改善人体羸状，利于延寿祛病；泻药应中病即止，若施用不当，一泻则恐气脱。但补与泻二者关系又应活看，清代医家徐灵胎说，药物治病的针对性第一紧要，投对了就是补药，投不对就是泻药。岳美中说，医者要用好补法亦属不易，要补得恰当，当补则补，补之不当则阻滞气机，所以要"先其所因，伏其所主"，找出虚的主要矛盾方面，才能使补益之法用得恰到好处。岳美中将平补、调补、清补、温补、峻补、食补6种补益方法开创性地运用于老年病，发前人之所未发。

1. 平补

平补即用平和的方药，不寒不热，不攻不泻，不湿不燥，不刚不柔。有医者认为这类药是普通敷衍药而不予以重视，实际这正是岳美中因人制宜的体现，在平淡中求奇效。如一老年肾结石患者，用清化湿热药过程中阳痿加重。岳美中曾考虑用桂、附、阳起石、海狗肾等"兴阳药"，因恐刺激力过大，反招致性功能短暂兴奋后长时衰减，遂改用平补药，于方中加入具有兴阳作用的当归，服 15 剂而恢复。

2. 调补

调补寓有调理的意思，适用于虚实夹杂、阴阳错综之证，用药不能峻补、温补、平补，只有调补可图。岳美中曾治一位 70 岁高龄男患者，患者素常多病，曾患肝炎。来诊时称腹胀、纳呆，长期以来每餐不及一两，午后心下痞硬，嗳气不止，大便稀薄，诊断为浅表性胃炎。因服西药多不耐受或有不良反应，改服中药半年余，药后腹胀稍舒，不多时则胀满又起，逐日加重，有碍工作。诊之脉濡无力，右关沉取欲无，左关稍弦，舌苔白而润。辨证属肝脾不和，脾胃升降失调，脾虚尤为主要矛盾。患者过去用开破药较多，越开破则运化功能越弱，故应健脾和胃。因患者进食一两即发胀，故药量不宜大。以资生丸方研粗末，每用 10g，水煎两次，合成一茶盅（约 200mL），作一日量，午饭与晚饭后半小时温服半盅。一周后复诊，嗳气减，矢气多，胀满轻，胀的时间亦缩短，脉沉取较有力，舌苔少，纳食由每餐一两增至二两。续服原方半月，脾虚症状基本痊愈，后仍服此方一段时间以巩固疗效。

3. 清补

清补即补而兼清，岳美中告诫：清补法要清而不凉，凉药易伤脾肾之阳；还要注意滋而不腻，否则有碍脾胃吸收。他举例说，养脾阴以慎柔养真汤为好，该方出自明朝胡慎柔《慎柔五书》，方中选用党参、黄芪、白术、茯苓、白芍、莲子肉、山药、五味子、麦冬等清补之品，以取清补脾阴、甘淡滋脾之效。为避其温燥之弊，故要求弃头煎，服二、三煎。中医治病绝非只知选方用药，煎服法中亦具医理。由此可见，对老年人阴虚有热者，轻清养阴的分寸把握必须达到入微的程度，方有卓效；稍有失度，反增不适。不是立法不当，而是方法尺度不巧。岳美中的临证功底，从中可见一斑。

4. 温补

针对阳虚者运用温而兼补法。要明确是何脏何腑的阳虚，根据脏腑生理特点选方用药。如全真一气汤等，适用于五脏阳虚，元真之气消亡。

5. 峻补

峻补适用于垂危极虚，不用大剂汤液不能挽回的患者。如阳脱垂危者，须独参汤时时灌服；极虚者，需参附膏一日数两。

6. 食补

食补即以食物代药，适宜病后调理。在中药处方里常以食品入药，诸如玉米、莲子肉、龙眼肉、赤小豆、糯米、芦根、牛羊肉等。由于食物本身属性有寒有热、有阴有阳、有气有味、有升有降之不同，故必须因人而异。如素体偏热，不能妄食参茸及辛辣之品；如素体偏寒，不能过用滋阴及咸寒之品，这是必须注意的。

（三）注重药食宜忌

治疗老年病，当知药物和饮食宜忌。药物方面，健脾药多用常用无碍；养阴补肾药滋腻碍脾者多，如天冬、麦冬等，生、熟地黄更甚，一般均不作常服药，但天花粉、玉竹不在此列；凉药害脾，也不宜多用；发汗药和泻药应中病即止，过则生变。食物方面，老年人当少食甜味，因甜能壅脾，妨碍消化。糖类以冰糖为佳，缘其兼可止咳，红糖食后咳嗽易剧。老年人多痰，不宜过食鱼和肥肉等助火生痰之物。梨能清痰止嗽，但不是每个人都适合。冬瓜解渴利尿，治糖尿病有效；西瓜是天生白虎汤，夏季解暑堪称良剂，颇利老人。

岳美中治疗老年病一贯主张"药宜平和""用量要小""多用补药，少用泻药""多用丸散，少用汤剂"，不要急于求成。他认为，"老年人药量小不怕，药力到就行"，一般从 70 岁开始，方剂的药量应减半。视体质情况，弱者每一味药用 3 ~ 6g，发汗药不超过 9g，泻下药不超过 5g。老人偏于气虚、阳虚者多，黄芪、附子较常量稍大一点无碍，苦寒药（如黄连）1 ~ 3g 足矣。

岳美中强调应注意老年人的生理病理特点，针对老年病病情复杂、病程长、体质弱等特点，治病平和稳妥，不求数日取效，多用王道之治以祛病延年，法度精详。他提出"细观察、勤分析、慎下药、常总结"的治疗原则。此外，岳美中认为治疗老年病方法应多样化，气功、按摩、针灸、食疗、药疗都可以使用。药疗以丸散为好，应尽可能少用汤剂荡之。

四、临证遣方用药，法度严谨精详

（一）动药与静药配伍相结合

岳美中认为："动静相伍，一般静药量大，动药量小。阴主静，阳主动。阴在内，阳之守也；阳在外，阴之使也。重用静药，阴为阳之基，无阴则阳无以生；轻用动药，阳生则阴长，阴得阳则化。凡补养之静药，必重用方能濡之守之；而疏调之动药，虽轻用，已可煦之走之。"

一般说来，补气养血健脾药，谓之静药；调气活血之药，谓之动药。静药具有补益作用，但易产生壅滞，如党参、黄芪、白术、山药、熟地黄等；动药有调理气血作用，而易伤正损气，如川芎、枳实、当归、柴胡、陈皮、香附等。在组方时，用静药佐以动药，可增强其补益功效，减少不良反应；用动药佐以静药，动静结合，常可获良效。动静相伍中，动药宜轻，以免耗人正气，反失其意。岳氏曾分析如四物汤中仅川芎为动。再如伤寒炙甘草汤治疗脉结代、心动悸，其中炙甘草、麦冬、大枣、生地黄、阿胶等多属益阴之品，为阴药，用量较重；人参、生姜、桂枝、酒均为阳药，用量较轻；脉结代、心动悸为津血虚衰、真气不足，仲景此时大队阴药通过阳药的推动，充分发挥其滋养作用。足见仲景动静结合、阴阳配伍组方之妙。

（二）推崇轻量用药

岳美中认为"中医不传之秘在剂量"，用量的大小要因人、因病而定，以适合患者的体质和病情为宜。古代名医处方用药，都是以药味专精、用量精当为度。如仲景五苓散，用法是"白饮和服方寸匕，日三服"，一方寸匕的草木药约9g，日三服也只27g，就足以治膀胱蓄水证；如用量太重，药过病所，反而达不到"汗出愈"的目的。李杲善于将汤剂轧成粗末，采用煮散的方法，从而减少用药剂量，提高疗效。岳美中谓："药量小不怕，药力到就行。"运用轻量方剂治病的范围有以下几个方面。

1. 治疗上焦病

上焦如羽，非轻不举，故治疗上焦疾患，不仅要多采用花叶一类质轻的药物，而且用量要轻，煎法不宜久煮，否则药过病所，疗效反差。

2. 治疗表皮病

皮肤属于人体之阳位，非轻剂药物不能达之。所以治此部位的疾病，一般采用轻剂，如桑菊饮、九味羌活汤、升阳散火汤等，应区别风热、寒湿、火郁之不同而分别予之。

3. 治疗慢性病、老年病

如慢性肺病、胃肠病、肝肾病等，患这些病的人日久体衰，加之长期服药，耗伤正气。不能急于求成，治疗方法是用药物配成散剂或丸剂，小量服之，促进机体抗病能力的再生，通过渐积，慢慢起效。

4. 引经药用量宜轻

引经药的用量过大，反而会喧宾夺主，牵制主药发挥作用。尚需注意，药量的轻重也因丸、散、汤剂之不同而异，如甘遂用散不过 1g，过则引起呕吐反应；若水煎则可重达 3～6g。石膏为末服 6g，可抵水煎 30g 之量。

岳美中推崇轻量处方，但须根据具体的病、证、方、药，当重则重。而对于危急重症、顽固复杂病证，岳氏还是多用重剂治疗。

（三）不拘泥用药常规

岳美中用药不拘泥本草所赋中药的常规药性。例如石斛是益胃养阴之品，但其治疗痹证功能鲜为人知，岳氏追述其"除痹"功能早在《神农本草经》中就有记载，故重用石斛治疗鹤膝风，取得了较好的疗效。后人受此启发，单用一味石斛治疗久痹正虚者尤有效验。

（四）大病用大药

岳美中曾说，要治大病起沉疴，总要研究仲景对大药的配伍规律。仲景以姜附配伍治疗中阳虚甚的格阳证，多与炙甘草配伍，如四逆汤证等。岳美中认为四逆辈为治病之大药，为医者不可因其性猛而置之不用，若亡阳四逆证见，便可大胆投之，无须多顾忌，纵然尚有残留余热，不妨加入反佐药。否则一旦急转直下，便不可救。

结　语

岳美中作为自学成才的一代名医，在困窘的环境下，刻苦治学，精心施医，不仅著作高产，而且躬身临床，享誉海内外。他是推进中医发展的改革家，同时还是一位诲人不倦的中医教育家，是我国中医研究生教育的奠基人，在近现代医学史中占有极其重要的地位。

岳美中精研经方，通晓各家，发皇古义，融会新知，提出了专病、专方、专药与辨证论治相结合；治急性病要有胆有识，治慢性病要有方有守；燮理阴阳，平衡脾胃；重视药剂配伍，强调应用成方等一系列重要的学术思想和理论。同时，其精于养生，提出养生六法，以延年益寿。

在临床方面，岳美中长于泌尿系统疾病和老年病的诊治，其辨治石淋，证分虚实；治老年病，创补益六法；其临床组方用药讲究动静结合，药味专精，用量精当，于当今临床具有重要的参考价值和积极意义。岳美中博学严谨、勤于实践、勇于创新的精神，给后人的启迪是非常深刻的。

附：岳美中医案四则

案1

白某，男性，39岁。1964年1月24日初诊。患慢性肝炎6年，两肋间歇性疼痛，大腹胀满，纳食乏味，嗳气频频，肠鸣矢气，大便溏薄，每日2次或隔日1行，曾先后住院5次，疗效不佳。诊得六脉虚迟无力，舌胖大，苔腻而浮。缘起病于早年饥饱劳役，脾胃升降失职，健运无权，恰与《金匮要略》"呕而肠鸣，心下痞者，半夏泻心汤主之"之证相符。药用法半夏、黄芩、党参各9g，干姜片、炙甘草各6g，吴茱萸炒黄连3g，大枣（擘开）4枚。

二诊：前方日服 1 剂，1 个月来纳差、肠鸣、矢气等症状已大为减轻，但仍有腹胀、腹痛，舌脉同前。拟以《伤寒论》厚朴生姜半夏甘草人参汤为治。药用厚朴、党参各 9g，生姜、半夏、炙甘草各 6g。

三诊：又服药 20 剂，腹胀大减，除肋有隐痛之外，余症均除；脉较前有力，精力充沛。出院返原单位工作，嘱再服一段时间半夏泻心汤及补中益气丸善后调理。

按：本例慢性肝炎，岳氏治疗与一般常法不同。患者断续病程 6 年，出现腹胀纳差、肠鸣便溏、六脉虚迟无力、舌胖大等症，虽有胁痛，按疏肝理气法不效，则说明乃肝胃不和，应先用半夏泻心汤以"辛开苦降法"为治。服药月余，纳差、嗳气、肠鸣等症大为好转，然腹胀不消，六脉如前，则说明脾阳衰愈转甚。病程 6 年之久，具有明显脾阳虚衰，症见顽固性腹胀，六脉虚迟无力。病因虽异，冀证候相同，故改用厚朴生姜半夏甘草人参汤后，20 余剂即又进一步获得明显效果。

案 2

何某，男性，39 岁。1973 年 4 月 9 日初诊。系甲状腺肿瘤摘除后身体较弱，疏风活血消瘀之剂予之。

二诊：1973 年 4 月 19 日。自诉服前药几剂后，又服抗甲状腺西药，服后汗出不止，且恶风，每天感冒两三次，虽处密室也不免，颇苦恼。诊其脉弦大，舌有齿痕而胖，断为疏解肌表有过而伤表阳，致使不能卫外，津液因之不固而外泄，且畏风感冒。这与伤风的自汗不同，此责之表虚，彼责之邪实，此宜补，彼宜散，因投以玉屏风散，为粗末，每用 9g，日煎服 2 次，服 1 月为限，观后果如何。

三诊：服前散剂 20 日后，又来复诊，云汗已基本不出，感冒亦无。诊其脉，弦大象亦减，惟舌仍胖大。嘱再续服 10 天，以竟全功。

按：原案说理透彻，无须蛇足。玉屏风散本为治表虚自汗之常用方，服药 3～5 剂即可取得汗收的效果，但易复发。岳氏原认为该方只有短效，而无长效的巩固作用。后见蒲辅周老医师以小剂量散剂煎服，坚持服至 1 个月，不独汗止，且疗效巩固，不再复发，从而悟出其可治慢性肌表衰弱证，想以药力改变和恢复生理，"必须容许它（药力）由量变达到质变"的过程，改变了以往用玉屏风散作汤剂并加大其量的方法。

案3

张某，男性，56岁。患者于1962年7月间，因患不典型阑尾炎，在手术前作X线摄片，发现相当于左肾区有0.6cm×0.4cm、边缘整齐、界线清晰的椭圆形结石阴影。经静脉肾盂造影，确诊为左肾结石。阑尾手术后约1个月又患肾盂肾炎，治疗后肾盂肾炎症状基本消失，但显微镜检查血尿阳性持续达8个月之久，不过患者从无绞痛、尿急、尿频或尿闭等临床表现。于1963年5月3日开始服用中药治疗结石，同年10月8日晚12时首次发生典型肾绞痛，经X线摄片检查发现结石裂解为3块，并先后下降，在1964年2月9日全部排出体外。自服中药到结石排出，历时9个月零6天。治疗经过如下：

首诊：1963年5月3日。溲黄且混浊，尿道偶有刺痛，左侧腰酸并有牵痛感，呈持续性，右手尺脉浮大，舌净无苔。予通淋利水，强肾止痛。处方：金钱草30g，冬葵子12g，滑石粉12g（包煎），车前子12g（包煎），川牛膝9g，云茯苓9g，甘草梢3g，阿胶12g（烊冲），杜仲9g，续断9g，枸杞子9g，桑寄生9g。

二诊：1963年11月3日。上方每天服1剂，腰酸、疼痛等症状有所减轻，于10月8日晚12时首次发生左腰阵发性绞痛，持续1小时自止；9日，绞痛又作，并逐渐加剧，出现血尿（肉眼可见），每次绞痛持续1～30分钟；至14日，症状始逐渐减退。此后曾作尿常规检查16次，白细胞1～3个/高倍视野，红细胞1～2个/高倍视野。绞痛时曾用吗啡、阿托品止痛。于10月10日X线摄片，发现结石裂解成3块，并行排列，降至上端输尿管内，与第3腰椎横突（左）重叠，边缘不清。10月25日，发现左肾区内又显0.4cm×0.4cm、边缘清楚整齐的结石阴影，而另两块结石阴影已降至左坐骨结节上方0.9cm之输尿管第三狭窄部。加大通淋渗湿之剂，以图利导。处方：金钱草60g，海金沙12g，乳香9g，石韦12g，滑石粉24g（包煎），防己9g，冬葵子12g，王不留行12g（炒），牛膝12g。

三诊：1963年12月12日。上方服后，结石位置无变化。再予加重通淋利水药的用量。处方：金钱草 90g，滑石粉 24g（包煎），冬葵子 12g，海金沙 12g，防己 9g，紫贝齿 15g（打），石韦 12g，王不留行 12g（炒），乳香 9g，牛膝 12g，杜仲 9g，肉苁蓉 12g。

四诊：上方服后，肾区的结石阴影降至左坐骨结节之上方，与前两块结石阴影并排，边缘清楚整齐。继续服药至 1964 年 2 月 9 日，结石排出体外，共 3 块，褐色，各呈楔形，拼合恰成一体，大小约 0.7cm×0.5cm×0.4cm。经切片，发现 3 块结石自成核心，主要成分为草酸盐。

按：一般认为，肾结石直径大于 0.5cm 者，即难自行排出，内科疗法一般疗效不够满意。中药治疗结石（石淋）的原则是利水通淋，据古代文献记载，主要用八正散、石韦散二方及单味药金钱草。治疗结石症除继承传统治法外，常选用强肾之药以图"扶正达邪"，如杜仲、续断、肉苁蓉、桑寄生等；此外，在结石进入输尿管后，则加重利水通淋之力，以图因势利导。本例结石在 1963 年 10 月 25 日～12 月 12 日停滞于第三狭窄部，经两度加重利水通淋之药量，又经 2 个月之久，方得排出。中药治疗对于腰酸、疼痛等一般症状的改善有明显效果。当结石形态较完整，体积不过大（如直径在 0.5cm 上下），且位于肾盂肾盏者，中药治疗取得效果的机会较多；对有自行排出可能者，中药治疗能加速其排出过程，坚持长期服药是取得效果的重要一环。本例结石先为一复合体，服中药后裂成 3 块，似可说明中药对于草酸盐复合结石有一定松解作用。

案 4

宋某，男性，55 岁。1960 年 12 月 31 日初诊。主诉：便燥数月，每饥时胃脘胀痛，吐酸得按则痛减，得矢气则快然，惟矢气不多，亦不渴。诊见面部虚浮，脉濡缓。投甘草泻心汤（甘草、黄芩、半夏、大枣、黄连、干姜）加茯苓。

二诊：3 剂后大便稍畅，矢气转多。改投防己黄芪汤（防己、甘草、白术、黄芪、姜、枣）加附子 4.5g。

三诊：1 剂后大便甚畅，痛胀均减，面浮亦消，唯偶觉烧心。原方加茯苓又服 2 剂。

3 个月后随访，诸症皆消。

按： 本案临床见症，无一与甘草泻心汤相符，而便硬与雷鸣下利更属对立。据饥时胃脘胀痛，得按则痛减，得矢气则快然诸象，岳老断然治以甘草泻心汤，谓系针对本病"胃气虚馁，湿满于中"之实质。因甘草泻心汤和胃补中、降逆消痞，更加茯苓缓中补虚、升清降浊，服药3剂即矢气转多，大便稍畅，"已收降浊之效""太阴湿土，得阳始运"。因证兼面虚浮等阳气不足之象，故改服防己黄芪汤加附子1剂，以补虚通阳，即大便甚畅，余症更减。后因偶觉烧心，续进初诊方2剂，诸症皆瘳。《伤寒论辑义》载"胃弱不能转运，故水谷不得化，留滞于腹中，作响而雷鸣也"之论，与本案病理有近似之处，可资参考。岳老学验俱丰，成竹在胸，告诫人们本证系"因燥而疏通，因胀而宽中，因痛而行气，必犯虚虚实实之戒"。全文着墨不多，发前人所未发，古医案鲜与其匹者。

【复习思考题】

1. 岳美中的辨证论治思想有何创见？

2. 岳美中在治疗急病和慢病时有何不同？

3. 试述岳美中的养生观。

4. 试述岳美中在老年病学方面的主要贡献。

5. 试述岳美中辨治石淋的经验。

6. 岳美中临床用药有何特色？

第十三章

萧龙友

【导读】

    思政目标：学习萧龙友在抗击霍乱疫情中展现出的无畏精神和凛然医风。

    知识目标：掌握萧龙友治疗老年慢性疾病的经验，熟悉萧龙友临证处方用药的特点，了解萧龙友在中医教育方面的贡献。

    能力目标：临床熟练使用单方。

第一节　生平著作及对中医教育事业的贡献

一、生平

萧龙友（1870—1960），原名萧方骏，字龙友，号息翁、不息翁，四川省三台县人，中年弃官从医，并被推崇为"京城四大名医"之首。萧龙友从事中医临床，既无家传，亦无师承。童年时因其母亲常年患病，萧龙友便自主学习中医知识，经常翻阅古典医籍，到药店求教医药常识。光绪十九年（1893年），川中霍乱流行，萧龙友挺身而出，约同医生陈蕴生沿街巡治，用中草药进行救治，使很多患者转危为安，人称"万家生佛"。经此一事，萧龙友声誉鹊起。他医德高尚，医风凛然，深受人民的欢迎和敬重。萧龙友临证"仍用四诊之法以治群病，无论男妇老幼皆然。至于眼如何望，耳鼻如何闻，指如何切，依据病情结合理性、感性而作判断"。他处方精简，用药轻平，疗效卓著，活人无数，胸怀宽大，谦逊恭谨，使其成为医界的楷模。

二、著作

萧龙友一生诊务和事务繁忙，无暇著述，其生前仅著有《现代医案选》《整理中国医药学意见书》《息园医隐记》《天病论》等，但未能将其临证经验、学术思想进行系统整理。惜乎先生后人从医者少，而"文革"中遗失方案颇众，致使身后著作寥寥。其子女、学生有回忆文章及医案整理，发表于医学期刊上。

张绍重为萧龙友关门弟子，主编《萧龙友医集》，以亲炙弟子身份对萧龙友先生的医学经验进行了总结。此书分上、中、下三篇，上篇为时方存真，医案也；下篇为息园医话，医论也；附篇为蛰公谈艺，书画题跋也，为先生诊余雅玩或经眼者，其中百余件逝后捐入故宫博物院。此三篇，为先生著作世所仅存者也。

三、对中医教育事业的贡献

萧龙友在中医药人才选拔和培养中注重理论和临床并重，强调临床实践在人才培养中的重要作用，主张"非学校医院并设，使学习与临床互有经验，不易取得良好效用"。萧龙友大力提倡中医教育，力主建立中医学校。1930年，在兵马司胡同的大院里，以萧龙友、孔伯华、施今墨为首的北平地区享有崇高声望的老中医，联合当时中医界名流，共同倡议设立"国医学院"，最初命名为"北平医药学校"，萧龙友任院长，孔伯华、施今墨任副院长，后改名为"北平国医学院"。至此，民国时期北平地区的第一所中医高等学校宣告创办成功。北平国医学院的开办打破了民国时期北平没有高等中医学校的局面，在全国产生了较大影响。学院实行多层次办学，因材施教，招收的学生分研究班、医科班、预科班3种班次。学制4年，学员毕业后跟师学习1年。学院历时15年，培养出一大批优秀中医药人才，积累了丰富的中医药教学经验和管理经验，为后来中医药教育的发展起了奠基作用。

1949年中华人民共和国成立，萧龙友先生虽是人到暮年，却壮心不已。年已八旬，他将别号"息翁"改为"不息翁"，仍是念念不忘发展中医事业。先生除担任全国第一、二届人民代表大会代表，还历任中医研究院名誉院长。1950年出任北京市中医师考试委员会委员，并作为华北地区特邀代表参加了中央卫生部召开的第一次全国卫生会议。1954年9月，萧龙友在第一届全国人民代表大会发言时提出设立中医学院及培养中医人才的提案。1956年，国家采纳了他的提案，成立了北京、上海、广州、成都四所中医学院。从1930年萧龙友创办北平国医学院到1956年采纳其提案的26年间，奠定了中医药教育事业的基石。从师资队伍到培养模式和办学模式，萧龙友无疑都是先行者、开创者和奠基者。萧龙友闻此消息，兴奋不已，写下《中医学院成立感言》，刊于1956年6月8日《健康报》上。

1960年10月20日，萧龙友病逝于北京，享年90岁。萧龙友去世后，家属根据他的遗愿，将房产捐献给国家，将他珍藏的数千册医书全部献给中医研究院及北京中医学院，将他多年收集的珍贵文物捐给了故宫博物院，故宫博物院为他举办了展览会，并向家属子女颁发了奖状。

萧龙友跌宕起伏、波澜壮阔的一生，恰似一部中医药事业变迁发展史。萧龙友先生一生为中医教育事业作出了巨大贡献，在中医遭受危厄之际，他挺身而出，逆流而上，兴办学校，教徒授课，为中医人才的培养和继承发扬中医药文化殚精竭虑。

第二节　萧龙友的学术思想及临床经验

一、重视医德医理，培养医学修养

萧龙友非常重视培养医生的医学修养。20世纪三四十年代，观世风日下，他曾奋笔作《医范十条》，现摘录张绍重主编《萧龙友医集》中《医范十条》前两条以示之。

第一条："造父非良马不善御，羿非调弓矢不善射，医非有验方妙法不能治病。汗、吐、下三者，张长沙所传之遗法也，后世有以此法不能尽病之变者，于是假他道而矫饰，偷他技为附会，崇利名誉，交战方寸，而医道遂一落千丈，圣学不兴，百技陋衰，后学者何处问津耶？虽然，学视者先视舆薪，学听者先闻抚钟，汗、吐、下者，即如视者之薪、听者之钟也，医者舍此将安适从哉？此汉学之所以可贵也。"

第二条："以学稽古，以才御今，医者之务也。不明乎此，何以见长沙之所述耶？苟徇俗之所习，囿己之所见，不遵古法，此之谓不学无术。不学则失师，无术则非技，以之治病，岂非盲于心者哉？何能稽古，何能御今，吾见其误人而已矣，奚可哉！"

萧龙友曾在《整理中国医药学意见书》中论及医术及医道："中国之医，有道有术，黄帝、岐伯之问答，道与术而并论者也。其书有《内经》《外经》之别，《内经》多论道之言，为气化之学所从出；《外经》多言术之用，为解剖之学所从由。故汉以前之医大都皆能由术入道，即《庄子》所谓技而近乎道者也，如扁鹊、仓公、华佗传中，所称治病之法，胥本于此。六朝之后《外经》失传，而所传之《内经》又为秦汉人所改窜，黄岐之真学不明，学医者无所适从，乃群尊仲景为医圣，奉其《伤寒》《金匮》之书为不二法门，专以伊尹汤液之法治病，而所谓剖解之术几无人能道。宋以后，医家虽名为笃守《内经》，其实皆以五行生克，附会穿凿，空而不实，精而不当，遂成今日之医，而于古之所谓医道医术相悖，不可以道理计。"这种谆谆告诫，苦口婆心，可见其对于医学伦理之重视。

他还指出，医虽小道，乃是仁术。如后生不敏，尽管已卒业于高校，倘束书不读，或复习而不能达其意，将以救人，适足以杀人者多矣。医与药不能相分，只有医药并重，知医明药，方为良医。

二、临证四诊合参，最重问诊

萧龙友非常重视辨证论治，主张四诊合参。他在《新刻三指禅》序中曾云："中医治病以望、闻、问、切为四要诀。望者，察病人之色也；闻者，听病人之声也；问者，究病人致病之因也；三者既得，然后以脉定之，故曰切。"在四诊当中，萧龙友认为问诊最为重要，并云："余于医道并无发明，仍用四诊之法以治群病，无论男妇老幼皆然。至于眼如何望，耳鼻如何闻，指如何切，依据病情结合理性、感性而作判断。辨人皮肉之色，闻人口鼻之气与声，切人左右手之脉，以别其异同。但此三项皆属于医之一方面，惟问乃能关于病人，故余诊病，问最留意，反复询究，每能使病者尽吐其情。盖五方之风气不同，天之寒暑湿燥不定，地之肥瘠高下燥湿有别，禀赋强弱习惯各殊，而病之新旧浅深隐显变化，又各人一状。例如，南人初来北方，一时水土不服，倘若患病，仍当照南方治法，胃部方能受而转输各脏腑而不致有害。北人移到南方者治亦然。但病同状异者多，自非仍详问，不能得其致病之由，而于妇女幼孩之病，尤加慎焉。故有二三次方即愈者，亦有用膏、丹、丸、散常服而愈者，误治尚少。"

萧龙友在《新刻三指禅》序中云："切者，合也。诊其脉之浮、沉、迟、数，合乎所望、所问、所闻之病情否？如其合也，则从脉从证两无疑义，以之主方选药，未有不丝丝入扣者。否则，舍脉从证，或舍证从脉，临时斟酌，煞费匠心矣。"主张"切脉乃诊断方法之一，若舍其他方法而不顾，一凭于脉，或仗切脉为欺人之计，皆为识者所不取"。萧龙友并非否定切脉，脉理自有其参考价值，只不过是反对以切脉故弄玄虚。他曾说："脉理精微，极难领悟，此非可以言传者，故医家四诊，切在最末。盖望气闻声，专属医之耳目，而问则询病之情，两方参考，方得真谛。至于切脉，乃以脉情证病象。古今谈脉者又多不相同。""临证时遇脉与证异者，或弃脉从证，或舍证从脉，则当临时细细斟酌，不可含糊将事。缘人之脉，有千变万化，如反关及歇至等类，皆宜深究。《脉经》所载固已明晰，但其变态有出乎《脉经》之外者，不可不从按脉切理之理字上注意也。""脉以和缓为平，病中如见此脉，即是退病之象，平人更无论矣，否则皆病脉也。"

　　萧龙友教授学生，必以先知平脉而后知病脉作为对照。他常说："欲知平脉，必先切己脉，且于可能范围之内，于平旦切家人之脉，积之既久，自能有所领悟。欲知病脉，必于施诊之后，依其医案再诊其脉，久之自能明辨。待经验稍丰，下指即有所标准。"他也曾解释平人脉与病患脉并非一律，因人而异，有脉跳素快者，亦有脉跳素慢者，临证必须详加追问，考虑其素质。其素沉、素浮、素弦、素长、素短等，均须于临证时予以考虑，然亦非神秘之事。若结合病患之体格、性情、籍贯、职业、平素生活习惯等，就不难知道其中的奥秘了。

三、立法准确灵活，老少治法各异

　　萧龙友考虑到患者的体质、性别、年龄、生活习惯及既往病史等个体差异而选择适宜的治法、方药。例如在年龄方面，人体的结构、功能与代谢随着年龄的增长而发生规律性的变化。中医学在《素问·上古天真论》和《灵枢·天年》中曾深刻地论述了人体脏腑气血盛衰与年龄的关系。在生长、发育、壮盛以至衰老、死亡的过程中，脏腑气血由盛而衰，影响着人体生理功能，决定着人体的体质，从而决定着各年龄期对致病因素反应的能力与类型。如小儿体质为"稚阴稚阳"之体，所谓"小儿稚阳未充，稚阴未长者也"（《温病条辨·解儿难》）；到了青春期则体质渐趋成熟；至青春期末，体质基本定型，青壮年是人体脏腑气血阴阳最旺盛时期，因而也是体质最强健阶段；及至老年，脏腑生理功能减退，体质日趋下降，逐渐呈现"老态龙钟"的衰老征象。故小儿脏腑柔弱，老人气血衰少，各有其常见疾病。

在体质方面，萧龙友考虑到每个人的先天禀赋和后天调养往往有别，所以身体素质也不同。正气虚，则邪乘虚而入；正气实，则邪无自入之理。正气决定于体质，体质的强弱决定着正气的虚实。因此，发生疾病的内在因素在很大程度上是指人的体质因素。过去病史和现在疾病也有关系。

萧龙友认为"三春草旱，得雨即荣；残腊枯枝，虽灌而弗泽。故对象不同即须作不同之措施，然又须顾及同中有异，异中有同"，其临诊主张老少治法不同，即对象不同就要采取不同的措施。但是又要顾及同中有异，异中有同。人体气血及脏腑盛衰和生理活动随着年龄的增长而发生不同的变化，从而影响机体对致病因素的反应能力，所以年龄长幼与治疗关系密切。萧龙友将治老人病尝作譬喻云："衣料之质地原坚，惜用之太久，虽用者加倍爱护，终以久经风日，饱历雪霜，其脆朽也必然。若仅见其表面之污垢，而忘其穿着之太久，乃以碱水浸之，木板搓之，未有不立时破碎者。若仔细周密，以清水小掇轻浣，宿垢虽不必尽去，但晾干之后，能使人有出新之感。由此可更使其寿命增长，其质地非惟无损，且益加坚。"他这番比喻，简单而明了地说透了治疗老年病的要领。老年人大多肾气已衰，中气虚乏，易受邪致病；而既病之后多见虚证，或虚中夹实。其在临床上每遇老年患者，多不加攻伐，避免汗吐下，而以调理清养立法处方，且往往使用一两味鲜品，取其有生发之气也。如小儿属"稚阴稚阳"之体，不论用温热剂还是苦寒剂，均应中病即止。因苦寒之品易伐小儿生生之气，辛热之属则易损真阴。

四、善用"育阴培本"之法治虚损

萧龙友内、妇、儿科均擅长，尤其擅长治老年慢性疾病。他在调理虚证方面有独到见解，善用育阴培本之法，并强调"择其可育可培者施之"，否则"若投药失宜，治之失所，以致滋腻，又能得到相反之效果""欲投育阴培本之剂，必先观其条件如何。设病宜投而有一二征象不便投，又必须先除其障碍，或为其创造条件；若时不我与，则于育阴培本之中，酌加香化运中之药，加陈皮、郁金、枳壳、沉香、焦神曲、鸡内金之类"。

《景岳全书·传忠录·阴阳篇》曰："阴根于阳，阳根于阴"。《素灵微蕴》曰："阴阳互根……阴以吸阳……阳以煦阴……阳盛之处而一阴已生，阴盛之处而一阳已化。"中医学用阴阳互根的观点，阐述人体脏与腑、气与血、功能与物质等在生理病理上的关系。在病理情况下，人体内的阳气和阴液，一方的不足可以引起另一方的亏损，阳损可以耗阴，阴损可以耗阳。考虑到阴阳是互根互用的，故阴阳偏衰也可互损。

萧龙友在治疗阴阳偏衰病时，强调要注意"阳中求阴"或"阴中求阳"的原则，即在补阴时适当配伍补阳药，正如《景岳全书·新方八略》中说："此阴阳相济之妙用也。善补阳者必阴中求阳，阳得阴助生化无穷；善补阴者必阳中求阴，阴得阳升而泉源不竭。"在育阴之中，萧龙友酌加芳香运化之品，如每用熟地黄拌砂仁，使其阴中有阳，静中有动，泥而不着，行而不滞。

陈腾飞等人应用多种数据挖掘方法，共纳入 1949 ～ 1958 年萧龙友内科医案 1221 诊次，共计 1221 首处方，涉及药物 252 味，系统总结了萧龙友治疗内科疾病的用药规律。补虚药、清热药的使用频率居前两位，且远多于其他功效的药物，其中寒性与平性药物占 68%，温热性药物占 32%。由此可知，萧龙友对于内科疾病的治疗非常重视补虚和清热，对于温热药物的使用频率较低。

虚怯之病，过中者不治，古有明训。萧龙友对此再三致意，治虚损每多收满意之效果。一般治痨多着眼于肺、肾，萧龙友则遵绮石"治虚有三本，肺、脾、肾是也。肺为五脏之天，脾为百骸之母，肾为性命之根"的理论，于肺、肾之外，尤重视脾，尝云："得谷者昌，若致土败，虽卢扁复生，亦难为力矣。"其补脾则用党参、山药、白术、莲子肉；运中则用白扁豆、薏苡仁；纳谷不甘则用谷、麦芽；有须投酸甘益胃者则投石斛、麦冬、金樱子等，每收良效。

五、注重五志七情，形神并治

《素问·举痛论》曰："余知百病生于气也。"许多疾病的发生都是由于脏腑经脉气机失调所致。正如张介宾《类经·疾病类》所云:"气之在人,和则为正气,不和则为邪气。凡表里虚实,逆顺缓急,无不因气而生,故百病皆生于气。"《素问·上古天真论》曰:"上古之人,其知道者,法于阴阳,和于术数……故能形与神俱,而尽终其天年,度百岁乃去。"可见中医学强调形神一体观,形与神俱是人体的最佳境界。

正常情况下,各种情志刺激作用于心神,表现出不同的情志变化及各种不同的生理适应性反应,很快通过心神的整体调节和各部分之间相应制约而缓解或消除。但当形成刺激的因素突然、猛烈,或持续存在,超过了机体所能适应的限度时,就会出现过激的情志变化,使机体功能发生障碍,使心神的整体调节作用和各脏腑之间的协调制约关系遭到破坏而发生疾病。《内经》将精神情志对形体的作用列为重要的病因病机,如"喜怒不节……生乃不固"(《素问·阴阳应象大论》),"百病生于气也,怒则气上,喜则气缓,悲则气消,恐则气下……思则气结"(《素问·举痛论》),"悲哀忧愁则心动,心动则五脏六腑皆摇"(《灵枢·口问》),"大怒则气绝,而血菀于上,使人薄厥"(《素问·生气通天论》)。因为形是藏神之舍,神是形体的主宰,所以情志失调,或持久的不良(恶性)刺激可以使人发生疾病,甚至引起死亡。由于不同的情志变化分别体现着不同脏腑的生理功能,因此,情志过激致人发病也往往通过不同的变化影响到不同的脏腑,出现各脏腑功能失调所特有的症状,如怒则伤肝,由此而出现肝气不舒等肝脏的病变;同样,喜则伤心,思虑伤脾,悲忧伤肺,惊恐伤肾,由此也可引发各自脏腑的病变,出现相应的症状。

中医学认为,正常的精神活动可使人体气血协调,正气旺盛,有利于机体健康及疾病痊愈;异常的精神活动可使气血失调,脏腑功能下降,正气衰败,促使疾病恶化。

萧龙友在临证时非常注重形神并治,其调理慢性病证重视疏理气机,以调理患者的七情五志。如在补虚的方剂中加用合欢花、橘络等,以调其情志,疏其郁结;忧思过甚者,则投香附;善恐易惊者,则又使用镇定之剂,如磁石、茯神等。

六、中西并用，博采众长

萧龙友从医不泥古、不非今，斟酌损益，以求合乎今人之所宜。他主张消除门户之见，取彼之长，补我之短。他曾说："有谓我之医学近黄坤载一派，其实我毫无所谓派，不过与傅青主、陈修园、徐灵胎诸人略为心折而已。"

萧龙友提倡借助西医的优势来发展中医药，并曾屡发议论。在他撰写的《整理中国医学意见书》中云："今者西医东渐，趋重科学，其术虽未必尽合乎道，而器具之完备，药物之精良，手术之灵巧，实有足称者。今欲提倡国医，如仅从物质文明与之争衡，势必不能相敌，而所谓中医之精粹，亘数千年而不败者，其故安在？必当就古书中过细搜讨，求其实际，列为科学，而后可以自存……总之医药为救人而设，本无中西之分，研此道者，不可为古人愚，不可为今人欺，或道或术，当求其本，以定一是，不可舍己芸人，亦不可非人是我。"萧龙友从不固步自封，对西医也很信赖，他从年轻时代就阅读西医书籍加以借鉴。

萧龙友还开创了中医进入西医院用中药治病的先例。在中医受歧视的旧社会，中医没有自己的医院，也没有资格进出医院，更不要说在外国人开设的医院服用中药。萧龙友自行医以来，能够理论联系实际，常常取得很好的疗效，他的医术也得到了人们的认可。当时德国医院医师狄博尔因闻其大名，经常约请萧龙友会诊，且所会诊之病多是疑难重症，如大脑炎、黑热病、子宫肿瘤、糖尿病、噎膈病等。他不畏艰难，悉心予治，所会诊之病例常单以中药而愈。他以高超的医术，博得了西医界的信任和尊重，开创了中医师进入西医院用中药治病的先例，也为中医的存在找到了很充分的理由，由此他的威望也与日俱增。萧龙友论及中西医之间的关系时，认为中医、西医均是生命科学，在所作《七律》中有"医判中西徒有名，天公都是为民生"的诗句。

七、精研中药学，处方用药独到

萧龙友临证处方用药精益求精，对中药的认识有其独到之处。主要有以下几点。

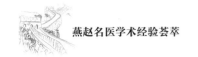

（一）医药并重，知医明药

萧龙友认为"医药不能相分，只有医药并重，知医明药，才为良医"。主张医者不但应识药，而且须能亲自采药。曾云："古之医士，药由自选，深山穷谷，日事搜寻，阳年采阳药，阴年采阴药，以备囊中之用。其有道远不能得者，率皆互易，以求其备。临证则自为咀嚼配合，故万无一失。李唐以后，医与药分，野品绝少，往往以伪品种品相混。医者立方之后，不知药之真赝，治病鲜效。职此之由，相沿至今，能识药者尤少，不幸为人口实，而舶来品之洋药，遂夺我利权而去……抑余尤有说者，医士之不识药，自赵宋开设药局始，其时医士处于无用武之地，而所持以为研究者，仅在图经，而图经无善本，纵欲深考，亦无由而得。所以药之应如何改良，迄今尚无善法也。"

（二）用药精益求精，重中药炮制和配伍

萧龙友重视中药炮制对药性、归经及临床应用的影响，在其处方中常常可以见到酒炒延胡索、盐炒玄参、泔浸白术等。萧龙友在为杨叔澄的《中国制药学》一书作序言中谓："夫采药既有阴阳之别，用药亦有生熟之分，古法所存，有如上述。所以然者，凡药之性多有毒，治病者多系以毒攻毒。不过单用则力专而厚，分用则力杂而薄，以其杂而薄也，故不能不有所宜忌。则后世之制药，已较司岁备物为慎矣。然药之所宜，尤贵单用，自偶方而药乃讲配合焉。观《神农本草》一书，其经文虽未明言炮炙，而地黄则谓生者良，禹余粮则谓宜炼饵，似在古已有制法，但不如宋雷敩之私心自用耳。"尝谓："医与药本不能分者也。医之处方，妙在用药，虽有君臣佐使之名，而各人配合不同，则各方之收效迥异……所以非自采自制，不能表异而见长也，彰彰明矣。乃自宋设局处方，以至今日，药归公卖，医不自储，而丸散膏丹之炮炙，皆不能各自为法，杂而不纯，博市寡要，美其名曰秘方局方，其实皆不经之方也。即使真有良方，而配合之法不传，既无专书，何由辨识，有心人忧之久矣。"

（三）重视野生药物

萧龙友常盛赞野生药物之力大，曰："古之药悉野产，得天地之气厚，日

月星辰之精华多，风霜雨雪之蕴泽厚，故其力专而功大，医用之又有法，故称为特效。今之药多出于种植，生者气力已薄，及制为膏丹丸散，药水药片，其效虽专，其气力更薄，盖不得天地山川阴阳之真气也。"药如吉林野山参。萧龙友还擅长应用鲜中药，根据不同季节、不同气候及不同证候选用，如鲜石斛、鲜藕节、鲜苇根、鲜茅根、鲜荷叶、鲜荷梗等。

（四）重视单方

萧龙友尝云："经方固可贵，而单方亦可贵。"其曾在《中国药学大辞典》（世界书局版）序文中论及单方问题："余于药学，虽少心得，亦不无考证。尝恨中国之药，能治人之要证，而为医家所忽，本草不收者不知凡几，姑举一二品以为印证，如马宝一物，最能开痰降逆，第一能治虚呃，而于癫狂痫各病，尤为要药，纲目不收。又如水茄秧一种，北方随处产生，本如豆梗，嫩茎四出，叶厚而长，春夏间开小白花，结子如茄形，大如豆蔻蕊，其梗煮水，能治崩漏，纲目亦未收。如此之类，指不胜屈，余拟作补遗，尚未有成也，因思天地之间，讲药者自大有人在。"

（五）重视草药

萧龙友曾作文论述草药之可贵，云："按药名自神农本经起，历代增加，至本草纲目，并纲目拾遗，可谓详备极矣。余见川中卖草药者，其药名多为纲目所不载，而治病奇效，有出官药之上者，似亦当采取及之，但自民国以后一般新人物迷信西药，斥此种草药为有毒，一概禁止售卖，至今已绝，未知尚能觅得否？"

（六）对中药剂型的认识

萧龙友曾论："他如用药之法，群谓宜仿西医——提炼而用，不用天然质，如此则非废汤液不可。如提炼之药真比汤液有效，而价又廉，则径废之可也。况丸散膏丹，吾国本有，精益求精，当能收效。如欲试验，不妨择汤剂中药味少而著效多者，先行提炼参合用之，看其成效如何。如提炼之药功用较大，则一切汤剂皆用此法行之可也。如其不然，则仍遵古，不必议变。"

结　语

萧龙友为"京城四大名医"之首，其处方精简，用药轻平，疗效卓著，活人无数，胸怀宽大，谦逊恭谨，使其成为医界的楷模。其大力提倡中医教育，主张建立中医学校，是中医教育的先行者、开创者和奠基者，并且非常重视培养医生的医学修养。

萧龙友临床非常重视辨证论治，主张四诊合参，尤重问诊。其治病重视明辨体质，老少治法各异。内、妇、儿科均擅长，尤其擅长治老年慢性疾病，善用"育阴培本"之法治疗老年虚损证。主张形神并治，重视调理情志。萧龙友提倡借助西医的优势来发展中医药，消除门户之见，取彼之长，补我之短，开创了中医进入西医院用中药治病的先例。

附：萧龙友医案四则

案 1

刘某，女，23 岁。1953 年 12 月 6 日初诊。据述西医检查有肺结核，但自身不觉疲乏，亦无咳嗽，只上高楼气有作喘之势，系肺有病征。经水以前尚充，近半年来量日见少，色亦不正。惟工作不感困倦，仅腹中作痛，此乃肝脾不调所致。法当从此消息，宁肺调肝肾为治。小心防护，不宜过劳，以期服药有效。处方：北沙参 12g，白前 6g，百合 12g，百部 9g，当归 12g，川芎 9g，生地黄 15g，赤芍 12g，阿胶 9g（研，后下），枸杞 9g，艾叶 6g，酒炒延胡索 9g，磁石 15g（先煎），生甘草 6g。

二诊：1953 年 2 月 13 日。服前方 3 帖，惟觉肺部发胀，他无所苦。仍当宁肺舒气为治，小心将护，勿过劳累为要。处方：沙参 12g，桔梗 9g，杏仁 9g，佛手 9g，郁金 6g，百合 12g，百部 6g，乳香 6g，没药 6g，当归身 12g，生白芍 15g，延胡索 9g，艾梗 6g，阿胶 6g（研，后下），藕节 5 枚。

三诊：服 7 剂后，于前方内加白前 6g、生黄芪皮 12g、川芎 6g，艾梗增至 9g。

四诊：再 7 剂后，肺已不胀，前方加天花粉 12g。

案 2

邵某，男，63 岁。1952 年 7 月 11 日初诊。食物下胃不化，呃逆时作，滞而作痛，入腹之后，其痛更剧。此乃肝脾不和，气食两滞为息。业经月余，亟当和化，勿使成为膈症。处方：沙参 12g，焦白术 9g，炒枳壳 9g，连水炒厚朴 3g，郁金 9g，乳香 9g，没药 9g，沉香曲 9g，生、熟稻芽各 9g，佛手 9g，焦鸡内金 9g，白蔻仁 9g，甘草梢 6g，鲜荷梗 1 尺，生荸荠 3 枚（捣）。

二诊：1952 年 7 月 13 日。腹痛已愈，惟尚作呃逆，咽物下胃尚微作痛。肝胃未和，当依法再进。处方：沙参 12g，槟榔 9g，郁金 9g，炒枳壳 9g，焦鸡内金 9g，佛手 9g，白蔻仁 6g，神曲 9g，炒稻芽 9g，土炒白芍 9g，甘草 3g，鲜荷梗 1 尺。

三诊：1952 年 7 月 18 日。据述服药尚安，惟不能平睡，睡下则胃部发梗而气不通。气食两滞，均尚未化，当依法再进。处方：沙参 12g，姜厚朴 3g，神曲 9g，山楂炭 9g，槟榔 9g，盐砂仁 6g，木香 6g，炒稻芽 9g，郁金 6g，藿梗 6g，焦鸡内金 9g，佛手 6g，鲜荷梗 1 尺。

四诊：1952 年 7 月 22 日。药后病已轻，因劳乏忽又反复，胃部作梗而更痛，仍当从本治。处方：沙参 9g，桔梗 9g，沉香曲 9g，郁金 9g，木香 6g，盐砂仁 6g，川牛膝 9g，白蔻仁 3g，槟榔 9g，首乌藤 12g，炒稻芽 9g，甘草梢 3g，鲜荷梗 1 尺。

五诊：1952 年 8 月 1 日。食物下胃仍上泛作吐，腹痛不减，入夜睡后更甚。肠脾不和，故时发时止，仍当从本治。处方：南沙参 12g，连水炒厚朴 3g，神曲 9g，焦鸡内金 9g，佛手 9g，生、熟稻芽各 9g，黄连、木香各 1.5g，乳香 6g，没药 6g，盐砂仁 6g，槟榔 9g，磁石 12g（先煎），赤芍 9g，生荷梗 1 尺。

六诊：1952 年 8 月 4 日。各病皆轻，惟胃钝不开，宿滞不化，食物下咽往往停蓄脘间，作胀且痛。法当从本治。处方：沙参 12g，郁金 9g，沉香曲 9g，盐砂仁 9g，麸炒枳实 6g，焦鸡内金 9g，炒稻芽 12g，大腹皮 9g，盐炒槟榔 9g，杏仁 9g，木香 9g，茯苓 12g，佛手 9g，藕节 5 枚。

七诊：1952年8月7日。各病皆愈，惟尚吐痰涎，不吐则呃逆上冲难受。胃热脾湿，当从本治。处方：南沙参12g，焦白术9g，炒枳壳9g，白蔻仁9g，郁金9g，连水炒厚朴3g，酒黄芩9g，神曲9g，槟榔9g，竹茹9g，盐砂仁6g，甘草梢6g，生荷叶1角带梗5寸。

案3

纪某，男，37岁。1952年6月25日初诊。患有胃病，肝气亦旺。往往胸膈偏右作痛，牵及胁肋及后背作痛。业经年余，时发时止，或重或轻。食物消化力薄，肝脾不和，为日太久，法当从本治。处方：党参9g，炒白术9g，麸炒枳壳9g，郁金9g，乳香9g，没药9g，佛手12g，焦鸡内金9g，大腹皮9g，沉香曲9g，生、熟稻芽各9g，生甘草6g，藕节5枚，鲜苇根1尺。

二诊：1952年6月27日。服前方各病皆轻，胃痛虽未减，然气已不四窜。食物消化力仍薄，当依前法加减再进。处方：党参9g，炒枳壳6g，盐砂仁6g，郁金6g，生、熟稻芽各9g，焦鸡内金9g，佛手9g，大腹皮6g，沉香曲9g，木香6g，生甘草9g，生荸荠5枚（捣）。

三诊：服此方3剂后，胃不痛，食渐能消化。前方去郁金、木香，加槟榔9g、泽泻9g、茯苓12g。

案4

刘某，男，40岁。1952年7月31日初诊。小腹内有块已多年，并不为害。近因动气，食物不合，致大小便不畅。曾经医治，大便虽通而不畅，反觉心跳发热，小溲更觉不畅。此气食两滞、寒热混杂之病，新旧并发，当标本兼治。处方：沙参12g，藿梗6g，郁金6g，大腹皮9g，连水炒厚朴6g，沉香曲6g，焦鸡内金3g，茯苓皮12g，车前子9g，炒白扁豆衣9g，焦白术6g，甘草梢9g，鲜荷叶1角带梗5寸。

二诊：1952年8月22日。素有胃病而肝旺肾虚，故动气则绕腹，右转向下，小腹胀痛。食物下胃，停滞不消，呃逆大作。病根已深，宜小心将护。处方：党参12g，郁金9g，沉香曲6g，葶苈子9g，大腹皮9g，狗脊12g，去毛茯苓皮12g，木香6g，焦鸡内金9g，佛手9g，生、熟稻芽各9g，甘草梢9g，藕节 5 枚，大枣 3 枚。

三诊：1952 年 8 月 24 日。胃纳略能消化，但食后往往上泛，腹中仍汩汩有声。按脐下痛处则思小便。脾肾两虚，寒湿未化，仍当从本治。处方：党参 12g，焦白术 6g，茯神 9g，郁金 9g，桂枝 9g，炒白芍 12g，附子 9g，木香 6g，香附 6g，狗脊 9g，佛手 9g，焦鸡内金 9g，冬瓜皮 15g，葶苈子 6g，大枣 2 枚。

四诊：1952 年 8 月 26 日。服药尚安，痞块有化解之势，惟腹尚作痛，痛时遗溺少许则安。此乃湿热内挟为患，恐系寒邪所化，仍当从本治（据述日来头昏，流清涕，温度加高，当属感冒）。处方：党参 9g，藿梗 9g，杏仁 9g，郁金 9g，附子 9g，狗脊 9g，车前子 12g，冬瓜皮 15g，沉香曲 9g，酒黄芩 6g，酒黄柏 6g，茯苓 12g，甘草梢 9g，葶苈子 9g，大枣 3 枚。

五诊：1952 年 8 月 29 日。近日因感风化热，咳嗽吐黄痰，两胁仍胀痛，腹中亦难受，得虚恭始安。法当标本兼治。处方：北沙参 12g，薄荷梗 9g，杏仁 9g，知母 9g，贝母 9g，乳香 6g，没药 6g，茯苓 12g，冬瓜皮 15g，大腹皮 9g，葶苈子 9g，桔梗 9g，郁金 9g，甘草 9g，藕节 5 枚，大枣 3 枚。

六诊：1952 年 8 月 31 日。据述服药后胸脘胀闷，小腹发凉，包块作跳，小溲因腹痛其量甚少。肾部虚寒，心经有热，寒热相搏，故心跳而肾空疼。当从本治。处方：党参 12g，枸杞 12g，瞿麦 9g，萹蓄 9g，附子 9g，桂枝 12g，白芍 9g，酸枣仁 9g，茯神 12g，郁金 9g，磁石 12g（先煎），甘草梢 9g，带心莲子 15 枚。

七诊：1952 年 9 月 6 日。服前方病已痊愈，近因动气停食，胸脘连腹又觉胀痛，包块跳动不安，两胁肋亦形膨胀。先治标病，再议固本。处方：沙参 9g，郁金 9g，焦鸡内金 9g，佛手 9g，苏梗 6g，杏仁 9g，乳香 9g，没药 9g，冬瓜皮 15g，冬瓜仁 15g，丝瓜络 9g，茯苓 12g，炒稻芽 9g，沉香曲 9g，生荷梗 1 尺，甘草梢 6g。

【复习思考题】

1. 试述萧龙友在中医教育方面的贡献。

2. 试述萧龙友辨治虚损病的经验。

3. 试述萧龙友的形神并治观。

4. 萧龙友临证处方用药有何独到之处？

第十四章

施今墨

【导读】

思政目标：学习施今墨治病不论贵贱、救人广济民生的"兼爱"精神和发奋精进、勇于创新、欲为当今医学之绳墨的治学精神。

知识目标：掌握施今墨治疗外感病和胃肠病的经验，熟悉施今墨的十纲辨证，了解施今墨的养生方法。

能力目标：临床熟练使用施今墨药对。

第一节 生平著作及对中医教育事业的贡献

一、生平

施今墨（1881—1969），原名毓黔，字奖生，祖籍浙江萧山人，1881年春生于贵州，是我国著名中医学家和中医教育家。其受家庭熏陶，自幼在心中埋下爱国爱民的种子，后因其母体弱多病，为尽孝道，13岁跟随其舅父河南名医李可亭学习岐黄之术。勤学7年后，精熟中医理论，且能独立行医。1921年更名为今墨，其一是纪念他的诞生之地"黔"；其二推崇墨子"兼爱"的精神，治病不论贵贱，救人广济民生；其三医术上发奋精进、勇于创新，欲为当今医学之绳墨。

施今墨临床辨证精确，善调气血、脾胃，精于组方用药，治病独具风格。他师古不泥古，守法而灵活，博采众长，重视创新。在继承和发扬中医特色基础上，他运用中医学的理论，探讨西医学疾病的诊治规律，积极倡导中医革新和中西医结合，强调医学理论必须联系临床实际。

施今墨毕生致力于临床实践，1920年在北京创办了中西医医院。1949年中华人民共和国成立后，他拥护中国共产党的领导及中医药方针政策，先后担任中华医学会副会长、中医研究院学术委员会副主任委员等职，为振兴中医药献计献策，并在协和医院、北京邮电医院等地应诊。施氏行医50余年，医德高尚，疗效卓著，是久负盛名的中医临床大家，被誉为"京城四大名医"之一。

二、著作

施今墨一生忙于诊务、教务及社会工作，但仍抽时间亲自撰写论文或指导门人总结经验、科普中医。与施今墨先生学术相关的文章，在《中医杂志》《中国中西医结合杂志》《中国医药学报》等全国性学术刊物上发表了14篇，各地中医药大学学报发表了 6 篇，在《北京中医》杂志等其他 19 种省市级中医药杂志发表了 33 篇。施今墨先生的学术思想在全国范围内有着广泛的影响。

另外，其门人对他的学术思想和临床经验进行了系统整理。1940 年，祝谌予编辑出版了《祝选施今墨医案》；1982 年，祝谌予、翟济生等编辑出版了《施今墨临床经验集》，其学生国医大师吕景山编辑出版了《施今墨对药临床经验集》；2001 年，施小墨、陆寿康编辑出版了《中医临床家施今墨》；2019 年，王道瑞编辑出版了《施今墨医学全集》等著作。

三、对中医教育事业的贡献

施今墨指出："中医之生命，不在外人，不在官府，而在学术也。学术之成否，当然在乎学校。"基于这样的想法，施氏毕生奉献于中医教育事业的发展。他认为要振兴中医药事业关键在人，要培养高质量的中医药人才，必须兴办中医学校。1930 年，他参与了萧龙友、孔伯华等人创建的北平国医学院。1932 年又创立了著名的华北国医学院，至 1949 年北京解放，历时 17 载，这所新型的中医高等学府先后培养出一大批优秀中医人才，其中多数都成为中医药事业的骨干、教授、名医和国医大师，为中医界注入了生命的活力。

1941 年，上海复兴中医专科学校成立，施今墨出任董事长。此后，他又于北京、上海、山西、察哈尔等地协助或出资创办中医学院、讲习所、函授班、研究班等，大力开展中医人才培养。其办学理念包含"医德与医术结合、理论与实践结合、中医与西医结合"等内容；秉承孙思邈"大医精诚"之旨，设"医戒十二条"，首重医德教育；教学以中医理论为主，西医理论为辅，不断探索中西医结合教学模式，正是这种"开放""包容"的治学理念，培养出了众多优秀的中医人才。

施今墨学术流派是唯一一个在三批国医大师评选中都有人员入选的学派。第一批入选的是李辅仁先生，第二批入选的是吕景山先生，第三批入选的是吕仁和先生，为近、现代中医高等教育的发展作出了重要的贡献。

施今墨不仅是我国著名的中医学家和中医教育家，而且是一位著名的社会活动家。中华人民共和国成立后在担任中华医学会领导及全国政协委员期间，他积极参加各种社会活动，为我国医学事业的发展，特别是中医药事业的发展作出了重要的贡献。

第二节 施今墨的学术思想及临床经验

一、立足实践，锐意创新

施今墨毕生致力于临床实践，认为中医学理论必须与临床实践相结合，敢于突破，方能推陈出新。对古人的学术论述，必须付诸实践之后，方可取信。他提出："中国医学，古奥玄深，寿世保民，已具有数千年悠久之历史。而诊断治疗之法则，善用之者，往往得心应手，获效如神。绳之以今日之实验医学，则知其意义亦复近似……宜亟以科学方法阐明之，讲通之，整理而辑述之。若者可用，用之；若者宜弃，弃之。是非得失，详慎审定，庶几医学日进。"《内经》《伤寒论》《金匮要略》《本草》《温病》及历代名家著述，堪称圭臬。然亦须从临床实践中深入体会。中医之发展，若侈谈理论，不立足于临床实效，当属空话。"施今墨强调："我辈中医从事临床时，所遇每一个病证，必须经过：一，辨证的理论；二，科学的诊断；三，确效的方剂；四，本草的普选。不可狃于遵古的形式，无论适合病情与否，一一照方抄录。亦不可顾虑未经古人使用的药物，便不敢创始采用。尤不可迷信古人未治过的病，便认为不能治，古来未有之病种，便无药可医也。是乃革新进化工作，要大胆去做。"正是这种开拓精神，才使其在中医临床中勇于探索、创新，博采各家之长，经方、时方及民间单方草药悉予采用。

施今墨不但具有丰富的临床实践经验，而且具有深厚的中医理论功底。他熟读中医典籍，在学习与实践中不断地进行总结与创新，形成了独特的学术思想。他在辨证时重视气血，强调八纲辨证与气血辨证相结合，创立十纲辨证。治疗内伤杂病除重视后天脾胃、寒热虚实之外，尤其强调升降；对于外感时病则认为"内有蕴热，易招外邪"，故而创立三清七解、七清三解等法。而在选

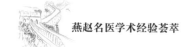

方用药上，他善于将多个方剂的方意按君、臣、佐、使配伍组方，尤其擅长应用对药。

二、参合中西，西病中治

施今墨的学术思想，无中西门户之见，大力提倡中西医学互相取长补短，熔于一炉。凡遇疑难杂症，必参合中西医理而创新法、立新方，每奏奇效。施氏所创立的中西医辨病与辨证结合的方法，大致可分为几个阶段：第一，以西医疾病分类学为纲，统一中西病名；第二，用中医辨证方法，结合西医诊断和病理，总结西医疾病的规律；第三，在反复实践过程中，逐步总结出治疗西医各种疾病的专方。今天看来，这种运用中医理论，总结西医疾病的证候规律，辨病与辨证相结合的方式，既保留了西医认病确切、标准规范的优点，又能发挥中医辨证施治的长处，值得后人在此基础上进行深入探索。

施今墨谓："绝不能拼凑症状以命证，亦不可拘执成方以治病。"数十年来，他始终不遗余力地探索中西医结合之新途径，主张辨病与辨证相结合，以有实效为依归，取得实效之后再寻研其理。

施今墨先生不但是著名的中医临床家，也是著名的中医理论家，同时还是中医革新的探索者。

三、治外感，调度"清、解"

（一）重视内因

施今墨对于外感病重视内因，认为不论其为外感风寒或温热，传染性或非传染性，必须外因、内因结合起来看；而在治疗时，又重视审表里比重。外感热性病，多属内有蓄热；外感风寒，治疗时应既解表寒，又清里热，用药时表里比重必须恰当。他常常提醒门人："吾侪治疗外感病，首先辨其表里、虚实、寒热、气血，则层次分明。表证不可只知发汗，切应注意清里。"盖内有蕴热，方易招致外邪；若无内在因素，仅有外因，则多不能伤人。因此，在治疗上表病既应发汗，而更须清里，应在"解"与"清"二字上仔细斟酌，并指出前贤立法亦尝如此。如银翘散以大剂金银花、连翘合牛蒡子、桔梗清里；以薄荷、荆芥穗、淡豆豉解表。

（二）善用清解

施今墨治疗外感，根据病情创立七清三解法（清里药与解表药之间的比例为7：3，下同）、五清五解法、三清七解法等，用之得当，效如桴鼓。在临证时，明辨"表、里"之比例关系，至为关键。他还根据前人方意，制定清解药对，如淡豆豉伍栀子，荆芥穗、薄荷配金银花、连翘，麻黄伍石膏，黄芩伍荆芥穗等，临证用之，得心应手。

施今墨强调，外邪入侵，必使邪有出路，千万不可关门捉盗。邪之出路有三，即为汗、为下、为利小便，过汗则易伤津，过下则易正衰。若导邪由膀胱水道外出，药如芦根、白茅根、竹叶、滑石、荷梗之属，既不伤津，且可导热下行。过早使用寒凉药品，致使邪热入里，内热益炽，须用少量麻黄引邪外出，再伍黄芩，则邪得以除，内热亦清，清解之技巧即在于此。外感病还须审察虚实、体质，注意正邪斗争之趋势。若年老体弱，汗之宜慎，常佐以沙参或人参之属，以防劫脱。

四、理胃肠，归纳十法

施今墨崇尚李杲的脾胃学说，重视后天之本，临证尝谓："治脾胃之病，勿论虚实寒热，总应先辨其'升降'二字尤为紧要。"他细察胃肠病的发病规律，归纳出温、清、补、消、通、泻、涩、降、和、生治疗十法。

（一）寒宜温

辛开温散，用药多为辛温之品。良附丸、姜附汤、理中汤类，均属习用。其寒甚者、寒凝久泄者宜吴茱萸、刀豆子、附子、肉桂之属；轻者如草豆蔻、香附诸药；不效者用硫黄温补命门，其效较好。然温燥之剂不可久用，当虑伤阴。

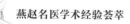

（二）热宜清

胃中实热，必以寒折，三黄石膏汤、龙胆泻肝汤为可用之方。栀子、龙胆草、知母、黄连、竹茹均为常用之药。然须防寒凉伤胃。

（三）虚宜补

健补脾胃之剂多以四君子汤化裁。常用党参、黄芪、山药、莲子、芡实、白扁豆、薏苡仁益气健脾，苍术、白术燥湿，柴胡、升麻升阳等。切不可大剂蛮补，以致气涩不畅。

（四）食宜消

食积不化，助以消导，保和丸为常用之方。可用陈皮、山楂、谷芽、麦芽、鸡内金、厚朴花、玫瑰花、佩兰、木香、沉香曲等芳香消导之品，食积化则脾胃开。槟榔、莱菔子、枳实、厚朴行气力宏，临床用之中病即减，不可久服。

（五）痛宜通

"通则不痛"，有通气通血之别。中宫气滞，首以香附、乌药、半夏、厚朴、檀香通和胃气，更宜沉香、乌药、青皮、川楝子疏泄肝郁。盖肝病多犯脾胃，理气必治肝也，方如正气天香散、消导宽中汤、沉香升降散等。气滞日久，血涩不行，血分药用延胡索、丹参、五灵脂、乳香、没药、血竭、桃仁、红花、三七、蒲黄、郁金、三棱、莪术、香附等，方如手拈散、九气拈痛散等。初病在气，久必及血，此经络气血须明辨，立方用法方可丝丝入扣。

（六）腑实宜泻

腑气不通，胃实不降，可用承气辈，仲景之攻下，其治在胃也。若阳明津少，腑失传导，大便燥结，则又当用郁李仁、桃仁、杏仁、瓜蒌润下之；血虚肠结则予麻仁、当归、肉苁蓉；其大便燥结，不可攻下者，则用蚕砂、皂角子宣清导浊，通大便之虚秘。

（七）肠滑宜涩

久泄而无实邪者宜涩，涩肠则脾运得复。药用石莲肉、诃子、椿根皮、赤石脂、禹余粮、金樱子、白头翁、秦皮等。可用海参滋肾壮阳，配木耳润燥，与固涩之剂为伍，则可厚肠止滑。

（八）呃逆宜降

胃以通降为顺。呃逆宜丁香、柿蒂，呕吐则用旋覆花、赭石、橘皮、竹茹。芳香化浊诸药亦可止呕逆，如紫苏、藿香、佩兰、扁豆花、佛手花等。肝木相乘，则须吴茱萸、黄连、干姜、川楝子。胃虚纳少，则必用人参。宗仲景之法宜用丁香柿蒂汤、橘皮竹茹汤、旋覆代赭汤等。

（九）嘈杂宜和

六淫外侵，脾胃不和，宜用吴茱萸与黄连、干姜与黄芩、黄芩与半夏寒温并用，辛开苦降；或枳壳、桔梗、杏仁、薤白伍用，助其升降和胃，胃和则嘈杂即除。

（十）津枯宜生

"胃为阳土，得阴自安。"脾阳常衰，胃阴易损，胃津枯耗则虚痞不食，咽干烦渴，通降失司，宜甘凉濡润，以养阴生津，如西洋参、石斛、绿萼梅、荷叶等。叶桂用乌梅伍木瓜养胃阴，临床用之甚效。

以上治脾胃十法，根据"太阴湿土，得阳始运；阳明燥土，得阴自安"及"脾宜升则健，胃宜降则和"的脾胃生理特点，旨在察其阴阳，灵机应变，得其要者，一言而终矣。此外，施今墨不仅治疗胃肠病时善用调理脾胃法，在治疗其他疾病中，也经常使用调理脾胃法。

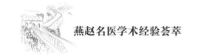

五、重气血，创立十纲

辨证论治是中医学的精髓所在，"阴阳、表里、寒热、虚实"八纲辨证是基础辨证方法。施今墨通过多年的临床探索认为，八纲辨证尚不足以概括临床之应用，临证之时气血辨证也十分重要。这种思想源于《内经》，又受孙一奎和张璐阴阳气血调和思想的影响。

"气主煦之，血主濡之"，脏腑功能均赖气血之调达，人体生理活动与病理变化无不涉及气血。即百病均可影响到气血，气血不调又可生百病，故《素问·举痛论》有"百病生于气"之说。孙一奎在《医旨绪余》中有关阴阳、表里、气血关系的论述，他认为，三焦为气父，为表；包络为血母，为里。二者俱属手经，相为表里。盖包络上归于心，心主血脉，又属六腑之一，属阴，故为血母，为里；三焦主持诸气，为气化之通道，属六腑之一，属阳，故为表。从上述论述中可以看出，孙一奎认为阴阳是高于气血、表里一个层次的辨证纲要。张璐亦非常重视气血关系，在其著作《张氏医通·卷五诸血门·诸见血证》中云："血之与气，异名同类，虽有阴阳清浊之分，总由水谷精微所化。"此所谓气血同出一源而有所区别，是因为气具阳和之性，而为阴血的引导；血为阴凝之质，则为气之所归。血之与气，阴中有阳，阳中有阴，彼此依存，互不可分。

施今墨临证强调气血辨证能补充八纲之不足，将其列为十纲。正如他所说："辨证施治为中医特点之一，八纲辨证为其主要者，历代医家均有发展。以余之体会，气血在辨证中亦属重要。阴阳应是总纲，表、里、虚、实、寒、热、气、血为余临床所用之八纲。"临床上他将十纲辨证广泛运用到各种疾病的辨证论治中。

百病之生多发于气血，气血不调则百病丛生，此乃临证之要诀也。临证时，气血不调之证甚多。如施今墨治疗痹证，非常重视气血，"人之感三气而为痹者，以其形虚血虚耳，但有在肌皮、血脉深浅之异"。且夫久病伤络，正虚邪实，若只知搜邪，则精血益耗而鲜获效，必须益气养血，扶正胜邪。

六、立新方，抗老强身

施今墨认为，探讨抗老有效方药，必须以中医学之基本理论为指导，反对道家以金石药物炼丹服食，认为此类药物体固质坚，又经火煅，性多燥烈，人体脏腑柔嫩，服之有害无益。同时，施氏也不主张单纯服食松子、芡实、侧柏叶等收涩封藏药，以此久服多使精力不胜，因收敛之品只是节流，抗老之药贵在开源。他认为："神气精血之充沛，脏腑功能健运，经络气血调达，为抵抗衰老之原则。"择其主要两个方剂介绍如下。

（一）益肾强身丸

该方由熟地黄、紫河车、黄精、何首乌、黄芪、山药、茯苓、胡桃仁、黑芝麻、黑豆、天冬、麦冬、玄参、芡实、侧柏叶、珍珠、琥珀、龙骨、大枣、大青盐组成。方中以熟地黄、紫河车、黄精、何首乌为君药，突出益肾填精、补气养血之功效；黄芪、山药、茯苓为臣药，加强君药健脾益气、补肾固精之效，侧重于补后天以养先天，升阳固精，益气培本；胡桃仁、黑芝麻、黑豆亦为臣药，辅助君药加强补肝肾、强腰膝、壮筋骨之功效，且能润肠通便，使之补而不滞，补益之中又有润燥通便之效；天冬、麦冬、玄参为佐药，辅佐君药滋阴益胃、生津润燥，不但脾肾双调，因其药性偏寒又有反佐之意，以防全方温补太过，寓意颇为巧妙；芡实、侧柏叶也为佐药，二者配合，辅佐君臣等药补脾气、固肾精，补涩结合，事半功倍；珍珠、琥珀、龙骨亦为佐药，加强镇心安神、行血散瘀之功；大枣、大青盐为使药，枣味甘入脾，盐咸以入肾，引领全方药力直达脾肾二脏，培补先后天之本，共奏益肾填精、补气养血之功。

此方适用于肾精不足、气血两虚而致的胸闷气短，失眠健忘，腰酸腿软，全身乏力，脑力减退，须发早白等症。本方配伍精专，脾肾兼顾，补而不燥，滋而不腻，益气之中又有升阳，养血之中又有活血，益精之中又有固涩。从本方的配伍组合来看，施氏不但善用益肾填精、补气养血之品，而且寓意精以涩为固、气以升为补、血以活为补的理论发挥。

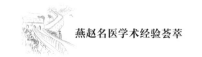

（二）防衰益寿丸

该方由人参、熟地黄、鹿角、冬虫夏草、龟甲、山茱萸、枸杞子、黄芪、白术、鹿筋、菟丝子、银耳、淡菜、柴胡、枳壳、陈皮、沉香、牛黄（现主要为人工品）、黄芩、黄连、黄柏、龙眼肉、石菖蒲、远志、丹参、三七、大枣、甘草组成。方中人参、熟地黄、鹿角、冬虫夏草为君药组，突出滋阴助阳、阴阳双调、培元固本的主要功效；龟甲、山茱萸、枸杞子为臣药，加强君药滋补肝肾、养血补心、固摄下元之力；黄芪、白术亦为臣药，加强君药健脾补气、升阳固表之功，卫表固护足以抵御外邪入侵，培元固本之功倍增；鹿筋、菟丝子也为臣药，加强君药补肝肾、益阴血之功，适用于肝肾阴虚导致的眩晕耳鸣、失眠多梦、腰膝酸软等症；银耳、淡菜为佐药，辅佐君药补肝肾、益精血、滋阴润肺，以防温补伤阴之弊；柴胡、枳壳、陈皮、沉香也为佐药，辅佐君药疏肝理气、降逆和胃、宽胸消胀，在大队补益品中，佐以行气降逆之品，以防补而壅滞之弊；牛黄、黄芩、黄连、黄柏也为佐药，反佐君药以清上焦、中焦、下焦湿毒之火，连同牛黄均为寒凉之辈，以防温补助火之弊；龙眼肉、石菖蒲、远志亦为佐药，辅佐君药益心气、养心血、安神定志、交通心肾、开窍醒神；丹参、三七也为佐药，辅佐君药养血凉血、祛瘀生新、活血通络；大枣、甘草能补脾益气生血，甘草又能调和诸药，共为使药。

全方配合，共奏滋阴助阳、培元固本之功，用于脏腑功能失调，气血阴阳俱损，症见面色无华，心悸怔忡，气短懒言，神疲乏力，动则作喘，喜出长气，畏寒肢冷，健忘失眠，多梦，五心烦热，盗汗或自汗，头目眩晕，食欲不振，便溏或便秘，月经不调，小便频数或夜尿多。

此外，施今墨还主张抗老药与抗老术同时并用，抗老术主要指气功、太极拳、八段锦等功法。术与药各有千秋，用之得当，俱可收到抗老效果。

七、精组方，善用"药对"

施今墨精于辨证，善于用药。尝云："临证如临阵，用药如用兵。必须明于辨证，详慎组方，灵活用药。不知医理，即难辨证；辨证不明，无从立法，遂致堆砌药味，杂乱无章。"施氏处方时，继承古人"对药"的配伍经验，将常用配伍对药在处方中并列书写，以示配伍之意，累积有近300组，世称"施氏对药"。其或精选于古方、今方；或由施氏创制而成。其配伍有寒温并用，有一阴一阳，有一气一血，有一脏一腑等。如此互相配伍是为了更加切合病情，协同增效，制约以防其偏，或相互作用产生特殊效果。临证用之颇多实效，而且简便易于诵记。兹试举数例如下。

（一）寒热并用

"寒者热之，热者寒之"为治寒热诸证之常法。若寒热错杂者，宜寒热并举，以制其偏胜，谓之寒热并用。

1. 麻黄 – 黄芩

麻黄、黄芩伍用，出自《摄生众妙方》定喘汤。麻黄辛温气薄，善行肌表卫分，开腠理散寒邪，开玄府以发汗，宣肺平喘止咳；黄芩苦寒，善清上焦肺火而平喘止咳，为清热燥湿、泻火解毒之品。麻黄以宣肺为主，黄芩以清肺为要。二药参合，一宣一清，宣清合法，止咳平喘之功益彰。主治风寒外束，痰热内蕴，肺失宣降，咳逆哮喘。

2. 黄连 – 肉桂

黄连、肉桂伍用，出自《韩氏医通》交泰丸。黄连苦寒，清热燥湿，泻火解毒；肉桂辛热，温营血，助气化，通血脉，散寒凝。黄连以泻心火为主，肉桂以温肾阳为要。二药参合，一寒一热，寒热并用，相辅相成，有交通心肾之妙用，故可治疗心肾不交所引起的失眠。明代李时珍云："一冷一热，一阴一阳，阴阳相济，最得制方之妙，所以有成功而无偏胜之害也。"

3. 黄连 – 吴茱萸

黄连、吴茱萸伍用，出自《丹溪心法》左金丸。治肝经火郁，吞吐酸水，左胁作痛，少腹筋急为痛。盖黄连苦寒，清热燥湿，泻火解毒，清心除烦；吴茱萸辛热，温中散寒，下气止痛，降逆止呕，杀虫。二药伍用，有辛开苦降、反佐之效用。临床用于急、慢性胃炎，胃、十二指肠溃疡，细菌性痢疾，急、慢性肠炎等出现寒热错杂之证，用药量也应随着寒热变化而增损。如热较甚

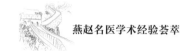

者，多取黄连，少佐吴茱萸；反之，寒甚者，则多用吴茱萸，少取黄连；若寒热等同，则二者各半为宜。

4. 黄连 – 干姜

黄连、干姜伍用，出自《伤寒论》半夏泻心汤，治心下痞满疼痛等症。黄连苦寒，清热燥湿，泻火解毒，清心除烦；干姜辛热，温中散寒，回阳通脉，温肺化痰。黄连以苦寒降泄为主，干姜以辛开温通为要。二药参合，辛开苦降，一温散、一寒折，除寒积、清郁热，止呕逆、制泛酸，和胃泻痞，开结甚妙。用于治疗寒热错杂、气机不畅所致胃脘疼痛、呕吐吞酸、嘈杂嗳气等症；急、慢性胃炎，胃、十二指肠溃疡，证属寒热互结者；口舌生疮，经久不愈，时发时止，证属寒热错杂者；又治泄泻、痢疾诸症。

（二）补泻兼施

"虚则补之，实则泻之"为治虚证、实证之大法。然而，临床之际，虚实夹杂、虚实格拒之证亦屡见不鲜，治宜补泻兼施，沟通虚实为治。

1. 枳实 – 白术

枳实、白术配伍出自《金匮要略》枳术汤。枳实辛散温通，破气消积，泻痰导滞，消痞止痛；白术甘温补中，补脾化湿，益气生血，和中消滞，固表止汗。枳实辛散性烈，以泻为主；白术甘缓补中，以补为要。二药参合，一补一泻，一守一走，一急一缓，相互制约，相互为用，助其升清降浊之枢机，以达补而不滞、消不伤正、健脾强胃、消食化积、消痞除满之功。用于治疗脾胃虚弱之消化不良，饮食停滞，腹胀痞满，大便不爽等；又治肝脾肿大，内脏弛缓无力，胃下垂，子宫脱垂，脱肛。

2. 生地黄 – 细辛

生地黄、细辛伍用，为施今墨独创。生地黄甘寒清润，有养阴生津、清热凉血、补肾养心之功；细辛气味香窜，升散之力颇强，有发散风寒、通络止痛、温肺化饮之功。生地黄以清补为主，细辛以散邪为要。二药相合，一补一泻，补泻兼施，以细辛之升散，引生地黄之甘寒直达上焦，共奏清热止痛之效，而无燥烈升散之弊。用于治疗风火头痛、偏头痛、牙痛、三叉神经痛等症。

3. 桑叶 – 黑芝麻

桑叶、黑芝麻相伍源自《医方集解》桑麻丸，原治肝阴不足之头晕眼花，久咳不愈，肌肤甲错，麻痹不仁。桑叶轻清升散，疏风清热，平肝明目；黑芝麻质润多脂，色黑降下，善入肝肾，滋肾养肝，润燥乌发，滑肠通便。桑叶以升为主，黑芝麻以降为要。二药参合，一升一降，清上滋下，补益肝肾，滋阴润燥，养血凉血、乌须黑发之力增强。施今墨用此治疗头发、胡须早白，脱发。

（三）散收同用

肺主气，职司呼吸，呼吸开阖以营生机。邪气犯肺，开阖失职，咳喘症现，治宜散收同用。

1. 五味子 – 细辛

五味子、细辛伍用，出自《伤寒论》小青龙汤。五味子酸涩收敛，滋肾敛肺，生津敛汗，涩精止泻；细辛辛散温通，温肺化饮，发散风寒，祛风止痒。二药伍用，以细辛之辛散，制五味子之酸敛；五味子之酸敛，又制细辛之辛散，相互制约、相互促进，止咳平喘甚妙。用于治疗感冒风寒，咳吐白痰，或寒饮咳喘，以及肺肾两虚，久咳虚喘等。关于所用剂量，亦宜随证增减，咳嗽初起，以开、宣为主，多用细辛；久咳之后，以敛肺气为要，多取五味子。

2. 五味子 – 干姜

五味子、干姜伍用，出自《伤寒论》小青龙汤。五味子酸涩收敛，善敛肺气而滋肾水；干姜辛散温通，逐寒邪而发表温经，燥脾湿而止呕消痰。五味子以酸涩收敛为主，干姜以辛散温开为要。二药收散开阖，互制其短而展其长，利肺气、平喘逆、化痰饮、止咳嗽之效甚妙。用于治疗肺寒咳嗽，痰稀而多，状如白沫，或寒痰为患，阻滞气机，咳逆上气等。

（四）升降相因

"清升浊降"是脏腑功能活动及脏腑之间协调关系的具体体现，也是生理常态。《内经》谓："浊气在上，则生䐜胀；清气在下，则生飧泄。"即是升降功能紊乱所引起的病证。治疗上则宜升降之药并用，予以调和之。

1. 大黄 – 荆芥穗

大黄、荆芥穗伍用，出自《黄帝素问宣明论方》倒换散，方由大黄、荆芥穗组成。大黄苦寒，其性重浊，主沉降，力猛而善行，为攻下之要药；荆芥穗味辛芳香，性温不燥，气质轻扬，长于升散，其功用长于发表散邪，祛经络中之风热。大黄以降为主，荆芥穗以升为要。二药伍用，清升浊降，共收清热通便之功。用于治疗腹胀，腹痛，二便不通，肛门肿痛，眼肿疼痛等症。

2. 蚕砂 – 皂角子

晚蚕砂、炒皂角子伍用，出自清代吴瑭《温病条辨》宣清导浊汤，用于治疗湿温久羁，弥漫三焦，神昏窍阻，少腹硬满，大便不下。蚕砂祛风除湿，活血定痛，和胃化浊，升清防腐；皂角子降浊润燥，润肠通便，祛风消肿。蚕砂以升清为主，皂角子以降浊为要。二药伍用，清升浊降，清头目、消胀满、通大便之功益彰。用于治疗头昏、头晕，胃胀、腹痛，证属清浊升降失调者；大便硬结，排便困难，或大便初硬后溏者。施今墨云："二药参合，升清降浊，上能治头晕，中能消胃胀，下能通大便。"

（五）通涩并施

"滞者通之，脱者涩之"为治疗滞塞、滑脱诸病之常法。若虚实夹杂者，治宜通涩并施，以收相辅相成之功。

1. 茯苓 – 益智仁

茯苓甘淡，健脾补中，渗湿利水，宁心安神；益智仁温脾止泻、摄涎唾，补肾固精、缩小便。茯苓以补益渗利为主，益智仁以温涩为要。二药伍用，一利一涩，相互制约，相互为用，脾可健，肾可固，缩小便、止泄泻之功益彰。用于治疗下元虚寒，气化功能失调，以致小便淋漓不畅、小便浑浊等症；以及脾肾虚寒所致泄泻诸症。

2. 益智仁 – 萆薢

益智仁、萆薢伍用，出自《杨氏家藏方》萆薢分清散。益智仁补肾固精、缩小便，温脾止泻、摄涎唾；萆薢气薄，利水湿、泌清浊，祛风湿、利关节。

益智仁以固涩为主，萆薢以分利为要。二药伍用，一涩一利，相互制约，互制其短而展其长，固下元、利小便、祛湿浊之功甚效。用于治疗肾虚小便混浊不清、尿意频频、淋沥不畅等症；又治妇人带下、乳糜尿诸症；以及尿酸性关节炎、中老年人前列腺肥大诸病。

（六）相辅相成

1. 旋覆花－赭石

旋覆花、赭石伍用，源自《伤寒论》旋覆代赭汤。旋覆花消痰平喘，降气止呕，宣肺利水；赭石平肝潜阳，镇逆降气，凉血止血。旋覆花以宣为主，赭石以降为要。二药伍用，一宣一降，宣降合法，共奏镇逆降压、镇静止痛、下气平喘、痰消痞之功。可治痰浊内阻，气机升降失常，以致胃痛、呕吐、嗳气、呃逆、咳嗽、咳血诸症；以及高血压病。旋覆花伍海浮石可清热化痰，伍胆南星可治顽痰久咳，伍半夏则可化痰止咳。此一味旋覆花，用不同药味配伍，可产生多种功效。

2. 浮萍－紫草

该配伍体现了将两个功用不同的药物配伍，异类相使，各取所长，使药效加强。如浮萍体轻气浮，偏走气分，善清气分邪毒，以散风祛邪、透疹利尿见长；紫草专入血分，长于清血分热毒，以清热凉血、解毒化斑为优。二药伍用，一气一血，气血两清，透疹解毒，祛风止痒，其功益彰。

（七）自创对药

施今墨在长期的临床实践中独创了近百对行之有效的对药，为后人临证选药组方提供了借鉴。

1. 苍术－玄参

苍术苦温燥湿，辛香发散，功专健脾燥湿，升阳散郁，祛风明目；玄参咸寒，质润多液，功擅滋阴降火，泻火解毒，软坚散结，清利咽喉。苍术突出一个燥字，玄参侧重一个润字。二药伍用，以玄参之润制苍术之燥，又以苍术之燥制玄参之滋腻。两药参合，一润一燥，相互制约，相互促进，建中宫、止漏浊、降低血糖甚妙。专用此治疗糖尿病，收到较好效果。若伴有胆固醇增高者，用之也可令其降低。苍术为燥湿健脾之品，性燥似不宜用之于消渴病患，但施氏认为苍术治糖尿病是因为其有"敛脾精"的作用，苍术虽燥，但伍玄参之润，可制其短而展其长。

2. 黄芪 – 山药

黄芪甘温，补气升阳，利水消肿，而偏于补脾阳；山药甘平，补脾养肺，养阴生津，益肾固精，而侧重于补脾阴。二药伍用，一阳一阴，阴阳相合，相互促进，相互转化，共收健脾胃、促运化、敛脾精、止漏浊、消除尿糖之功。近人用大剂黄芪治糖尿病而获显效，施氏乃配益脾气、养脾阴之山药治疗糖尿病患者，不但尿糖降低，而且脾虚乏力诸症大为好转。亦可将山药易为生地黄，用量为30g，大便溏者酌减。

3. 丹参 – 三七

丹参活血化瘀，祛瘀生新，消肿止痛，养心安神；三七祛瘀止血，消肿定痛。二药伍用，相互促进，活血化瘀、祛瘀生新、强心通络止痛之力增强。丹参、三七专为冠心病心绞痛而设。冠心病心绞痛之初起，尚无器质性病变者，则重用丹参，少佐三七；病程日久，又有器质性损害者，则主取三七，佐以丹参。临证之际应灵活运用，酌情增减，方可收到事半功倍之效。另外，亦可与炒远志、节菖蒲、瓜蒌、薤白等药伍用，其效更著。

4. 乌梅 – 木瓜

丹溪加减思食丸用乌梅配木瓜，叶桂谓之以养胃汁，盖胃喜柔润，得阴自安。乌梅味酸，清凉生津，益胃止渴；木瓜酸温，和肝脾、生胃津、助消化。二药伍用，其功益彰，疏肝和胃，理脾化湿，养胃阴、生胃津、开胃口、增食欲之力增强。施氏每用于萎缩性胃炎及胃酸缺乏症，其效颇彰。

5. 白蒺藜 – 荆芥穗

白蒺藜质轻色白，可升可降，散风行血，镇静止痒；荆芥穗解表散风、透疹，炒黑则入血分，清散血分之伏热，引邪外出，以收清血散热止痒之效。二者配伍，祛风散邪，治疗各种瘙痒症效果明显。

6. 桑螵蛸－海螵蛸

桑螵蛸得桑木之津液，禀秋金之阴气，善滋肾助阳，功专固精缩尿，且有益肾之力；海螵蛸生于海水中，禀水中之阳气，能收敛止血、止泻，功擅止血、制酸，亦可固精止带。二药合用，一阴一阳，阴阳相合，补肾助阳，收敛止血止带、涩精缩泉的力量增强。故凡下元不固引起的小便频数，小便失禁，男子遗精、早泄，女子崩漏、带下等，均可选用，还可治中老年人前列腺肥大。

施今墨以多年临证所得，创制药对，独具匠心，确有实效。

结　语

施今墨是久负盛名的中医临床大家，被誉为"京城四大名医"之一，同时也是我国著名的中医教育家和社会活动家。其毕生致力于临床实践，锐意创新，其学术思想无中西门户之见，大力提倡中西医结合，熔于一炉，强调医学理论必须联系临床实际。

施今墨临床辨证精确，治病独具风格。其治外感，调度"清、解"；善理胃肠，归纳十法；重视气血，创立十纲；创立新方，抗老强身；精于组方，善用"药对"。其师古不泥古，守法而灵活，博采众长，重视创新。他在继承和发扬中医特色基础上，运用中医学的理论，探讨西医学疾病的证候规律，为今后中西医结合研究病证提供了有益的思路。

附：施今墨医案四则

案 1

夏某，女。胃痛呕吐，所吐黏涎内虽未有血，但大便色黑，内有潜血，胸满嗳气，善饥而不敢食，舌绛而口渴，脉弦细数。

辨证：胃疾日久，脾胃虚弱，阴津不足，脉络瘀阻，血溢于经，故胃痛，便中带血，舌绛而口渴也。

治则：止痛止血，益气养阴。

处方：生地黄10g，熟地黄10g（酒炒透），薤白6g，蒲公英10g，丹参

12g，乳香 10g，没药 10g，炒金银花 12g，薏苡仁 12g，白芍 12g（土炒透），桔梗 5g，旋覆花 6g（赭石 12g 同包），黄连 3g（吴茱萸水炒），桃仁 6g，杏仁 6g，甘草 3g。3 剂。

二诊：药后痛稍减，呕稍止，大便所下均为黑紫色，是乃旧瘀排下之征。处方：生地黄 10g，熟地黄 10g（酒炒透），血余炭 10g（左金丸 6g 同包），桔梗 5g，蒲公英 10g，丹参 12g，炒金银花 12g，旋覆花 6g（赭石 12g 同包），杏仁 6g，薏苡仁 12g，阿胶珠 10g，薤白 6g，白芍 12g（土炒透），生龟甲 12g，乳香 10g，没药 10g，甘草 3g，败酱草 10g，铁石斛 10g，金石斛 10g，血竭 6g。4 剂。

三诊：药后胃痛大减，呕吐已止，症状明显改善，拟用药粉方收功。处方：紫河车 1 具（焙干），生地黄 30g，熟地黄 30g（酒炒松透），阿胶珠 30g，龟甲胶 30g，丹参 30g，乳香 15g，没药 15g，桔梗 15g，白芍 15g（土炒透），黄连 15g（吴茱萸水炒），薤白 15g，北沙参 15g，天花粉 5g，花旗参 15g，绿萼梅 12g，蚕茧炭 15g，珍珠粉 3g，血竭 15g，白术 5g，炒枳实 15g，瓦楞子 30g，芒硝 15g，炙甘草 15g。共研细末，分为 300 小包，每日早、午、晚餐后 5 分钟内各服 1 小包，菜汤、茶水送下均可。

按：消化性溃疡为临床常见病、多发病，是由于胃酸与胃蛋白酶的消化作用导致黏膜损伤而形成的慢性溃疡。发生溃疡的部位多在胃和十二指肠，故又称胃溃疡、十二指肠溃疡。根据其临床表现主症之差异，本病多属于中医"胃脘痛""痞证""呃逆""呕吐"等范畴。其病因病机复杂，或为外感六淫所伤，或为情志不遂、饮食失节、禀赋不足、脏腑失和等致胃肠溃疡病发生。

本案即属久病，胃阴不足，血络瘀阻而致胃痛、呕吐、便血者。施老据证，先拟活络效灵丹、左金丸、芍药甘草汤加调气对药杏仁与薤白、旋覆花与赭石，以及生地黄、熟地黄、蒲公英、金银花、桃仁、薏苡仁、桔梗等，以祛瘀止痛、消肿止血。药后见大便乃黑紫色，认为"旧瘀排下"，于是宗曹仁伯先生之意，"痛后所瘀者，瘀则宜消，虚则宜补，消补兼施，庶几各得其所"。故将上方稍作调整，加入阿胶珠、生龟甲、金石斛、铁石斛、血余炭、血竭等消补兼施，仅服 4 剂即痛减呕止，殊为良效。为巩固疗效，终用散剂，在上述基础上又加枳术丸、沙参、天花粉、西洋参、紫河车、蚕茧炭等气阴两补、扶正化瘀并施之。本案始终以生、熟地黄（酒炒透）为用，以及蚕茧炭之用，别有新意和创举，足资参考。

案 2

杨某，女，23 岁。面上浮肿，四肢亦肿，腰酸微疼，小便少而色深赤，且有沉淀，偶感发热。尿中化验有血球、蛋白、脓球。

辨证：《内经》云"腰为肾之府""肾者主水"。病水肿有日，肾气虚矣。湿蕴化热，热灼血溢，故病见身浮肿，腰疼尿赤也。

治则：益肾填精，清热利尿。

处方：车前草 10g，旱莲草 10g，炒杜仲 10g，续断 10g，鲜白茅根 15g，鲜地黄 15g，生地炭 10g，熟地炭 10g，黄柏炭 6g，血余炭 10g（韭菜子 6g 同包），知母 6g（米炒），山萸萸 12g，阿胶珠 12g，赤芍 6g，白芍 6g（土炒透），丹皮炭 6g，藕节炭 10g，焦远志 10g，龟甲胶 10g，赤茯苓 10g，赤小豆 18g，炙草梢 3g。3 剂。

二诊：热退，小便渐多，腰酸亦减。惟尿中仍含蛋白、脓球，血球稍减。处方：生龙齿 15g，生牡蛎 15g（同包），车前草 10g，旱莲草 10g，血余炭 10g（益元散 15g 同包），鲜白茅根 15g，鲜地黄 15g，炒杜仲 15g，续断 15g，阿胶珠 12g，生地炭 10g，熟地炭 10g，黄芩炭 6g，黄柏炭 6g，知母 6g（米炒），藕节炭 10g，赤芍 6g，白芍 6g（土炒），海浮石 10g，海金沙 10g（同包），生龟甲 12g，生鳖甲 12g，山药 24g（打布包），丹皮炭 6g，炙草梢 3g。5 剂。

三诊：水肿渐消，蛋白质减少，血球亦少，脓球已无。令其多服，以愈为度。处方：生地炭 6g，熟地炭 6g，山药 24g（打布包），车前草 10g，旱莲草 10g，阿胶珠 10g，生黄芪 24g，山萸萸 12g（炒），杜仲 10g（炒），黄柏炭 6g，血余炭 10g（海金沙 10g 同包），藕节炭 10g，白茅根 12g（炒），焦远志 10g，龟甲胶 10g，枸杞子 15g。

按：慢性肾炎为慢性肾小球肾炎之简称，是由多种病因引起原发于肾小球的免疫性疾病，好发于中青年，病程常超过 1 年或长达 10 年，一般有水肿、蛋白尿、血尿和管型尿，后期有贫血、高血压和肾功能衰竭，终至尿毒症，多数预后较差。中医一般归属"水肿"范畴。根据患者体质及病情发展程度之轻重，临床上有的为阳水表现，主要呈现为水湿浸渍，湿困脾土。病久者多属于阴水证，主要呈现为脾阳不振，或脾胃气虚，或肾阳不足，或脾肾两虚，或阴阳两虚等。本案则属肾虚湿阻者，故首先投以杜仲丸、知柏地黄汤、二草丹等方化裁之，即以地黄、山茱萸、阿胶、龟胶、杜仲、续断、旱莲草、知母、白芍补益肾之阴阳，车前草、茯苓、白茅根、赤小豆利尿消肿，黄柏、知母、生地黄、白茅根、牡丹皮、赤芍、藕节、血余炭清热凉血止血。后在此基础上略作调整，尤其山药、黄芪之重用，脾肾并治，健脾气而消除蛋白尿，至今已成为治肾病之常规用药。正所谓"阴精所奉其人寿，阳精所降其人夭"。

案3

满某，男，48岁，病已多年，铁路医院检查空腹时血糖265mg%，尿糖（+++），诊断为糖尿病。刻下症：烦渴引饮，小便频数，多食善饥，日渐消瘦，身倦乏力，头晕心跳，大便微结，夜寐不实，多梦纷纭。舌苔薄白，脉数，重按不满。

辨证：心火不降，乱梦纷纭；热灼肺阴，烦渴多饮；脾胃蕴热，消谷善饥；肝阴不足，头晕目眩；肾阴亏耗，小便频多。综观脉证，气阴两亏，精血不足，三消俱备，五脏皆损，证候复杂。

治则：益气阴，滋肝肾，补心脾。

处方：生黄芪30g，党参10g，麦冬10g，山药18g，五味子10g，玄参12g，乌梅4.5g，绿豆衣12g，天花粉12g，山茱萸12g，桑螵蛸10g，远志10g，何首乌15g，茯苓10g，生地黄12g。7剂。

二诊：服药后烦渴解，尿次减，饮食如常，夜寐转佳，精神舒畅。空腹时血糖已降至155mg%，尿糖（+）。效不更方，前方再服7~10剂。

按：本例为三消俱备、气阴两亏之证，患者日渐消败，病情证候复杂。张介宾云："治消之法，最当先辨虚实，若察其脉证果为实火致耗津液者，但去其火则津液自生，而消渴自止。若由真水不足，则悉属阴虚，无论上、中、下急宜治肾为主，必使阴气渐充，精血渐复，则病必自愈。若但知清火，则阴无以生而日见消败，益以困矣。"本例虽有三消之证，但阴虚乃为根本。《沈氏尊

生》有"阴虚者，肾中真阴虚也"之说，故治以滋肾阴为主、益气为辅，阴复
津回，水升火降，五脏可安。

方以梅花取香汤（《德生堂方》）及麦门冬煎（《三因方》）加减为主，佐以
玄参、何首乌、桑螵蛸、远志、绿豆衣等味，并加用了常用的生黄芪、山药这
个药对。全方组织周密，阴阳兼顾，所用之药均考虑到对肺、脾、肾三经及
上、中、下三焦的作用，以此达到滋肾水、涵肝木、泻心火、除燥热、济精血
之目的。热去津生，燥除渴止，阴平阳秘，水火既济，诸证自解。本例患病已
多年，只服药7剂，症状大减，血糖、尿糖也均下降，效果十分显著。

案 4

田某，男，53岁。数日前，忽然足大趾红肿剧痛，昨又觉手大拇指关节
稍微高肿，亦甚疼痛。饮食佳，大便少。是为痛风。

辨证：饮食失节，多食肥甘厚味导致湿热内蕴，蒸熏肌肤，流注关节，则
病为红肿结节作痛也。

治则：清热利湿，通络止痛。

处方：生地黄6g，熟地黄6g（细辛1.5g同捣），赤芍6g，白芍6g（桂枝
2g同炒），苍术炭6g，知母6g（米炒），盐黄柏6g，酒川芎5g，酒当归6g，
旋覆花5g（新绛5g同包），威灵仙6g，秦艽5g，桃仁6g，杏仁6g，槟榔
10g，汉防己10g，盐地龙10g，桑寄生18g，炙甘草节3g，松节10g，路路通
5g。4剂。

二诊：药后诸症痊愈。因防其日久再发，为拟丸方，俾令常服。处方：生
黄芪60g，党参30g，生地黄、熟地黄各30g，牡丹皮30g，蒺藜30g，制何首
乌30g，当归30g，黄柏15g，酒川芎15g，白芍45g，制苍术15g，槟榔15g，
汉防己30g，功劳叶30g，秦艽15g，知母15g，松节30g，怀牛膝30g，龟甲
胶30g，泽泻30g，红花15g，威灵仙15g，怀山药30g，桂枝15g，桑寄生
30g，炒枳壳15g，忍冬藤30g，炙甘草15g。共研细末，炼蜜为丸如小梧桐子
大。每日早晚各服10g，白开水送服。

按：痛风为嘌呤代谢紊乱所引起之疾病。嘌呤代谢产物尿酸由肾脏排出，
当其产生过多，超过肾脏排泄能力时，尿酸即在血液及组织内聚积，并可沉着

255

于关节、结缔组织及肾脏，引起该部位之炎症变化，亦可结晶析出，形成特征性之痛风结石。痛风以男性居多，男女发病比例为20：1。急性者起病急骤，多在半夜及清晨发作，多为单个关节发炎，约半数为第一跖趾关节，其次为指趾关节，受累关节红、肿、热、痛，伴发热，白细胞高，血沉加快。数天后或数周后症状消减，以后数月或半年再发而成慢性者。慢性者关节肿大、肥厚、畸形及僵硬，约半数患者有痛风结石，多发生于关节周围或外耳壳。痛风后期影响肾脏，引起肾萎缩，并出现肾结石、肾盂肾炎等。

痛风，中医学认为其多数属"热痹"范畴，尤其急性者与热痹相类似，慢性者多类似着痹和痛痹。本案以热论治，取二妙散、旋覆花汤、桃红四物汤、桂枝芍药知母汤化裁，加秦艽、威灵仙、防己、松节、桑寄生、路路通、地龙等祛风除湿、通络止痛之品，共奏清热除湿、通经止痛之效。

【复习思考题】

1. 试述施今墨在中医教育方面的贡献。

2. 如何评价施今墨西病中治的观点？

3. 试述施今墨辨治外感病的经验。

4. 试述施今墨辨治胃肠病的主要内容。

5. 施今墨在养生方面有何成就？

6. 施今墨应用"对药"的经验对你有何启发？

第十五章

孔伯华

【导读】

　　思政目标：学习孔伯华在抗击鼠疫和霍乱疫情中展现出的无畏精神和使命担当。

　　知识目标：掌握孔伯华的"肝热脾湿"说，熟悉"两纲六要"的辨证论治内容，了解孔伯华对运气学说的发挥。

　　能力目标：临床熟练使用中成药。

第一节　生平著作及对中医教育事业的贡献

一、生平

孔伯华（1884—1955），名繁棣，字伯华，别号不龟手庐主人，1884年出生于山东省济南市，原籍山东省曲阜县人。其祖父孔宪高为清朝进士，既精于文学，又擅长岐黄之术。孔伯华自幼耳濡目染，刻苦钻研，14岁立志专攻医学，志在济人。其废寝忘食、如饥似渴地遍读医书，四处求教，不耻下问，时日既久则精悟益深。孔伯华生平治验良多，活人无算。论病则切理精详，源流俱澈；用药则随证化裁，不蹈成方。可见其食古贵乎能化，裁制贵乎因时，所以才可能奏有奇效，使危急患者转危为安，使疑难沉疴霍然痊愈。尝临大证，诊治不落俗套，敢于创新，有自己的独到见解，因而与俗见相殊，不同凡响，效如桴鼓。他在30岁时就已名噪北京，被誉为"京城四大名医"之一，举国知名。就孔伯华毕生之成就与贡献而言，不愧为我国近代杰出的医学家。

二、著作

孔伯华一生诊务繁忙，济人事殷，无暇著述，未能将一生积累的经验进行系统总结，笔之于书，公之于世，献给人民，常引以为憾。古稀之年，他常抱病执笔，夜阑达旦。1917年晋绥地区流行鼠疫，1918年河北流行霍乱，孔伯华与曹巽轩、杨浩如、张菊人、陈伯雅等组成防疫队，赴晋绥、河北进行防治工作。他们深入村庄，逐户访问，一边救治患者，一边宣传，取得了显著成绩。其后，他们应当时防疫会的要求，对防疫工作的经验和疗效进行总结，编著了《传染病八种证治晰疑》一书，共10卷，这是其早年著作。晚年著有《时斋医话》《脏腑发挥》《诊断经验》《中风说》《痢疾说》等，生前均未能付梓，由其弟子整理为《孔伯华医集》出版。

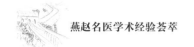

三、对中医教育事业的贡献

孔伯华不仅对患者深切关怀，倍加悯恤，而且注重中医人才的培养，对中医的传承和发展起到了推动作用。1929年，国民党政府第一次中央卫生委员会议通过了余云岫等提出的"废止旧医以扫除医事卫生之障碍案"，企图取缔中医，遭到了全国人民及中医药界强烈反对，全国各地中医团体代表云集上海，130余个团体在上海成立了"全国医药团体联合会"，组织"联合赴京请愿团"。孔伯华作为华北中医界的代表之一，被推选为临时大会主席，率团赴南京请愿。代表团成员据理力争，坚决要求政府取消此项荒谬决议，最终迫使国民党当局收回成命。同时，为了平息民愤，混淆视听，国民党政府还在南京设置"国医馆"。至此，中医赢得了一些合法保障，从而使得中医学免遭更为严重的摧残。

经此之后，孔伯华深感中医界的当务之急是培养人才，壮大队伍。1930年，孔伯华与萧龙友共同创办了北平国医学院，先生任院长，聘请当时知名中医担任各门课程的讲师。北平国医学院共办了15年，先后培养学生700余人，为中医药及其教育事业作出了卓越贡献，同时孔伯华中医世家医术的精髓也得到了传承。中华人民共和国成立后，孔伯华积极参与医药卫生事业的建设，1952年曾专门写信，建议大力培养中医人才。

第二节　孔伯华的学术思想及临床经验

一、重视运气学说，提倡"六气皆从火化"说

孔伯华推崇金代著名医家刘完素，其在《评人论著》中就对刘完素的学术成就予以极高评价："河间通过研究《黄帝内经》，鉴于'世态居民有变'以致时人素质与古不同，并根据其寒能胜热、辛凉解表等临床实践经验，提出'六气皆从火化'之卓论，从而将《素问·至真要大论》病机十九条中之火与热两

病的范围大力地精辟阐发，指出火与热为导致多种证候的原因，总结出有关热性病的治疗原则。"并认为"其用心亦良苦矣，后世尊其为寒凉派之倡导人"。孔伯华受其影响，在"论外感温热病因"中说："夫外感温热病者，必先赖于体内之郁热伏气，而后感之于天地疠气淫邪而成，况乎六淫之风、寒、暑、湿、燥，五气皆可化火，然又皆附于风。"

孔伯华亦推崇刘完素运用五运六气分类疾病，如其云："刘河间颇重视五运六气学说，他甚至认为'不知运气而求医，无失者鲜矣'。然他如此重视五运六气，是因为运气有助于识病之法，所以他说：'夫医者，唯以别阴阳虚实，最为枢要。识病之法，以其病气归于五运六气之化，明可见矣。'他认为疾病虽然变化多端，但其变化机理皆可用五运六气加以概括。因此，他把'病机十九条'中之五脏诸病归纳为五运主病……分别归纳为风、热、湿、火、寒，并增加了一条，'诸涩枯涸，干劲皴揭，皆属于燥'，从而成为六气为病之一类。这样运用五运六气作为疾病分类，系统分明，纲举目张。"

二、注重湿热致病，总结出"肝热脾湿"说

孔伯华对湿热病有独到的认识。他积一生经验提出了"湿热何其多"的观点，认为"数十年来，阅历所见，病人中湿邪兼热致病者，十常八九。此非所谓温病中之湿热证，乃湿热合邪所致之其他疾病也"。总结为不论外感、内伤，多由湿热为患而致，并对湿热致病的病因病机、症状、治则治法进行了详细的论述。

（一）湿热之邪致病的病因病机

《内经》首论湿热之邪致病。《素问·生气通天论》中有"因于湿，首如裹，湿热不攘，大筋软短，小筋弛长，软短为拘，弛长为痿"的论述，《素问·六元正纪大论》中"凡此厥阴司天之政，气化运行后天……四之气，溽暑湿热相薄，争于左之上，民病黄瘅而为胕肿"论述了湿热之邪导致痿痹和黄疸、浮肿等疾病的病因病机。清代薛雪的《湿热条辨》中则详细论述了湿热为病的病因、病机、症状、治法。孔伯华在熟读经典的基础上，结合自己的临床

261

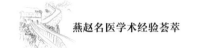

经验，对湿热之邪致病又有自己的发挥。

孔伯华认为湿热为病较多，主要与两个方面有关：一是与当时的运气有关，如其云："盖阴阳循环，皆天地气运使然也……按今之甲子，运行后天，湿土主事，四序反常，阳亢阴虚，湿热彰盛。"二是与当时人的体质有关，如其云："抑或'世态居民有变'，阴常不足，阳常有余，火热交并之体，湿从阳化使然。"

孔伯华对湿热之邪的产生途径进行了详尽的论述："夫湿热有自外入者，有自内生者。地土卑下，阴雨时多，气候潮湿，天气炎热，夏秋季节郁闷熏蒸，最适于湿热合邪，构成致病因素而侵犯人体。如摄生不慎，雨中冒淋，久着湿衣，涉水行泥，雾露之气，久居湿地，酷暑搏聚，则湿热之邪外入矣。湿又寄旺于四季，这说明一年之中湿邪可以常有，为害于人实多。又如恣食生冷，脾气乃伤，贪饮酒醪，嗜好茶茗，以多饮快食为尚，则湿自内生，从阳化热而成湿热。正如清代医家薛生白所云：'太阴内伤，湿饮停聚，客邪再至，内外相引，故有湿热'，此之谓也。"综上，湿热的产生不外两条途径：一为外入，二为内生。

孔伯华对湿热为患提出了"肝热脾湿"的病机。查阅《孔伯华医集》中共记载了587个内科医案，其中涉及的病证达42种。通过对587个医案进行分析，发现在其病机中明确指出"湿热内蕴""肝热脾湿""湿热郁阻"或"痰热"等属湿热为患的共243例；"脾湿""湿困""水气""水饮"等属湿邪为患的共155例，而湿邪久居又易化热；外感温、热、暑时邪或肝火、胃火、心火等属于温热之邪为患的共103例。由此可见，湿热合邪和湿、热单独致病在临床中非常多见，因而孔伯华有"患者中湿邪兼热致病者，十常八九"之说。在湿热之邪致病的病机中，孔伯华又非常重视肝、脾二脏，认为肝热、脾湿是导致湿热为病最常见的病机。

针对"肝热"，孔伯华认为主要由以下原因造成："近今之人，不知持满养精，不知克制心神，一味损耗真阴，阴虚则阳亢；人生主阴之脏为肾，与肾同源之脏是肝，肾肝均寄有相火，其系上属于心，君火一动，相火随之，相火动则肝肾之阴即伤，阴虚则阳亢，凡此势必皆足以造成阳常有余、阴常不足……

夫阳常有余，火也，阴常不足，热也，只不过有其虚与实耳，更加之意淫于外、五志之动皆为火，于是形成热火相加之体而生热火相加之病。"

针对"脾湿"，孔伯华认为不论外感之湿还是内生之湿，都与脾有密切关系，如其云："脾象土而主肉，藏意而恶湿……饮食不节，劳倦，皆伤于脾；木气太过，肝气过亢，克伤于脾；甘虽生之，过反伤脾；忧愁不解，亦足伤脾，脾伤则病遂乘之……土败木贼，湿气留滞，七情内伤，六淫外袭，饮食失节，房劳致虚，脾土之阴受伤，转运之官失序，遂致胃虽纳谷，脾不运化，阳自升而阴自降，乃成天地不交之否，于是清浊相混，隧道塞壅，气留血滞，郁而不行，胀满遂作。湿气内停，至如饮食过饱，脾为之伤，脾伤则气馁，气馁则湿停，湿停则痰生……脾病多为湿困，虽有内外二因，然治法大抵以实脾土为主，燥脾湿亦即寓于其中矣。"

（二）湿热之邪致病的症状

孔伯华对湿热致病的症状进行了全面论述："如外感者，发热头疼，身重而痛，渴而不喜饮，多饮便欲呕，胸脘痞闷，杳不知饥，小便减少，色呈黄赤，苔色黄腻或白腻，脉象弦数或濡数。不必悉具，则湿热之征了如指掌。内伤者，无论何病，每皆兼有，脘闷胸痞腹胀，渴不引饮，难思食，四肢倦怠不举，头昏目蒙耳聋，小便量少黄赤，大便溏薄或秘燥，肝脾二经见症尤多，脉息微而缓或者弦而数。略加掇举，则湿热之象毕具。治病之法，总视目前之现证现脉，所见皆湿热，此即不能不令人引起注意之。至于纯由湿热引致之湿热发黄，湿热下痢，湿热痿躄，湿热遗精，湿热眩晕，湿热带下等，则更无论矣。"

（三）湿热之邪致病的治则治法

孔伯华对湿热致病的治疗有其独到之处，他认为："古今之人，素质不同，故古方今病不相能也，疗病必须自为家法，古方照脱，十不效一，职是故耳。丹溪曰：'古方新病，安有能相值，泥是且杀人'，旨哉斯言。"因此，孔伯华治疗湿热病必审病求因，辨证论治，其谓："湿之与热，一为阴邪，一为阳邪，二者相合，形成湿热而胶滞，黏腻淹留，稽滞不去。蕴热缠绵，因而造成病情繁复，历程延长，蕴热稽留，变化多端……治依两邪而立法，'热者清之，湿者化之'，倘只顾治湿，则湿去津伤，内热愈炽；若只顾治热，养阴则更助湿浊，黏着而不去。既须两相并举，又分孰重孰轻，随证变通，不可一执。"可见"热者清之，湿者化之"是孔伯华治疗湿热为患的基本大法。他在临证时又多有发挥："湿邪在表可芳香宣透，以开逐之，使湿从表出。湿在里，湿重于热可化气渗湿，佐以清热；热重于湿则清热为主，佐以化湿；湿热并重者，则清热化湿同时兼顾。唯不可养阴生津，恐甘寒有伤脾胃又助湿邪也。不可妄汗，恐阴阳俱伤，黏着之湿邪不去，反致气血两虚也。不可妄下，恐攻下更伤脾阳，误致中气下陷而洞泻，或致损伤阴络而便血也。"

三、热衷丹溪思想，发扬"阳常有余、阴常不足"论

孔伯华对朱丹溪"阳常有余、阴常不足"之说，深为折服。他认为朱丹溪的"阳常有余，阴常不足"论，是以"人受天地之气以生，天之阳气为气，地之阴气为血"等论点，与人身阴阳男女之常相联系，与人身脏器阴阳心肾之常相联系而创立，非常切合实际。孔伯华在此基础上又有所发挥，他认为"必须先有阳常有余、阴常不足之人，然后方能发生阳常有余、阴常不足之病"。

孔伯华认为，以人体的阴阳消长自然生机而论，如果能顺时自保，"春夏养阳，秋冬养阴"，使真阴、真阳充实无伤，则阴阳平衡，气血协调，卫固荣守，脏腑安和，阴气固守于内以养精，阳气致密于外以养神，内外皆养，精神以安，虽大风苛毒弗之能害也，何患阳常有余、阴常不足之有哉。而如果不能顺时自保，"以酒为浆，以妄为常，饮食不节，起居失常，逆于生乐，醉以入房，欲竭其精，耗散其真，不知持满，不知御神，违逆时序，自戕其根，如斯则天地四时不相保，与道相失，五脏内伤，故而人多阳常有余、阴常不足之人，病多阳常有余、阴常不足之病"。

对于"阳常有余、阴常不足之病"产生的机理，孔伯华认为多责之于肝肾相火妄动。他说："近今之人，不知持满养精，不知克制心神，一味损耗真阴，阴虚则阳亢；人生主阴之脏为肾，与肾同源之脏是肝，肾肝均寄有相火，其系

上属于心，君火一动，相火随之，相火动则肝肾之阴即伤，阴虚则阳亢，凡此势必皆足以造成阳常有余、阴常不足，此自然之理也。"

对于"阳常有余、阴常不足之病"的具体表现，孔伯华认为："夫阳常有余，火也，阴常不足，热也，只不过有其虚与实耳，更加之意淫于外、五志之动皆为火，于是形成热火相加之体而生热火相加之病。丹溪有鉴及此，主张保存阴液，投治类皆灵验，足证恰中病情。"

综上可见，孔伯华非常重视肝肾之阴，认为阴虚阳亢、相火妄动是导致诸多疾病的根源。其在疾病的病因中非常重视肝的因素，尤其是"肝热""肝阳亢"；而在治疗中则多用"柔肝""滋肾柔肝""滋养柔肝""滋水制阳邪""抑肝"等治法，因为肝体阴而用阳，而且肝肾同源，所以要滋肾柔肝抑阳；用药多选石决明、生牡蛎、生鳖甲、生海蛤、生珍珠母、生知母、生黄柏等以育阴潜阳、滋肾柔肝。

四、注重人体之本，提出"肾为本中之本"的观点

孔伯华在疾病的治疗中重视人体之本，认为人身之本有二，一为先天之本肾，二为后天之本脾，先天之本以生之，后天之本以养之，故肾为生气之源，脾为运化之主。先天之本，禀受系之；后天之本，肌体形之。肾又为五脏之本，由此可知，肾为本中之本也。

对于人体本中之本的肾，孔伯华又提出肾中阴阳、水火、精气的问题及其在人体中的重要性，认为"肾中有阴有阳，阴阳即是水火，肾阴曰真阴，真阴即真精；肾阳曰真阳，真阳即真气。二者完实，则阴平阳秘，精神乃治；二者损伤，则阴阳离决，精神乃绝。故肾不可伤，伤则失守而阴虚，阴虚则无气，无气则死矣"。

对于先天之本的治疗法则，孔伯华认为"治先天之本，则有水火之分。水不足者，养阴滋液，壮水之主以制阳光；火有余者，清凉退热，益火之源以消阴翳"。其治先天虽然有水火之分，但却强调"水不足"和"火有余"，正如其所说："阳常有余，火也，阴常不足，热也，只不过有其虚与实耳。"故治疗强调滋阴降火，用药善用知母、黄柏。

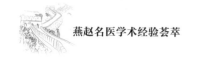

五、重视脏腑辨证，提出辨证论治的"两纲六要"

（一）脏腑辨证

孔伯华非常重视脏腑辨证，根据多年临床经验，撰写"论脏腑及脏腑病"一文，详细论述五脏六腑及三焦、命门的主病，提出临床病证虽有多种多样，均可用脏腑赅之。他从脏腑的功能入手，引用《黄帝内经》《千金方》《诸病源候论》《金匮要略》等的有关论述，探讨各脏腑主病的舌、脉、症状等，详细分析每一病证的病因病机，并提出治法治则。尤其是在前人论述的基础上，结合自己多年的临床经验，提出了"三焦病辨""命门病辨"，丰富了脏腑辨证的内容。

（二）辨证论治的"两纲六要"

孔伯华通过多年的临床经验，提出了辨证论治的"两纲六要"，认为其更适合临床。"辨证论治，全凭纲要，纲者两纲，曰阴、曰阳；要者六要，曰表、里、虚、实、寒、热。徐灵胎言之甚详，亦即张景岳之所谓'两纲六变'者也。人之疾病，千变万化，但总不外乎阴阳。故医者临证，必须先审阴阳，因证脉与药皆有阴阳，阴阳既明，治自无差。"

孔伯华还详细论述了证、脉、药的阴阳。具体如下：

1. 证之阴阳

在表为阳，在里为阴；热者为阳，寒者为阴；在上为阳，在下为阴；属气为阳，属血为阴；动者为阳，静者为阴；多言为阳，少言为阴；喜明为阳，欲暗为阴；阳微者不能呼，阴微者不能吸；阳者不能俯，阴者不能仰。

2. 脉之阴阳

浮、大、动、滑、数皆为阳，沉、涩、微、缓、迟皆为阴。

3. 药之阴阳

升散者为阳，敛降者为阴；辛热者为阳，苦寒者为阴；行气分者为阳，入血分者为阴；性动而走者为阳，性静而守者为阴。

孔伯华认为阴阳是高于其他六纲的，反对将阴、阳、表、里、虚、实、寒、热八者平等齐观。他说："此岂非将无所不包之阴阳贬为局限乎！若谓八纲虽然平列，而阴阳自是万物之纲纪，变化之父母，依然不失其为总纲。然则既是如此，而又偏将两纲六要平列成为八，岂非不伦不类乎！故余认为，凡说八纲者，乃人云亦云，习焉不察也。""必须从阴阳两纲之下而划分六要，则辨证之法斯备。惟两纲相联，六要互系，两纲六要之间均密切关联，两纲包容六要，六要上属两纲，明乎此则足应万变。故统言八纲，为吾所不取。"

六、用药偏主寒凉，善用成药鲜药

（一）药多寒凉

对《孔伯华医集》中记载的内科医案的用药规律进行统计分析，其用药次数前20味药如下：知母284次、黄柏195次、赭石166次、旋覆花164次、莲子心139次、竹茹135次、龙胆草132次、荷叶120次、生石决明101次、栀子98次、川牛膝109次、滑石94次、桑寄生94次、鲜芦根92次、地骨皮88次、生石膏82次、薄荷80次、藕78次、橘核74次、紫雪丹69次。上述用药中寒凉药占据组方用药的大部分，可见孔伯华用药偏于寒凉。

此外，孔伯华还喜用滋补肾阴以降火的药物，其提出先有"阳常有余、阴常不足之人"，后有"阳常有余、阴常不足之病"说，认为"阳常有余，火也，阴常不足，热也，只不过有其虚与实耳""肾为本中之本……故肾不可伤，伤则失守而阴虚，阴虚则无气，无气则死矣……治先天之本，则有水火之分。水不足者，养阴滋液，壮水之主以制阳光；火有余者，清凉退热，益火之源以消阴翳"。由此看出，他认为肾中水火为病，一是水不足，二是火有余，因此治则多为滋阴降火或清凉退热。

综上所述，孔伯华在治疗中或用苦寒直折其火，或用滋阴以降火，而其善用黄柏、知母、牛膝、桑寄生之类，则有丹溪大补阴丸之意。

1. 善用石膏

《神农本草经》云："石膏，味辛，微寒。主中风寒热，心下逆气惊喘，口干舌焦，不能息，腹中坚痛，除邪鬼，产乳，金疮。"孔伯华在"石膏药性辨"中说："石膏是清凉退热、解肌透表之专药，一般皆谓其味辛凉，实则石膏之味是咸而兼涩；一般皆认为其性大寒，实则石膏之性是凉而微寒。凡内伤外感，病确属热，投无不宜……尝详考其性，亲尝其味。《神农本草经》谓其性微寒，且宜于产乳，主治口干舌焦不能息，是真识石膏者；《金匮要略》《伤寒论》用石膏凡十一方，乃从而广之，是真识石膏者。"

孔伯华详细分析了张仲景用石膏之方，以示人临证之法。其云："按张仲景之用石膏，是从烦躁、渴、喘、呕吐四处着眼以为法。"并详列了小青龙汤、大青龙汤、白虎加人参汤、竹皮大丸之用石膏，是据有烦躁而应用石膏之法，"盖阴气偏少，阳气暴胜，其暴胜之阳或聚于胃，或犯于心，烦躁乃生。石膏能化暴胜之阳，能解在胃之聚，故烦躁得治"。白虎汤、白虎加人参汤是据有渴证而应用石膏之法，"盖温热之邪化火伤津，津液不能上潮则口渴。石膏能泻火润燥，故渴得治"。越婢加半夏汤、小青龙汤加石膏、麻杏石甘汤、木防己汤用石膏，是据有喘证而应用石膏者，此喘"皆为热在于中，气则被迫于上，用石膏化其在中之热，气自得下而喘自治矣"。竹叶石膏汤、竹皮大丸是据呕吐而应用石膏之法，此呕吐"是因热致虚，因虚气逆所致，用石膏热解气自平，呕逆亦遂自止也。遵仲景法，投无不效"。

孔伯华总结自己用石膏的经验，提出了对石膏一药的认识："其体重能泻胃火，其气轻能解肌表、生津液、除烦渴、退热疗狂，宣散外感温邪之实热，使从毛孔透出；其性之凉并不寒于其他凉药，但其解热之效，远较其他凉药而过之。治伤寒之头痛如裂、壮热如火尤为特效，并能缓脾益气，邪热去，脾得缓而元气回；催通乳汁，阳燥润、乳道滋而涌泉出；又能用于外科，治疗疮之溃烂化腐生肌；用于口腔而治口糜烂；胃热肺热之发斑发疹更属要药。其他卓效难以尽述，惟气血虚证在所当禁。"

2. 善用知母和黄柏

在对孔伯华的用药频次进行分析后，发现其最常用的药是知母和黄柏。在此基础上，对《孔伯华医集》中记载的内科病案（共587个医案，有完整处方661个）进行了全部的统计，结果如下：知母的用药频次为477次，占

72.1%；黄柏的用药频次为 307 次，占 46.4%。知母和黄柏的用药频次均远远高于石膏的 206 次，可以认为孔伯华更擅长使用知母和黄柏。而老百姓将其称为"石膏孔"，有其善用石膏的缘故，但可能更多是寓意其善用寒凉药。

另外统计了知母、黄柏在其他科疾病中的应用情况。《孔伯华医集》中共记载儿科病证 20 个，医案 206 个，完整处方 235 个，共使用知母 177 次，使用频率约为 75.2%；使用黄柏 67 次，使用频率在 28.7%。《孔伯华医集》中共记载妇科病证 20 个，医案 138 个，完整处方 151 个，共使用知母 85 次，使用频率约为 56.2%；使用黄柏 75 次，使用频率为 49.9%。《孔伯华医集》中共记载外科病证 15 个，医案 58 个，完整处方 66 个，共使用知母 47 次，使用频率约为 71.2%；使用黄柏 35 次，使用频率为 52%。

通过以上分析，可以看出知母、黄柏在内、外、妇、儿各科都有较高的使用频率，可以说这两味药是孔伯华最喜欢使用的两味药。

3. 善用旋覆花和赭石

孔伯华虽未对旋覆花和赭石进行专门的论述，但从其在医案中的使用频率可以看出他非常喜欢使用这两味药。《神农本草经》曰："旋覆花，味咸，温。主结气、胁下满、惊悸，除水，去五脏间寒热，补中下气。"旋覆花苦、辛、咸而性微温，咸能软坚，温能宣通，有下气消痰、化饮除痞、止噫止呕、泻肺通肠等功效。对于痰壅气逆、痰结胸痞、喘咳痰多、唾如胶漆、胸脘水饮、胁痛胀满、呕吐噫气等，皆宜使用。

孔伯华临证注重湿热为患，痰、饮等均与湿邪有关，而湿邪久羁又易阻塞气机。旋覆花能化痰降气，恰合湿邪为患所致的病证；其性偏温，对湿热为患不太适宜，但配伍了苦寒的赭石，则亦无妨。赭石苦、寒，体重，寒能泻热，重可镇降，入肝、心血分，能平肝清火、重镇降逆、凉血止血，故可以治疗肝阳上亢引起的眩晕耳鸣，气逆不降引起的噫气、呃逆、呕吐、反胃、痰喘、气急，血分有热引起的吐衄、下血、崩漏、带下等症。

由上可知，旋覆花与赭石配伍使用，能相得益彰，尤其适宜湿热为患所致的病证，故孔伯华临证时多使用之。

（二）组方药味多，善用中成药

孔伯华在组方时药味偏多，并且非常善用中成药。他最常用的中成药基本上是两类：一是清热药，二是补肾药，具体如下。

1. 清热类

清热开窍用紫雪散、安宫牛黄丸、局方至宝丹、十香返魂丹、苏合香丸；清热解毒用六神丸、梅花点舌丹、犀黄丸、醒消丸；清热利湿用益元散、六一散；清热化痰用礞石滚痰丸、竹沥化痰丸；清大肠湿热用脏连丸、槐角丸；清头目、止眩晕用清眩丸；清肝热用黛蛤粉、左金丸；小儿解毒镇惊用牛黄抱龙丸、五福化毒丹、太极丸等。

2. 补肾类

补肾阴用六味地黄丸；补肾阳用龟鹿二仙胶、金匮肾气丸、虎潜丸、健步虎潜丸、再造丸；纳气归肾平喘用黑锡丹；温补脾肾用附子理中丸、更衣丸等。

这些中成药的并用起到与汤药发挥协同作用或补充汤药所不及的一面，共同发挥疗效。有时也将丸药包煎，与汤药一起煎煮，或用胶囊装裹，临用时以汤药送服。

另外值得一提的是，在这些常用中成药中，孔伯华最多使用的是紫雪散。周荣曾对孔伯华弟子姚五达治疗外感热病的经验作过介绍，姚五达尽得孔伯华真传，对于热性病的治疗尤为擅长，亦擅长使用紫雪散。通过对姚五达经验的分析，可以对孔伯华使用紫雪散的经验有所了解。姚五达认为，外感热病主要是因为感受时疫邪毒，突发高热，发病急，病程短，变化快，有的热势缠绵持续不解。患者体内蕴热较盛是其主要原因，内有蕴热则易受外感风邪侵袭，内热与外风相合，悉能化火，人体感应而生成外感热病。并认为热为火之用，火为热之体，热者火之气也。故在治疗外感热病时，提倡"治风先熄火，火熄风自灭"的观点。风为标而火为本，清火以治本，祛风以治其标，火熄而表热自然解除。所谓熄火就是用清热解毒之品去平熄"壮火"，以免壮火食气。祛邪以扶正，减少正气的耗散，即是保护阴津、阴气。用紫雪散正是为了清内蕴之里热，即清火以治本。因而，在外感热病高热持续不退时，必加用紫雪散，每日1支，分2次冲服；而且认为紫雪散须与汤药同时服，才能收到良好的退热效果。

（三）善用鲜药

鲜药有干药所不能发挥的作用。《孔伯华医集》中记载的鲜药有20余种，如鲜芦根、鲜白茅根、鲜竹茹、鲜荷叶（梗）、鲜藕、鲜枇杷叶、鲜姜、鲜节菖蒲、鲜香橼、鲜佛手、鲜何首乌、鲜地黄、鲜石斛、鲜冬瓜皮、鲜西瓜皮、鲜荸荠、鲜梨皮、鲜藿香、鲜佩兰、鲜薄荷等。孔伯华之所以喜用鲜药，既是多年临床经验的总结，也体现了食疗与医疗的巧妙结合，如鲜藕、荸荠、梨等之应用便是典型例证。

结　语

孔伯华生平治验良多，活人无算。论病则切理精详，源流俱澈；用药则随证化裁，不蹈成方。他30岁时就已名噪北京，被誉为"京城四大名医"之一。其重视《内经》运气学说，提倡"六气皆从火化"；注重湿热致病，总结出"肝热脾湿"说。孔伯华对朱丹溪"阳常有余、阴常不足"之论，深为折服，其非常重视肝肾之阴，认为阴虚阳亢、相火妄动是导致诸多疾病的根源，治疗多滋肾柔肝抑阳。孔伯华在疾病的治疗中，重视人体之本，提出"肾为本中之本"的观点。其临床用药偏寒凉，善用石膏、知母、黄柏、旋覆花和赭石等药。在组方时药味偏多，并且非常善用中成药。孔伯华诊治不落俗套，敢于创新，有自己的独到见解，效如桴鼓，不愧为我国近代杰出的医学家。

附：孔伯华医案四则

案1

赵某，男，年逾六旬。素患肝阳偏盛而多痰，头晕目眩，手大指、次指麻木。今晚在进餐之时，猝然昏仆于地，不省人事，痰涎壅盛，醒后即见口目㖞斜，音暗不语，善哭笑，左半身不遂，舌苔垢，舌心黑，大便秘结，小溲短少，脉象弦大而浮数。此为风湿中络，邪闭心包所致，亟宜豁痰开窍，息风通络。处方：麻黄 0.3g，生石膏 24g（同麻黄先煎去沫），郁金 12g，桑枝 30g，苏子霜 4.5g，天竺黄 15g，辛夷 6g，竹茹 18g，桃仁 3g，杏仁 3g，莲子心 6g，龙胆草 9g，全瓜蒌 30g，鲜芦根 30g，鲜茅根 30g，金银花 18g，羚羊角粉 0.6g（分冲），犀角粉 0.6g（分冲），竹沥水 30g（分冲），鲜石斛 30g（先煎），鲜荷叶 1 个（带梗尺许），安宫牛黄丸 1 粒、苏合香丸 1 粒（每次各半粒），鲜九节菖蒲根 30g（洗净兑凉开水捣汁，兑入）。

二诊：进前方药后，症状略减，闭者渐开，肌腠略和，痰出颇多，喝斜减轻，欲言而舌謇语涩，吐字不清，善烦躁而哭。内风夹痰上犯清窍，肝阳未戢所致，舌脉同前。《内经》曰："风淫于内，治以甘寒。"仍服原方药加石决明 30g（生研先煎）、黛蛤粉 30g（布包同煎），1 剂。

三诊：进服攻风祛痰之剂，邪势顿开，络脉渐和，舌歪言謇均转，左肢虽能稍动，但仍不遂，饮水易呛，痰涎仍盛，烦躁渐平息，悲泣已渐少，舌苔仍黑垢，较前稍润，小溲短赤，大便 7 日未更衣矣。再依前方稍事变通，佐润下之品，以存阴液。处方：麻黄 0.6g，生石膏 30g（同麻黄先煎去沫），天竺黄 30g，桃仁 9g，杏仁 9g，连翘 9g，苏子霜 4.5g，胆南星 3g，白蒺藜 9g，桑寄生 30g，鲜石斛 30g（先煎），石决明 45g（生研先煎），威灵仙 12g，龙胆草 9g，全瓜蒌 30g，火麻仁 9g，川牛膝 9g，旋覆花 12g（布包），滑石 12g，鲜九节菖蒲根 9g，赭石 12g，独活 1.5g，清宁片 9g（开水泡兑），局方至宝丹 1 粒（分化），苏合香丸 1 粒（分化）。

四诊：口目已正，舌强渐转，遂能语，唇音较正，舌音尚迟，大便下黄褐色球状燥矢，小溲较前通利，臂能举，腿渐能伸屈，精神颇佳，舌上黑苔已少。第包络热邪阻窍之象已退，而络脉犹未和也，脉浮数，左寸关较盛。亟宜柔润通络之品。处方：麻黄 0.6g，生石膏 24g（同麻黄先煎去沫），郁金 9g，旋覆花 9g（布包），赭石 9g，海风藤 12g，石决明 30g（生研先煎），威灵仙 12g，知母 9g，黄柏 9g，穿山甲 9g（现已禁用），天仙藤 12g，秦艽 6g，川牛膝 9g，桑寄生 30g，地龙 12g，独活 1.5g，清半夏 9g，全瓜蒌 30g，火麻仁 9g，陈皮 6g，车前子 9g（布包），木通 3g，灯心草 3g，局方至宝丹 1 粒（分化），苏合香丸 1 粒（分化），2 剂。

五诊：连进前方药，症已大转，左肢已渐恢复，腿部仍不良，二便已畅，纳物较佳，舌黑垢苔退变滑薄，语言仍较缓涩。肝阳渐平，脾家尚困，前进滑凉，然柔润之功尚须偏重，免致劫烁津液，此外切忌劳倦、食伤等。处方：鲜石斛 45g，生龙齿 15g，威灵仙 15g，络石藤 12g，鲜地黄 15g，穿山甲 9g（现已禁用），地龙 9g，海风藤 12g，珍珠母 45g，桑寄生 30g，桃仁 6g，牛膝 12g，旋覆花 9g（布包），赭石 9g，郁金 9g（生白矾水浸），生黄芪皮 15g，橘红 4.5g，火麻仁 6g，玉竹 9g，秦艽 3g，牛黄清心丸 1 粒（分化），3 剂。

六诊：进服前方药，诸症均好转，喎僻、语言皆正，湿痰得宣化之后，目下卧蚕已收，惟臂不能高举，行路无力，神疲欲寐，脉较平匀而缓。邪势已去，元气未复，再予清滋益气、通经达络之品。处方：生牡蛎 18g，北沙参 9g，桂枝 1.5g，绿豆衣 15g，珍珠母 30g，穿山甲 9g（现已禁用），合欢皮 12g，生黄芪 9g，生海蛤 30g，桑寄生 30g，火麻仁 15g，秦艽 1.5g，肉苁蓉 15g，地龙 9g，川牛膝 18g，玳瑁 3g，大活络丹 1 粒（分化），虎潜丸 3g（分化），4 剂

按：孔伯华治中风效果卓著。他常嘱余辈："中风发病颇急，盖早有前因，至于口眼喎斜、舌謇不语、半身不遂、神昏或呆痴、或喜哭、或喜笑、或吐字不清、或发热、或多痰涎，种种症状之不同，轻重深浅之各异，皆乃其果。前贤论之甚为精详，尤以朱震亨火气痰郁之说立论更当。闭者宜开，此病宜开者最多，宜于固气以回阳救逆而欲脱者甚鲜，此数十年临证之验耳，不可不察。"是以孔氏对此病之治疗经验及特点可概括为前期多用芳香开窍、清心通脑之法；中期多用柔肝潜阳、疏通经络之法；痉愈恢复期始适度用滋阴助气、活血补血之法。对于初起时之前期者，开窍药用鲜菖蒲根捣汁冲服，苏合香丸、安宫牛黄丸、局方至宝丹及辛夷、麻黄佐生石膏之少量妙用，皆于前人之基础上更有创新，收效更佳。常曰："此病不可贻误，用药不当，后患无穷。"又曾见孔氏曾以独参汤治脱，以生脉散加附子至 30g 治脱，皆奏奇功。此不仅精于辨证论治，还精于用药用量，唯惜无该证之存案也。

案 2

姜某，女，7 月 20 日初诊。心与小肠相表里，热邪所遏，表里不通，水湿泛滥，遂致四肢浮肿，小溲下则肿遂消，小溲闭结则肿剧；畏寒口干，肢倦乏力，纳物亦差，时或夜寐不安，屡治屡未根除，脉取弦滑而数。治以清渗利湿，以消息之。处方：防己 12g，旋覆花 9g（布包），赭石 9g，知母 9g，滑石 12g，瞿麦 9g，莲子心 9g，细辛 3g，黄柏 9g，桑寄生 24g，萹蓄 9g，茯苓皮 12g，草薢 12g，炒葶苈子 9g，橘核 12g，炒秫米 9g，鲜冬瓜皮 30g，肾精子 8 粒（装胶囊后下）。

二诊：7 月 23 日。药后小溲较畅，湿水蓄久，脾困不化，胃纳较差，夜不安寐，取脉弦大。再为变通前方。处方：瞿麦 9g，萹蓄 9g，牛膝 12g，草薢 12g，防己 12g，焦谷芽 15g，厚朴 6g，细辛 2.1g，葶苈子 9g，桑寄生 24g，茯苓皮 12g，莲子心 9g，焦稻芽 9g，旋覆花 12g（布包），赭石 18g，知母 6g，滑石 12g，炒秫米 9g，木瓜 9g，黄柏 6g，鲜冬瓜皮 60g。

按：孔伯华认为，三阴结谓之水，脾之为病也。"诸湿肿满，皆属于脾"，脾不制水，肾关不利，水停于内者名水饮，水溢于外者名水肿。治水之患或以急药缓投法，或开，或利，或逐瘀，或散结，或扶正，唯以通因通之。

案 3

顾某，男，9 月 29 日初诊。脾肾两虚，肺阴亦损，虚喘多年，每遇晚秋发之，稀涎颇盛，面部及四肢皆有浮肿，二便不自禁，呼吸气急，痰声辘辘而不得安卧，脉细而滑，左尺较数。宜镇摄肾气并建中治之。处方：五味子 6g，北沙参 4.5g，百合 15g，紫菀 12g，蜜炙款冬花 15g，天花粉 9g，合欢皮 15g，何首乌 12g，杜仲炭 15g（盐水炒），山药 9g，茯苓 12g，石斛 12g（先煎），生牡蛎 18g（布包，先煎），沉香 1.2g（研细冲服），黄柏 9g，煨石莲肉 9g，黑锡丹 2.4g（化服），3 剂。

按：孔伯华认为，五脏六腑皆令人咳，非独为肺。咳为之一症，喘又为之一症也，临证咳喘兼见者有之。咳必经于肺，咳作必有声，声出又有清浊之不同。喘亦声发，然与咳声迥异，声出以鼻之呼，以口之喝而知喘。一呼心肺皆应，一吸肝肾同俦，呼吸之间脾动焉。喘之为病更非独在肺一脏。是故同一咳喘症，而外感内伤、虚实寒热理应细分以治之。如秋燥咳之初，桑菊饮去桔梗为宜，老人幼婴更当轻清之剂。夹痰者咳必重浊，其标在于肺者，青黛、海蛤以使痰得外吐，须少佐石斛。其本在于胃者，又须竹茹、半夏。至若咳声高亢无痰，或痰出不过星点，而又当别之舌苔有无，是薄，是厚，属滑腻，属干糙，脉之滑数与细数，右寸是浮或是沉。声高亢无痰，舌无苔，脉多见数而兼细，右寸为沉，是欲见血证也，喻氏清燥救肺汤可用。反之者，则须清络饮加杏仁、薏苡仁、滑石、天竺黄、海浮石、羚羊角粉，急防肺痈为害。喘之气粗，呼呼出自于鼻孔，当治其热，当察其痰，此虽在冬月，麻黄亦不可轻用，直须生石膏、黄芩、龙胆草佐薄荷，以通透其内壅之热。痰实者，用瓜蒌、葶苈子、竹沥、胆南星、礞石滚痰丸之类。其所谓喝喘者，除经言"因于暑，汗烦则喘喝"一则外，此须辨肾不纳气。汗出如油，目睁圆圆，语言难张，绝非白虎之剂所能施。求诸于苓、桂、参、附之辈与二甲之属，从其异同，按肝肾乙癸同源之论治。咳喘久病将愈之际，往往气馁不足，难抵外邪相侵，微受之则小咳，小有劳即欲喘，投之以紫菀、款冬花，佐群药为治颇验。愈后调摄于用膳之时可辅以百合粥，而于罂粟子、五味子、洋金花用则宜慎之又慎。孔氏常言："二阳之病发心脾，有不得隐曲者，其传为风消，往往不传于息贲以不死，独一咳一喘之候常因医治不当而传为息贲至死者，能不憾叹乎！"

案 4

谷某，女，12 月 12 日初诊。高年，脾湿下注，带下极多，少腹作痛，湿气相郁结，脉滑实而数，左关较盛。拟清滋渗化，兼祛湿邪。处方：茯苓皮 12g，橘核 15g，萆薢 12g，泽泻 3g，炒秫米 12g，山楂核 9g，土炒乌药 9g，猪苓 9g，生牡蛎 15g，荔枝核 15g，莲子 9g，陈皮 6g，黄柏 9g，焦白术 6g，茵陈 6g，制香附 9g，藕节 5 个。

二诊：12 月 24 日。脾湿下注，带下极多，腹内先痛，状如崩中。连进前方药，症尚未转，湿热太久，右尺脉大而数，再为变通前方。处方：茯苓皮 12g，萆薢 12g，土炒乌药 9g，芡实 9g（盐水炒），炒秫米 12g，生白术 9g，橘核 15g，菟丝子 6g，生海蛤 30g（布包），黄柏 9g，盐炒陈皮 6g，木香 3g，益元散 12g，大腹皮 3g，知母 9g，藕节 5 枚，白果 3 枚（带皮），黄土汤煎。

按：高年带下如崩，脾肾两虚，湿邪相乘，以生海蛤、菟丝子、盐炒芡实以固肾滋摄；白果以收敛止带；生白术益脾祛湿；余药理脾利湿，顺气以分利之。以黄土汤煎者，盖黄土功专入脾，脾统血，带脉统于脾，土爱稼穑，具生化升举之性，用其汤以煎诸药，共奏补肾健脾、渗湿固带之功。

【复习思考题】

1. 孔伯华对"运气学说"有何创见？

2. 试述孔伯华的"肝热脾湿"说。

3. 试述孔伯华对"阳常有余、阴常不足"论的发挥。

4. 试述孔伯华"两纲六要"的辨证论治内容。

5. 孔伯华临床用药有何特色？

第十六章

汪逢春

【导读】

思政目标：学习汪逢春投身中医教育事业的热情和奉献精神。

知识目标：掌握汪逢春治疗湿热的经验，熟悉其调理脾胃的特点。

能力目标：熟练掌握左金丸的临床运用。

第一节　生平著作及对中医教育事业的贡献

一、生平

汪逢春（1884—1949），原名朝甲，字凤椿，江苏苏州人。其出身吴门望族，受业于吴中名医艾步蟾，博览群籍，虚怀深求。1906年入京，进入政府法部，任审判厅检察官兼医官，并随商部主事力钧学医，学验相资，益洞一方。1910年辞去法部职务，悬壶京都逾30年。应诊时患者盈门，疗效口碑载道，名声家喻户晓，妇孺皆知其名。其临证"诊疾论病循规前哲而应乎气候方土体质，诚所谓法于古而不泥于古者也。每有奇变百出之病，他医束手者，夫子则临之自若，手挥目送，条理井然，处方治之，辄获神效"。其施济之广，声誉之隆，实当年所仅见也，故与施今墨、孔伯华、萧龙友齐名，被誉为"京城四大名医"之一。

二、著作

汪逢春一生忙于诊务，无暇著述，生前仅有《中医病理学》（1942年，北京医学讲习所铅印本）、《今冬风温之我见》（北京医药月刊，1939年2月）、《猩红热与痧疹之分辨》（北京医药月刊，1939年4月）、《为本市小儿专家谨陈刍言》（北京医药月刊，1939年5月）等著作、文章问世。

其弟子谢子衡等辑录的《泊庐医案》（1941年，华北国医学院铅印本）流传于世，最能反映汪逢春的学术思想和医疗经验。该书收录汪逢春门诊验案141例，内容分内、妇、儿三科，其中绝大多数医案都在二诊以上，亦有多至十七八诊的。每诊皆详细记述了病证、舌脉变化、方药及服药后之反应，充分反映其诊治的全过程。"此次医案之刊行，意在存真，非为立言著说。盖吾师于诸杂病，经验宏富，方案多有奇效，余等不欲承技怀私，故将夫子所诊原案誊录刊印，未敢稍加更动，公诸社会，以供研讨，尚希同道贤达，不吝珠玉，赐以教言为祷。"

2002 年，中国中医药出版社出版发行了《中国百年百名中医临床家丛书——汪逢春》，书中除记载了《泊庐医案》中的一些医案外，还收录了《丸散膏方底簿》的部分内容。《丸散膏方底簿》是汪逢春临床拟定丸、散、膏方的底稿，但其绝大部分底稿已被焚毁。本书记载的仅是 1948 年的部分底稿，也是汪逢春晚年医术达到最高境地的最真实的记录。《丸散膏方底簿》共有处方 83 首，其中丸方 74 首、散方 3 首、汤方 1 首、膏方 5 首。其药味大都很多，一般都在 30 多味，多者达 50 多味，用以治疗各种临床内、妇、儿各科杂病及慢性病。

三、对中医教育事业的贡献

汪逢春毕生奉献于中医教育事业的发展，提倡在职教育，尤注重人才的培养，致力推动中医院校的建立。1930 年 6 月与萧龙友、孔伯华共同创办"北平国医学院"。1935 ～ 1942 年，汪氏先后 11 次受聘为北平（北京）市中医考试、考询委员。

1938 年 7 月汪逢春在北京成立"国医职业分会"，并当选为会长。任职以来，凡足以振兴学术，救济人群，维护同道者，无不尽力以赴；一切设施，系由先生出资办理，从不以会款拮据而稍涉简陋。尝谓："吾以医得之，而由医用出之，亦一快事也。"其急公好义也如此。

1939 年 1 月筹备创办《北京医药月刊》，汪逢春任主编，亲自执笔，为该刊撰写文章。这是民国时期北京地区创刊发行的一份地方中医药杂志，主要特点是内容丰富，信息量大；突出北京中医特色；研究与普及相结合。《北京医药月刊》刊载了有较高学术水平的文章；开辟了弘扬中医理论的主要园地；传播了大量医药信息和医药法令。现在的《北京中医》就是在该杂志的基础上发展起来的。

汪逢春"深感维护同道职业，达成仁术目的，当以增进同道执业技能，改善医疗学术为第一要义，乃于 1928 年 10 月创设北京市医学讲习会，召集在会同道，开始讲习"。1939 年 10 月，"北京医学讲习会"正式成立，讲习会的名誉会长是侯毓汶，会长是汪逢春，副会长是仇即吾，教务主任是赵树屏。"除由卫生局协助之下，代聘通晓西医之讲师，授以解剖、传染病等学科外，并聘精于中医之讲师，兼授病理、诊断等之高深学术，以期旧学新知兼资并顾而得完善之造诣。"讲习会开展讲座形式的教学，属于成人继续教育性质。据关幼波所讲："当时北京市卫生局规定，参加政府卫生局考试的中医，虽然获得了合格证书，但仍不能正式开业，必须到讲习会学习一年，考试合格后才能正式挂牌。"

北京医学讲习会招收了大量学生，普及面较广，在北京地区产生了一定的影响。其学员中不乏近代名医，如郭士魁、赵绍琴、赵锡武、魏龙骧、王为兰、房芝萱、秦厚生等，对中医药学的发展起了非常大的积极作用。

第二节　汪逢春的学术思想及临床经验

一、善治湿热，主张"轻可去实"

汪逢春临床审证细腻、辨证精详、立法严谨，尤其强调辨证论治。治外感始终坚持肺主皮毛、风寒首先犯肺的原则，着力于治疗时由皮毛宣达使外邪早出，免内传为患，尤擅长治湿热病。他不仅对吴瑭、薛雪的方剂十分熟悉，而且从不拘泥于古方，在选药组方上独树一格。他审证精详，辨证细腻，立法严谨，常以不到 10 味药的小方取其效验，主张"轻可去实"。其治疗湿热病采用了清热和化湿并重的方法，仔细斟酌湿、热之孰轻孰重，同时结合了宣透、疏郁、淡渗、缓泄等方法加以治疗，而其中尤善以辛香宣透、芳香清解之法来治疗湿热病，最忌"见热即清"，并常适时合理地使用清、化、宣、利、泻等多种治法，使湿热之邪能随之而除。汪逢春治疗湿热病的临床经验相当丰富，其治疗湿热病的特点如下。

（一）脉舌色症，互参诊断

汪逢春认为脉、舌、色、症是客观存在的，在临证中有据可循，从而可借

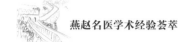

此判断病邪性质、部位、病势进退。

湿热病是湿、热之邪相合致病的一类外感性疾患，如暑湿病、湿温病（相当于西医肠伤寒、斑疹伤寒等）。先生强调依据脉、舌、色、症辨识湿、热之邪的轻重和所在部位。凡湿盛之症，脉必濡软。若表湿重，则脉浮软、浮濡；里湿重则沉软、沉濡。湿重必有舌淡胖，苔白滑腻润，面色可见淡黄或淡白，体质薄弱见证更为明显。湿重之症可见周身酸软，疲乏无力，头晕沉重。至于热盛，脉必有数象。如脉不仅见浮濡，而且中取、按取有弦滑，甚至数或细弦滑数并见，则说明属于外有湿遏、内里蕴热的情况，以浮、中、按、沉法切脉，了解人体不同层次的病邪性质。舌白滑润腻，固然属湿盛，而卫分或气分有热，则兼舌上浮黄。望舌质更为明显，舌质可表明热邪的轻重。舌质红、苔白滑润腻浮黄，为湿热并存，裹结不解。从部位言，病在上焦，脉现于寸部为主；病在中焦，以关部为主；病在下焦，以尺部为主。望舌也分舌尖部、中部和根部，用来分辨上、中、下焦病变。如舌苔根部黄厚，多为湿热积滞在下焦。这样，结合脉、舌、色、症进行辨别，才能认清湿热的性质、轻重和病位的不同。

（二）辨治湿热，分别三焦

汪逢春认为湿热之邪侵犯人体易于弥漫三焦，病变部位比较广泛，但在疾病的不同发展阶段，其病变中心仍有所不同。在治疗上也需要针对其病变中心部位，选用相应的药物，以祛除湿热邪气。汪逢春治疗湿热病常分辨三焦，条理井然。

1. 病在上焦，轻宣芳化

湿热病初期阶段，病在上焦，以湿邪为重，故用芳香化湿方法。常用药如藿香、佩兰、苏梗等芳香之品，淡豆豉、炒栀子等宣阳之类，大豆卷、秦艽等轻扬化湿之属，而不用辛温、寒凉的药物。正如吴瑭所说："治上焦如羽，非轻不举。"

2. 病在中焦，苦温燥湿

湿热病初起，多热象不重，咽不红。在疾病发展过程中，湿郁化热，病入中焦，则咽部转红，苔白质红，脉沉濡滑数。此时用药就要改变，不能过用辛温香窜之品，而当用苦温燥湿法，以祛除湿邪，调整脾胃功能，使之恢复升降平衡。正如吴瑭所说："治中焦如衡，非平不安。"代表药如黄芩、黄连、半夏、陈皮；若湿邪较重，则选用些香燥药物，如草豆蔻、苍术等；同时因湿热困阻中焦，气机不利，脾胃往往呆滞，升降失司，故在祛除湿热邪气的同时，诸如佛手、陈皮、枳壳、枳实、薏苡仁、焦三仙、神曲等理气行滞、醒胃消导之品也必不可少。

3. 病在下焦，淡渗利湿

汪逢春遵照"治湿不利小便非其治也"之旨，治湿邪在下焦，善用淡渗利湿法，代表药如赤茯苓、泽泻、通草等。

尽管三焦用药各有侧重，但在通常情况下，汪逢春制方还是上、中、下三焦互相配合，出入灵活，这正是其用药之妙处所在。

（三）祛湿之要，宣畅气机

湿热病乃湿与热合，胶结难分。湿为阴邪，其性重浊黏腻，热为阳邪，其性燥烈发扬，二邪相合，无形之热以有形之湿为依附，湿郁则热郁，热蒸则湿愈动，遂弥漫于内外表里，充斥于三焦上下。《难经·三十一难》指出："三焦者，水谷之道路，气之所终始也。"《素问·灵兰秘典论》云："三焦者，决渎之官，水道出焉。"皆说明三焦是水液运行的道路，主持人体水液的代谢。而《灵枢·营卫生会》亦云："上焦如雾，中焦如沤，下焦如渎。"说明三焦又同时主司人体的气化功能。倘湿热阻滞三焦，势必影响气机之运行，以致三焦不畅，气机不通，气化不行，水液代谢受到障碍，则诸病遂生。

上焦心肺所属，本为清旷之区，若为湿热浊邪盘踞，肺失清肃，精微不布，清阳不升，在上清窍不利，发为耳聋、目眛或鼻塞，甚则心神被蒙，昏不知人；中焦脾胃倘为湿热浊邪所困，升降之枢机受制，气机升降失司，则呕恶、吐利、痞闷或胀满疼痛，诸症生焉；下焦为湿热阻滞，则气化不行，清浊不分，二便失常，为肿、为胀、为满、为痛，或小便涩滞、大便泄泻，或二便闭塞，水湿浊毒不得排泄，蓄积成毒，湿浊上逆，为关格呕逆，甚则神昏如蒙矣。凡此种种，皆为湿浊蕴热之危害。综其病机，主要为湿邪阻滞，气机不利，三焦失畅。湿郁则热生，热蒸则湿动，湿不去则热难清。故治湿热病必先祛其湿，祛湿之法必先调畅气机，调气之法必先宣肺矣！此诚如柳宝诒所云："治湿热两感之病，必先通利气机，俾气水两畅，则湿从水化，庶几湿热无所凝结。"然肺为华盖，其位最高，主一身之气，为水之上源，有通调水道之功。肺气得宣，则下通水道，旁彻皮毛，三焦畅通，腠理开阖，一身之气布，全身之湿亦化。正如石芾南《医原》指出："治法总以轻开肺气为主。肺主气，气化则湿自化，即有兼邪，亦与之俱化……湿热治肺，千古定论也。"因此，祛湿之法虽众，一言以蔽之，宣肺而已矣。

在《泊庐医案》湿温病篇中，汪逢春善以厚朴、杏仁、白蒺藜等药宣畅气机。厚朴味苦、辛，性温，入脾、胃、肺、大肠经，善行气、消痰、化湿；杏仁味苦、辛，性温，入肺、大肠经，善宣利肺气；白蒺藜味苦、辛，性温，入肝、肺经，其功用如《本草便读》所言："白蒺藜，善行善破，专入肺、肝，宣肺之滞，疏肝之瘀"，《名医别录》中云其能主"咳逆，伤肺……下气。"《罗氏会约医镜》又云其有"泻肺气"之功。上三味药皆入肺经，其味均苦、辛，而辛能宣，苦可降，遂使肺的宣发肃降功能正常，气机得以调畅，湿邪也随之而除。由此可知，汪逢春临床治疗湿热病总以"宣畅气机"为首务。

（四）湿热用药，讲求轻灵

汪逢春深受清代名医吴瑭与薛雪二人治疗湿热病的用药启迪。吴瑭《温病条辨》记载有化湿法，用淡豆豉、荆芥、青蒿、桔梗、杏仁、郁金、连翘、金银花，治身热面赤、肢微冷、舌苔满布、口反不渴，在芳香清解之中重用宣透。薛雪《湿热病篇》亦指出："湿热证，恶寒发热，身重关节疼痛，湿在肌肉，不为汗解，宜滑石、大豆黄卷、茯苓皮、苍术皮、藿香叶、鲜荷叶、白通草、桔梗等味。"又说："湿热证，初起发热，汗出胸痞，口渴舌白，湿伏中焦，宜藿梗、蔻仁、杏仁、枳壳、桔梗、郁金、苍术、厚朴、草果、半夏、干菖蒲、佩兰叶、六一散等味。"《医林绳墨》言："如湿胜者，当清其湿；热胜者，当清其热。湿胜其热，不可以热治，使湿愈重；热胜其湿，不可以湿治，使热愈大也。"

汪逢春选方大多以藿朴夏苓汤、甘露消毒丹之属进退，其善用大豆黄卷、青蒿、藿香、佩兰、荷叶、薄荷、桔梗等轻清宣透、芳香化浊，厚朴、半夏、苍术、白豆蔻、石菖蒲等甘辛苦温芳化，栀子、黄芩、牡丹皮、连翘、金银花、茵陈等清热，木通、滑石、竹叶、通草、灯心草、泽泻、赤茯苓皮、猪苓、薏苡仁等淡渗清利，酒大黄、槟榔缓泻；尤其善用杏仁宣肺降气，疏通气机。如此清、化、宣、利、泻并施，使湿清热解，诸恙得除。即使对于湿热重症，亦主张轻出轻入，高热患者也不宜苦寒之品过重，而选用芳香宣化之品，如大豆黄卷、栀子、藿香、佩兰、金银花、连翘等。他不主张用生石膏，如邪在卫分，恶寒未罢，而早用石膏，可有"冰伏凉遏"之弊。至于"三宝"，汪逢春则认为可酌病情恰当选用，而且可以早用，认为"三宝"有芳香醒脑开窍之功，对于一些重症出现时昏时昧者，用之可使苏醒较快。

"存得一分津液，便有一分生机"，说明津液的存亡与湿热病的预后关系极大。因此，对其后期养阴亦很重视，常选用鲜石斛、鲜芦根、连翘、知母、牡丹皮、生地黄等。

另外，汪逢春临床亦善用鲜药治疗湿热病。刘完素云："采其鲜者，其力足耳。"盖鲜品有干品无法比拟的优点，一些轻宣疏解药物，鲜品芳香之气较浓，化浊之力较强，且鲜品植物精汁蕴含丰富，对后期需养阴者，效果尤佳。其常用的有鲜藿香、鲜佩兰、鲜石菖蒲、鲜枇杷叶、鲜荷叶、鲜芦根、鲜竹叶、鲜茅根、鲜西瓜翠衣、鲜橘皮等。

（五）湿热十法，赅尽三焦

汪逢春弟子赵绍琴将其治疗湿热病的经验总结为十法，介绍如下。

1. 芳香宣化法（上焦）

暑湿之邪迫于外，湿热秽浊蕴于中。症见头晕身热，周身酸沉乏力，漾漾泛恶，胸中气塞，脘闷咳嗽，小溲黄赤，舌苔白腻而滑，脉濡滑。湿热初起之证，宜芳香宣化法。

鲜佩兰 10g（后下），鲜藿香 10g（后下），鲜石菖蒲 8g，大豆卷 10g，前

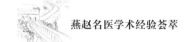

胡 6g，郁金 6g，白蒺藜 10g，姜竹茹 10g，厚朴 6g，黄连 3g，通草 3g。

2. 芳香疏解法（上焦）

暑湿外受，表气不畅。症见形寒头晕，周身酸楚，身热，肌肤干涩，恶心呕吐，腹中不舒，中脘满闷，舌苔白腻，脉象濡滑。宜芳香疏解，以退热止呕。

鲜佩兰 12g（后下），鲜藿香 10g（后下），香薷 5g（后下），大豆卷 10g，厚朴 6g，陈皮 3g，半夏 10g，桔梗 6g，枳壳 6g，白豆蔻 5g，鲜煨姜 3g，杏仁泥 6g，太乙玉枢丹 1g（研细分冲，先服）。

3. 芳香化浊法（上、中焦）

暑热湿滞，互阻中焦。症见身热泛恶，呕吐痰水，心烦急躁，两目有神，口干不欲饮水，胸闷，腹中阵痛，大便欲解未得，舌苔白腻，脉濡滑而按之弦数。宜芳香化浊法，降逆止呕清热。

鲜佩兰 10g（后下），鲜藿香 6g（后下），厚朴 6g，半夏曲 12g，黄连 3g，大腹皮 10g，佛手 10g，煨姜 3g，保和丸 12g（布包），焦麦芽 10g，赤茯苓 12g；沉香末 1g，白豆蔻末 1g，二味同研装胶囊，分 2 次随药送下。

4. 轻扬宣解法（上、中焦）

暑湿蕴热，互阻肺胃。症见身热头晕，咳嗽痰多，胸脘痞满，舌红苔白腻，脉弦滑略数。热在肺胃，法宜宣解；湿浊中阻，又当轻扬。

淡豆豉 12g，炒栀子 6g，前胡 6g，浙贝母 12g，杏仁泥 10g，枇杷叶 12g（布包），保和丸 15g（布包），鲜芦根 30g。

5. 宣肃疏化法（上、中焦）

暑湿热郁，蕴阻肺胃。症见咳嗽痰多，胸中满闷，大便不通，小溲赤黄，舌苔黄垢而厚，脉濡滑，按之略数。宜宣肃上焦，疏化畅中。

前胡 6g，浙贝母 12g，杏仁 10g，淡豆豉 12g（布包），栀子 6g，炙枇杷叶 12g（布包），黄芩 10g，保和丸 15g，枳壳 6g，焦麦芽 10g。

6. 轻宣清化法（上、中焦）

暑热偏多，湿邪略少。症见身热咳嗽，汗出口干，意欲凉饮，胸脘少闷，舌红苔黄，脉滑数略濡。宜清解暑热，轻宣化湿。

薄荷细枝 2g（后下），鲜佩兰 10g（后下），连翘 12g，炙枇杷叶 12g（布包），白蒺藜 10g，前胡 6g，杏仁 10g，川贝母 5g（研冲），鲜荷叶 1 角，益元散 12g，鲜西瓜翠衣 30g，竹叶 6g，黄芩 10g。

7. 辛开苦降法（中焦）

湿热病，热郁中州，湿阻不化。症见头晕目胀，胸闷，周身酸楚，漾漾泛恶，大便不畅，小溲赤少，苔白滑腻，脉濡滑而按之有神。宜辛香开郁以利三焦，苦以降热兼燥其湿，少佐淡渗分消。

白蒺藜 10g，鲜佩兰 12g（后下），白芷 3g（后下），半夏 10g，杏仁 10g，黄芩 10g，黄连 3g（研冲），炒薏苡仁 12g，白豆蔻 12g，赤茯苓 12g，滑石 12g。

8. 宣化通腑法（中、下焦）

暑挟湿滞，互阻不化。症见恶心呕吐，腹胀矢气，大便不通，小便艰涩，舌苔白腻，根部垢厚，脉来濡滑，关尺滑而有力。宜宣化降逆，展气通腑，一方两法，兼顾胃肠。

鲜佩兰 10g（后下），鲜藿香 10g（后下），淡豆豉 10g，栀子 6g，陈皮 6g，佛手 10g，槟榔 10g，杏仁 10g，前胡 6g，通草 3g，煨姜 2g；酒大黄 0.5g，太乙玉枢丹 1g，两味同研装胶囊，分 2 次用佛手 10g、煨姜 3g 煎汤送下，先服。

9. 泄化余邪，轻通胃肠法（中、下焦）

湿温后期，身热已退，症状大轻，余热未除，湿热积滞退而未净。症见大便不通，腑气不畅，腹中不舒，苔腻根黄厚，脉濡滑，沉取弦滑数。宜泄化余邪而轻通胃肠。

白蒺藜 10g，牡丹皮 10g，青蒿 4g，枳实 8g，鲜枇杷叶 12g，保和丸 15g（布包），全瓜蒌 30g，知母 6g，炒薏苡仁 12g，山楂炭 12g，杏仁 10g，茵陈 12g，白豆蔻末 0.6g；生、熟大黄末各 1g，二味同研细末装胶囊，分 2 次汤药送下。

10. 泄化余邪，甘润和中法（中、下焦）

湿温初愈，邪退不净，中阳未复，阴分亦虚，运化欠佳。症见胃纳不馨，

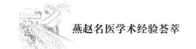

周身乏力，舌胖而淡，脉多濡滑缓弱。宜用泄化余邪、甘润和中法，以善其后。病势向愈，饮食寒暖，切当留意。

石斛 12g，牡丹皮 6g，青蒿 5g，杏仁 10g，神曲 12g，鸡内金 10g，冬瓜子 20g，茯苓皮 15g，生、熟谷麦芽各 12g，香砂枳术丸 15g（布包）。

湿温病治疗有如"抽茧剥蕉"之难，汪逢春累积多年临床经验，临证之时得心应手，其治疗湿温病之经验可师可法。

二、慢病调治，重视"后天之本"

汪逢春在临床治疗慢性病时，非常重视调理中焦脾胃功能。他认为脾胃乃气血化生之源，五脏之精气皆赖脾胃运化、转输，皆需脾胃化生后天水谷精微的补充，若脾胃化源乏竭则灾害至矣。《内经》所云的"有胃则生，无胃则死""浆粥入胃，泄注止，则虚者活"就是强调脾胃的重要性。尤其是一些时令病或胃肠病，多因劳倦过度，饱饥无时，贪凉饮冷，恣食肥甘，过嗜辛辣，食饮不洁等引起。病势来之虽急，若治疗得当，邪去也速。如若迁延，累及五脏六腑，祸不旋踵。因此，汪逢春在临床上无论治疗外感病还是内伤杂病，其用药皆中病即止，从不过剂，以免损伤脾胃。毕竟脾胃一伤，百病交作矣！其治则也始终遵循《内经》"有胃气则生，无胃气则死"的百病大纲。综览《泊庐医案》与《丸散膏方底簿》中的遣方用药，皆体现了汪逢春对后天脾胃的重视。具体内容陈述如下。

（一）注重脾胃，燮理阴阳

叶桂云："脾为阳土，胃为阴土，脾恶湿，宜升宜燥，胃恶燥，宜降宜润。"脾胃的升与降，润与燥，在生理上相互作用，在病机上亦相互影响。此外，脾胃为人体气机升降之枢纽，脾主升，把水谷精微之气上输于心肺，流布周身，灌溉四旁；胃主降，能受纳水谷，并使糟粕从下而出。其一升一降，使人体气机生生不息。而升脾与降胃，又相辅相成，相得益彰，不可偏废。因此，临证调理脾胃，贵在升降润燥之平秘，勿使其偏。

在临证中，汪逢春善用经方、古方的化裁，对脾胃阴阳的平衡进行调理。

对于脾气下陷，甚至清阳不升者，则喜用补中益气汤进行化裁运用，常用黄芪、党参、白术、甘草等甘温药，配合升麻、煨葛根、荷叶等升提药，以益气升阳。对胃虚气逆者，则选用丁香柿蒂汤或《伤寒论》旋覆代赭汤进行加减运用。对脾气虚者，则依据患者症状，灵活择用四君子汤、六君子汤或香砂六君子汤进行加减应用，其中又以香砂六君子汤运用最频繁。此外，对有脾阴虚或胃阴虚表现者，则常适时加入莲子、鲜石斛、鲜芦根、玉竹、沙参或生地黄等甘寒生津药，此正如吴瑭所言的"欲复胃阴，莫如甘寒"。《内经》云："脾主为胃行其津液者也。"胃阴之源乃脾阳之转输而成。因此，汪逢春在临床中使用养阴滋润药的同时，也不时加入健脾和中药，如茯苓、白术等，以期脾胃阴阳能趋于平衡。

（二）论治诸疴，不离脾胃

在《泊庐医案》与《丸散膏方底簿》之深研中，我们获悉汪逢春在临证诊治各种疾患或痼疾时，每每对脾胃进行调理。汪逢春认为脾胃乃气血化生之源，五脏之精气皆赖脾胃运化、转输，皆需脾胃所化生的后天水谷精微的补充，若脾胃化源乏竭则灾害至矣。《医林绳墨》谓："脾胃一虚，则脏腑无所禀受，百脉无所交通，气血无所荣养，而为诸病。"由此，更进一步说明了脾胃与气血、脏腑及百病有着密不可分的关系。因此，倘若在临床治疗诸病时能兼顾脾胃，或以脾胃为先导，必可收事半功倍之效。此诚如《内经》所云"治病必求于本"，也阐明了"善治病者，惟在于脾胃"的重要性。如咳嗽，多因外邪袭肺所致，看似与脾胃无关，然而却早有"脾为生痰之源，肺为贮痰之器"之说，脾胃为气机升降之枢纽。脾失健运，脾气不升，痰饮内停，壅滞于肺，肺失宣肃，则为咳嗽。《医宗必读》言："治痰不理脾胃，非其治也。"故在解表宣肺之际，也应同时注意对脾胃之调理。

（三）善用谷类品、曲类药

自古药食同源，正如《寿亲养老书》所谓："水谷之物为饮食者不管千百品……人若知其性，调而用之，则倍胜于药也……善治药者不如善治食。"是药三分毒，而谷物均专主脾胃，且无任何毒性，用之则能养脾胃、益五脏、壮筋骨。故汪逢春在临床上，对起病之初或后期调养的病患，往往喜用谷类之品来固护其脾胃，常用药有生熟稻芽、焦麦芽、生熟陈谷芽、炒陈麦谷芽、鸡内金、生熟麦谷芽、焦三仙、山楂炭、莱菔子等。这与中医强调食疗不谋而合，诚如《备急千金要方·食治篇》所言："若能用食平疴释情遣疾者，可谓良工。"

对于杂病恢复期患者的善后调理，汪逢春常用曲类药来治疗，其用意在于醒脾胃、养脾胃、健脾胃，使气血足、化源充，进而改善体质。常用药有沉香曲、半夏曲、范志曲、霞天曲等。

（四）重视饮食禁忌

汪逢春临床上格外注意"饮食禁忌"问题，在其医案里，每每发现他再三嘱咐患者，须忌口于生冷、咸味、辛辣、刺激、油重、荤腥之品。这是因为此类饮食易损伤脾胃功能，使之运化无权，脏腑气血衰弱，进而变生诸多疾病。正如朱震亨在《格致余论·饮食箴》中所言："五味之过，疾病蜂起。"今兹医者，往往对"忌口"问题忽视不顾，遂使治疗始终无法达到预期的效果，甚至徒劳无功、白忙一场。这也提醒了医者，在指导患者服药过程中，应培养他们具备如《灵枢·师传》所言的"食饮者，热无灼灼，寒无沧沧"的食忌观念，俾能与药物取得相得益彰的效果。因此，"饮食禁忌"问题在临床上占有举足轻重的地位，应引起足够的重视。

三、古方新制，巧用名方左金丸

左金丸首见于元代朱震亨的《丹溪心法》，由黄连六两、吴茱萸一两或半两组成，比例约为6∶1。炮制方法：两药研末，水丸或蒸饼丸，白汤下五十丸。朱震亨云："气从左边起者，乃肝火也。肝为风木之脏，受制于肺金，不致过亢，以能正常生化，肝得肺制，故名左金。"朱震亨用左金丸治肝火，黄连味苦性寒，以泻肝经横逆之火；吴茱萸味辛性热，可温中降逆止呕，用治肝火犯胃之证。

汪逢春用左金丸时灵活变化，表现在剂量、剂型、炮制三个方面，在不同病证中的化裁皆得所宜，对暑湿泄泻、呃逆、便血、崩带、妊娠恶阻、虫积等多种疾病均有治疗作用。《泊庐医案》中用到左金丸原方的案例有 12 例，分别见于胃病、关格、胎前、产后四种疾病中，皆有效。汪逢春在运用左金丸时，根据病情的需要及时调整剂量、剂型和炮制方法，以扩大其应用范围。

（一）变更剂量，扩展应用

《泊庐医案》中有 21 个案例用到左金丸的剂量化裁应用，与左金丸原方的药物剂量配伍不同。汪逢春在左金丸原方的制方思想基础上，以左金丸固护中焦思想为指导，改变吴茱萸、黄连配伍的剂量。剂量变化中用到两药最多次数的剂量是"淡吴萸钱五、川连七分同炒"，共 15 例。此处吴茱萸与黄连两药的比例约为 2∶1，吴茱萸多于黄连的用量，其功效与左金丸的苦寒泻肝和胃并不完全相同。临床寒热错杂之证并不少见，但其寒热之比重多有变化，所用药物剂量也应随之增减。左金丸用于寒热错杂之热象较明显者，而此处多取吴茱萸，少用黄连，用于中焦不和、寒热错杂之寒甚者，功效偏于和中温胃，少佐以疏肝。

妇科胎前案例中有 1 例用到左金丸及其化裁，黄连的用量为 0.3 ～ 2.1g，值得一提的是吴茱萸的用量最高的是 3g，这与其他案例中的用量很不相同。《药性论》云："吴茱萸，味苦辛，大热，有毒。"胎前妇女体质娇弱，虑其有伤害胎儿之弊，故汪氏此处减少其用量。现代药理研究表明，吴茱萸提取物对大鼠的子宫呈现明显的收缩作用，其兴奋子宫成分为去氢吴茱萸碱、吴茱萸次碱和芸香胺。汪氏巧用吴茱萸的思想与现代药理研究结果不谋而合。

（二）创新炮制，增效减毒

《泊庐医案》中左金丸的炮制方法变化灵活。其一，吴茱萸、黄连多同炒。同炒既可存性，又有助于两种药物药力的相互结合，更快祛除疾病。其二，所用的黄连多为炒品，一是去其辛燥，二是防其苦寒碍胃。或用姜黄连缓和黄连的苦寒之性，增强止呕的作用。其三，吴茱萸为"淡吴萸"，其炮制为

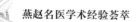

甘草水炒吴茱萸，闷润文火加热炒干，炮制后也可缓和燥性，并降低毒性，这也是汪氏敢对孕妇用吴茱萸的原因之一。

（三）调整剂型，缓急相宜

李杲曰："汤者，荡也，去大病用之。散者，散也，去急病用之。丸者，缓也，舒缓而治之也。"汪逢春在运用左金丸时，根据病情的需要随时调整剂型。

对病情较为严重者，用汤剂迅速荡除其邪气。在汤剂中化裁左金丸的药物剂量、炮制方法更加灵活，根据患者情况加减药物剂量，对疾病治疗把握更加准确。

对于急病用散剂。如在关格篇中，患者有将成噎膈之势，以淡吴萸、黄连、竹茹、柿蒂等药辛温和胃，汪氏嘱患者将药研细末，匀两次送下，以散剂急除患者重症。

再者有将药物研细末，装小胶囊服下。患者中有不胜中药气味者，虑其饮苦涩之剂难以入口，以小胶囊装后可缓此弊端。

须提及的是，左金丸的丸剂多与其他剂型的药物同时使用。如汤剂中用到左金丸则用药汤送服，散剂中用到则一同研细末服用，装小胶囊时把丸剂亦研成末后一同装入。

汪逢春先生胆大心细，智圆行方，对病证准确把握，果敢用药，是现在医者学习的典范。汪氏用左金丸时灵活变化，表现在剂量、剂型、炮制方法三个方面，在不同病证中的化裁皆得所宜，扩大了左金丸的应用范围，对当代临床有借鉴意义。

结　语

汪逢春临证善治湿热，主张"轻可去实"，提出治湿热十法，以赅尽三焦。治疗慢性病时非常重视调理中焦脾胃功能，善用谷类品和曲类药。汪逢春对古方进行灵活化裁，扩大其治疗范围，如用左金丸时灵活变化，表现在剂量、剂型、炮制三个方面，在不同病证中的化裁皆得所宜，对暑湿泄泻、呃逆、便血、崩带、妊娠恶阻、虫积等多种疾病均有治疗作用。汪逢春勤于思考，注重实践，对各种疾病的治疗颇多心得。他不仅在理论上独树一帜，而且留得大量治病验案，诚为后人临证之楷模。

附：汪逢春医案四则

案 1

吴某，女，30 岁。8 月 4 日初诊。身热月余不退，头痛，有时形寒，汗泄不解，舌苔黄厚，口渴思饮，胸膺痞闷，斑疹与白㾦并见，两脉细弦而滑，大便旬日未通，腹部按之作痛。病属湿温重证，气郁失宣，阳明不通，姑以辛香宣化，佐以通府之味。处方：鲜佩兰 4.5g，鲜藿香 4.5g，淡豆豉 12g（焦栀子 4.5g 同炒），连翘 9g，忍冬藤 15g，制厚朴 4.5g（黄连 3g 同炒），苦杏仁 9g，保和丸 15g（布包），益元散 12g（鲜荷叶 1 角包），全瓜蒌 15g（枳实 6g 同打），鲜芦根 30g，枳壳 3g（桔梗 3g 同炒），大腹皮 9g，通草 4.5g。另：白豆蔻 0.9g，太乙玉枢丹 0.6g，酒大黄 0.6g，食盐 0.3g，四味同研，以胶囊均装，分 2 次药汁送下。

二诊：前方服 1 剂，头痛止而昏晕不已，形寒解而身热未退，斑疹与白㾦透见甚多，大便未通。仍用前法出入，原方去苦杏仁，加香薷 1.5g；另服沉香 0.6g、酒大黄 0.9g、食盐 0.3g 同研，以胶囊均装，分 2 次药汁送下。

三诊：大便 10 余日始通，干结甚多，斑疹渐还，身热渐退，小溲深黄，两脉细弦滑数，胸稍渐舒。湿温渐化，拟再以轻清解热，兼通阳明。处方：大豆卷 9g（焦栀子 4.5g 同炒），青蒿 4.5g（牡丹皮 4.5g 同炒），连翘 9g，忍冬藤 15g，厚朴 4.5g（黄连 3g 同炒），焦苍术 9g，鲜芦根 30g，全瓜蒌 30g（枳壳 3g 同打），越鞠保和丸 15g（布包），益元散 12g（鲜茶叶 1 角包），焦薏苡仁 9g，白豆蔻 4.5g，杏仁 9g，赤茯苓 12g，猪苓 12g，泽泻 9g。另：沉香屑 0.3g，酒大黄 0.6g，食盐 0.3g，三味同研，以胶囊装好，分 2 次药汁送下。

四诊：身热已退，斑疹渐还，舌苔渐化，大便又见 3 次，胸闷已舒，小溲渐淡，胃纳不佳，两脉细弱。湿温化而未净，再以泄化余热，兼治胃肠。处方：大豆卷 6g（焦栀子 4.5g 同炒），青蒿 4.5g，牡丹皮 4.5g，连翘 9g，厚朴

4.5g（黄连3g同炒），法半夏9g，鲜芦根21g，焦薏苡仁9g，鲜枇杷叶9g（布包），保和丸15g（布包），益元散15g，生草梢9g，朱茯神12g，瓜蒌皮9g，白豆蔻4.5g，杏仁9g。

按：上述医案为湿温重证，表现为湿阻气郁不宣，阳明不通，故而治以辛香宣化兼以通阳明，清热化湿并举，最终使热清湿化，三焦通畅而病愈。此医案中的辨证用药思路，体现了汪逢春治疗湿温病的学术思想。

案2

夏某，男，5岁。7月10日初诊。疹后失调，面浮，肌肤燔灼，咳嗽泛恶，胃不思纳。亟以芳香运脾，疏调中焦，防其一身皆肿，寒热交作，幸勿轻视。处方：香砂枳术丸15g，范志曲12g（两味同布包），姜竹茹9g，鲜煨姜2.1g，鲜荷叶9g，新会陈皮9g，佛手9g，白豆蔻4.5g，茯苓12g，炒白术9g，焦麦芽9g，制半夏9g。

二诊：7月11日。咳嗽增剧，汗泻甚多，恶心虽止，两脉细弦而滑，舌苔白腻。疹后失调，拟再以肺、脾、胃三经同治。处方：紫菀3g，姜竹茹9g，生、熟麦芽各9g，焦白术9g，鲜枇杷叶9g（布包），新会陈皮3g，茯苓12g，川贝母6g（去心），焦薏苡仁6g，泽泻9g，琥珀抱龙丸1丸（匀两次药送下）。

三诊：7月12日。咳嗽颇剧，甚则呕吐，痰涎如沫，舌苔白腻，两脉细弦滑数。再以前法加减，防增百日咳。处方：生紫菀3g，姜竹茹9g，鲜芦根30g（去节），焦白术9g，鲜枇杷叶9g（布包），川贝母9g（去心），新会陈皮3g，茯苓12g，海浮石15g（先煎），苏子4.5g，枳壳9g（桔梗3g同炒），焦薏苡仁6g，泽泻9g，牛蒡子2.1g，琥珀抱龙丸1丸（匀两次药送下）。

四诊：7月14日。身热虽退，两脉细弦滑数，咳嗽虽减，甚则呕吐，舌苔白。再以肺胃同治，防转百日之咳。处方：紫菀3g，姜竹茹9g，牛蒡子3g，法半夏9g（姜黄连2.1g同炒），川贝母6g（去心），新会陈皮3g，焦麦芽9g，枳壳3g（桔梗3g同炒），鲜芦根30g（去节），鲜枇杷叶9g（布包），琥珀抱龙丸1丸（匀两次药送下）。

五诊：7月16日。咳嗽不止，甚则呕吐，两脉细弦滑数，胃纳渐开。拟再以肃降肺胃。处方：紫菀3g，姜竹茹9g，使君子9g（炒），法制陈皮3g，川贝母 6g（去心），法半夏 9g，鲜枇杷叶 9g（布包），焦麦芽 9g，枳壳 3g（桔梗 3g 同炒），槟榔 6g，保和丸 15g（布包），琥珀抱龙丸 1 丸（匀两次药送下）。

六诊：7 月 18 日。咳嗽渐减，痰咯亦爽，两项结核如串，按之活动。虚弱之体，再以前法加减。处方：紫菀 3g，姜竹茹 9g，炙陈皮 3g，山慈菇 9g（打），焦麦芽 9g，川贝母 6g（去心），夏枯草 4.5g，鲜枇杷叶 9g（布包），槟榔 9g，海浮石 15g（先煎），枳壳 3g（桔梗 3g 同炒），法半夏 9g（胡黄连 2.1g同炒），保和丸 15g（布包），使君子 9g（炒），琥珀抱龙丸 1 丸（匀两次药送下）。

按： 麻疹时邪主要发于脾、肺二经，病期较长，患儿正气易虚。该医案咳嗽病起于麻疹之后，复因疹后失调，余邪未清，痰热扰肺，兼之脾气受损，胃失和降，故见肌肤燔灼，寒热交作，咳嗽泛恶，呕吐痰涎，脾虚不能运化水湿则面浮苔腻。《三三医书》言："凡久病，必先顾其脾胃，以血气之生发，全凭脾胃之运化也。"故汪逢春治以芳香运脾、疏调中焦为大法。方以茯苓、白术补气健脾、燥湿利水，陈皮、佛手理气化痰，半夏、竹茹、生姜化痰止呕，荷叶、白豆蔻芳香和中，香砂枳术丸、建曲、麦芽消食开胃。药后恶心虽止，而咳嗽增剧，故以肺、脾、胃三经同治，略减理气止呕之品，加入紫菀、鲜枇杷叶、川贝、桔梗、牛蒡子、苏子等宣肃润肺、止咳化痰之属，并以琥珀抱龙丸祛风化痰、镇心清热。服后胃纳渐开而咳嗽、呕吐不止，再以肃降肺胃，并以槟榔、使君子杀虫消积，保和丸和胃消食，防疹后转疳。虽治咳不治肺，非其治也，然汪逢春却时时兼顾了对脾胃的调理，从而亦体现了汪逢春"诊治诸病，不离脾胃""治病必以脾胃为本"的学术思想。

案 3

孙某，男，76 岁。8 月 19 日初诊。两足浮肿，咽关哽痛且干，左脉弦滑有力，右脉弦细。年高心肾交亏，阴虚阳越，水火不相既济。拟以生津温补并用。处方：南沙参 9g（米炒），淡附子 3g（黄连 0.5g 同炒），玉蝴蝶 9g，盐黄柏 4.5g，西洋参 9g（米炒），炙甘草 21g，狗脊 9g（去毛），茯苓 12g，黄芪皮 15g（防己 9g 同炒），香砂六君子丸 15g（布包），全当归 9g，炮姜 2.1g，都气丸 9g（早晨空腹淡盐水送下）。

二诊：8月24日。足肿渐消，咽关哽痛亦减，左脉渐平，右部细弦而滑。心肾交亏之证一时不易速效，再以坎离既济法，宜乎休养静摄，忌食咸味防头肿胀。处方：南沙参9g（米炒透），淡附子4.5g（盐水炒），全当归9g，炮姜2.1g，西洋参9g（米炒透），六君子丸15g（布包），狗脊12g（去毛），盐黄柏4.5g，黄芪皮21g（防己9g同炒），炙甘草3g，玉蝴蝶9g，赤茯苓12g，都气丸9g（早晨空腹淡盐水送下）。

案4

罗某，女，32岁。3月12日初诊。头晕，一身烦倦无力，泛恶呕吐，胃不思纳，舌苔薄白，左脉细弦而滑，右部细濡，癸事愆期。病属虚人恶阻，拟以安和中焦。处方：紫苏3g，鲜煨姜3g，姜竹茹6g，砂仁2.1g，黄芩3g，制半夏9g，甘草4.5g（生白术9g同炒），稻芽9g，左金丸4.5g（布包），炙陈皮4.5g，茯苓12g，香附9g，桑枝12g，丝瓜络9g。

二诊：3月14日。呕吐虽止，胃纳不复，头晕心跳，舌苔薄白，左脉细滑，右细濡，大便秘结。虚人恶阻，消化不良，拟再以疏和温中。处方：紫苏2.1g，香附9g，高良姜2.1g，姜竹茹6g，黄芩4.5g，鲜煨姜3g，淡附子4.5g，鲜柏子仁9g，香砂六君子丸15g（布包），淡吴茱萸3g（黄连1.5g同炒），制半夏9g（甘草4.5g同炒），炙陈皮3g，火麻仁9g（布包），鲜苹果1枚（连皮去核切片入煎）。

【复习思考题】

1. 试述汪逢春的"治湿热十法"。

2. 汪逢春调理脾胃有何特色？

3. 汪逢春对左金丸的运用有何发挥？

附录

参考文献

[1]宋尚晋，阮亦，倪喆鑫，等.《难经》对人之平脉的认识［J］.时珍国医国药，2014，25（11）：2732-2733.

[2]郭长青，马惠芳.论《难经》对针灸学的贡献［J］.北京中医药大学学报，2000，23（6）：7-9.

[3]杨丽娜，黄博韬.《伤寒微旨论》伏气温病证治特色［J］.中华中医药学刊，2014，32（1）：137-138.

[4]杨丽娜，程曦.略论《伤寒微旨论》对阴黄证治的阐发［J］.上海中医药大学学报，2011，25（3）：26-27.

[5]宋佳，孙晓光，赵艳，等."玄府气液论"在刘完素学术思想教学中的重要性［J］.中医药管理杂志，2016，24（8）：22-24.

[6]尚国旗，郭春风，刘丽敏.高永祥教授运用防风通圣汤治疗脂溢性脱发验案［J］.中医药信息，2013，30（5）：84-86.

[7]周宝宽，周探.大秦艽汤治疗皮肤病验案［J］.山东中医杂志，2012，31（6）：450-451.

[8]李桂敏，马美荣.三化汤治疗脑溢血验案一则［J］.中医杂志，1991，32（06）：7.

[9]曹康裕.加味黄连解毒汤治疗中风合并重症类天疱疮验案［J］.中国中医急症，2002，11（5）：400.

［10］秦玉龙，尚力．中医各家学说［M］.4版.北京：中国中医药出版社，2016.

［11］谢平金，张天成，卢锦东，等.张元素论治中风经验浅析［J］.中国中医急症，2014，23（10）：1869–1871.

［12］李晨龙，郭丽颖，贾建伟.贾建伟教授巧用枳术丸验案1则［J］.四川中医，2014，32（5）：144–145.

［13］杨准，吴笛.九味羌活汤治疗鼻渊验案举隅［J］.亚太传统医药，2021，17（3）：107–109.

［14］赵先阳，方朝晖.浅析九味羌活汤治疗头痛理论渊源及验案举隅［J］.中医药临床杂志，2021，33（1）：77–79.

［15］王婕.九味羌活汤加减医案举隅［J］.现代中医药，2014，34（5）：61–62.

［16］贾德贤.论《内外伤辨惑论》之脾胃思想［J］.北京中医药大学学报，2007，30（10）：661–663.

［17］刘雨苗，王育林.王好古师从张元素及其生卒著述年代辨［J］.北京中医药大学学报，2021，44（1）：34–38.

［18］郭晋斌，杨路庭，王怀昌，等.罗天益防治中风的学术思想渊源与探讨［J］.山西中医，2016，32（10）：1–2.

［19］杨景锋，任艳芸.罗天益辨治妇人病学术思想探析［J］.中国中医基础医学杂志，2012，18（3）：261–263.

［20］魏稼.医坛千古仰神针——窦汉卿针法及其在华东地区的影响［J］.上海中医药杂志，1983，17（7）：41–42.

［21］张永臣，张学伟.窦汉卿《标幽赋》腧穴方面学术思想浅析［C］//中国针灸学会.2013中国针灸学会学术年会——第四届中医药现代化国际科技大会针灸研究与国际化分会论文集.山东中医药大学针灸推拿学院，2013：1.

［22］李宝金.窦汉卿腧穴、刺灸法研究［D］.中国中医科学院，2018.

［23］甘艳艳，樊小闯，邢奥静，等.八脉交会穴为主治疗不寐验案浅析［J］.中国民间疗法，2019，27（13）：97–98.

［24］吴瑶.针刺支沟穴治疗急性疼痛验案［J］.吉林中医药,2012,32（3）:311.

［25］戎仁怀.针刺阴郄穴治盗汗［J］.河南赤脚医生,1980,7（2）:14.

［26］黎琦.通窍活血汤加减治疗太田痣2例［J］.安徽中医临床杂志,1998,10（6）:404.

［27］吕波,李淑菊,刘娜,等.张琪教授运用王清任逐瘀汤方辨治杂病医案赏析［J］.中医学报,2015,30（203）:510-511.

［28］彭智平,王兵,刘少灿.刘保和应用膈下逐瘀汤验案举隅［J］.辽宁中医杂志,39（1）:148-149.

［29］刘艳华,任喜洁.任继学教授治疗痛证医案4则［J］.长春中医药大学学报,2010,26（5）:678-679.

［30］寇子祥,陈宝贵,陈慧娲.津门张锡纯中西汇通流派传承脉络及学术思想概略［J］.河南中医,2013,33（8）:1241-1243.

［31］汪得利,陈俊良,赵云燕.张锡纯临床应用山茱萸经验撷菁［J］.山东中医药大学学报,2019,43（2）:135-138.

［32］任献青,张霞,丁樱.张锡纯运用石膏的学术思想探讨［J］.四川中医,2007,25（3）:30.

［33］袁鹤侪.中国百年百名中医临床家丛书:袁鹤侪［M］.袁立人,整理.北京:中国中医药出版社,2001.

［34］徐江雁.擅治伤寒,长于温病——记清代御医袁鹤侪［J］.北京中医,2006,25（4）:202-204.

［35］岳美中.岳美中全集［M］.陈可冀,主编.北京:中国中医药出版社,2012.

［36］陈腾飞.基于数据挖掘方法研究萧龙友内科临证用药配伍经验.环球中医药［J］.2019,12（4）:521-526.

［37］施如雪.施今墨学术思想及临床特点试析［J］.北京中医,1984,3（3）:6-10.

［38］佘靖,刘红旭,张海滨.50年来医学期刊施今墨学术思想相关文献

初析［J］.中国医药学报，2001，16（1）：69-70.

　　［39］李岩.北京四大名医研究［D］.北京中医药大学，2004.

　　［40］郭翔如.汪逢春学术思想与临床经验研究［D］.北京中医药大学，2005.